1 Antibiotika

1.1 Penicilline
1.1.1 Benzylpenicilline

Empf.: Pneumo-, Strepto-, Meningo-, Staphylokokken (nur noch wenige Stämme), Aktinomyceten, Leptospiren, C. diphtheriae, Treponemen, Borrelien, Pasteurella multocida, Fusobakterien, Peptokokken, Clostridien; **resist.:** Enterobakterien, Pseudomonas, B. fragilis, E. faecium, Nocardia, Mykoplasmen, Chlamydien, Beta-Lactamase-Bildner; **UW:** dosisabhängige Neutropenie, allerg. Hautreaktionen, angioneurot. Ödem, Larynxödem, allerg. Vaskulitis, Erythema nodosum, allerg. Purpura, art. Gefäßverschlüsse, eosinophile pulmonale Infiltrate, Arzneimittelfieber, Bronchospasmen, Serumkrankheit, anaphylakt. Reaktionen, Benommenheit, Halluzinationen, Hyperreflexie, Myoklonien (Übergang in fokale, später generalisierte Krampfanfälle u. komatöse Zustände mögl.); **KI:** bek. Überempf. gegen Penicilline u. Betalactam-Antibiotika

Penicillin G (Benzylpenicillin) Rp	HWZ 20-50min, Qo 0.4, PPB 45-65%, PRC B, Lact +
Infectocillin Parent *Inf. Lsg. 1, 5, 10 Mio IE*	**Normal empfindliche Keime:** 1-5 Mio IE/d i.v./i.m. in 4-6ED; **Endokarditis:** 3-10 Mio IE/ d i.v.; **NG:** 0.05-0.1 Mio IE/kg/d i.v. in 2ED; **Ki. 1-12M:** 0.05-1 Mio IE/kg/d i.v. in 3-4ED; **1-12J:** 0.05-0.5 Mio IE/kg/d i.v. in 4-6ED; **DANI** GFR 46-120: 5 Mio IE in 3ED; 19-45: 4 Mio IE in 3ED; 9-18: 5 Mio IE in 2ED; 3-8: 3 Mio IE in 2ED; < 2: 2 Mio IE in 2ED

Benzylpenicillin-Benzathin Rp	HWZ Tage bis Wochen
Pendysin *Inj.Lsg. 1.2 Mio IE* Tardocillin *Inj.Lsg. 1.2 Mio IE*	**Rezidiv-Pro. rheumatisches Fieber:** 1-2 x/ M 1.2 Mio IE i.m.; **Lues I/II:** 2.4 Mio IE i.m. (verteilt auf 2 Injektionsstellen); **Ki. > 1M:** 50000 IE/kg/W, max. 2.4 Mio. IE, für 3 W

Laborparameter-Veränderungen (fakultativ)

↑	Kalium i.S. (Hochdosisther. m. Benzylpenicillin-Kalium), Natrium i.S. (Hochdosisther. m. Benzylpenicillin-Natrium), Transaminasen, Cholestase-, Nierenfunktionsparameter

Interferenzen mit Laboruntersuchungen

Wirkstoff	Laborparameter	Art der Interferenz
Benzylpenicillin	Eiweiß i.U.[c], Aminosäuren i.U. (Ninhydrin-Methode), Glucose i.U. (nichtenzymatischer Nachweis), Urobilinogen i.U.	Falsch-positive Ergebnisse
	Albuminelektrophorese	Vortäuschung einer Pseudobisalbuminämie
	17-Ketosteroide i.U. (Methode nach Zimmermann)	Werte ↑

Chemische Inkompatibilitäten mit Injektions-/Infusionslösungen

Benzylpenicillin (Penicillin G)	Chlorpromazin-HCl, Heparin-Na, Hydrogencarbonate, Hydroxyzin-HCl, Lactate, Lincomycin-HCl, Metaraminoltartrat, Oxytetracyclin-HCl, Pentobarbital, Prochlorperazinmesylat, Tetracyclin-HCl, Thiopental-Na, Vitamin-B-Komplex, Vitamin C (Ascorbinsäure)

Wechselwirkungen

Sollten unter der Antibiotikatherapie Durchfälle auftreten, kann die Absorption oder der enterohepatische Kreislauf anderer AM gestört und damit deren WI beeinträchtigt werden. Bei den Depotpenicillinen sollten evtl. WW von Zusatzstoffen beachtet werden.

ACE-Hemmer	Risiko K⁺ ↑ bei gleichzeitiger Gabe von hochdosiertem **Benzylpenicillin-Kalium**; Vorsicht bei Pat. mit vorbestehender Nierenfunktionsstörung; Empfehlung: Laborkontrolle, Gabe von **Benzylpenicillinen** mit balanciertem Ionenanteil
Acetylsalicylsäure	HWZ v. **Benzylpenicillin** ↑ (63%), keine bes. Maßnahmen nötig
Aldosteronantagonisten	Risiko K⁺ ↑ bei gleichzeitiger Gabe von hochdosiertem **Benzylpenicillin-Kalium**; Vorsicht bei Pat. mit vorbestehender Nierenfunktionsstörung; Empfehlung: Laborkontrolle, Gabe von **Benzylpenicillinen** mit balanciertem Ionenanteil
Alkohol	Beeinträchtigung des Reaktionsvermögens durch den Clemizol-Anteil des **Clemizol-Penicillins** im Zush. mit **Alkohol** möglich; bitte auch den Alkoholgehalt flüssiger Arzneizubereitungen beachten
Aminoglykoside	Synergistische Wirkverstärkung mögl.; bei Mischung in einer Lösung Auslöschung der WI in vitro beschrieben (klinische Relevanz unklar)
Antibiotika, bakteriostatische	Antibakterielle WI der **bakteriziden Antibiotika** ↓ bei gleichzeitiger Gabe von **bakteriostatischen Wirkstoffen**
Antikoagulanzien, orale	Gerinnungshemmung bei Megadosen von **Benzylpenicillin** u.U. ↑; klinische Relevanz unklar)
Diuretika, K⁺-sparende	Risiko K⁺ ↑ bei gleichzeitiger Gabe von hochdosiertem **Benzylpenicillin-Kalium**; **Achtung** bei Pat. mit vorbestehender Nierenfunktionsstörung, Empfehlung: Laborkontrolle, Gabe von **Benzylpenicillinen** mit balanciertem Ionenanteil
Heparin	Gerinnungshemmung bei Megadosen von **Benzylpenicillin** u.U. ↑; klinische Überwachung empfohlen (klinische Relevanz unklar)
Indometacin	Eliminationshalbwertszeit von **Penicillinen** möglicherweise ↑ (22%), keine besonderen Vorsichtsmaßnahmen nötig
Kalium (Supplemente)	Risiko K⁺ ↑ bei gleichz. Gabe von hochdosiertem **Benzylpenicillin-Kalium**; auch **Kalium**-Gehalt von anderen Arzneimitteln beachten; **Achtung** b. Pat. m. vorbestehender Nierenfktstrg.; Empfehlung: Laborkontrolle, Gabe v. **Benzylpenicillinen** m. balanciertem Ionenanteil

Kontrazeptiva, hormonale (orale)	Kontrazeptive Sicherheit u.U. ↓; die Anwendung einer weiteren nichthormonalen Verhütungsmethode wird empfohlen
Lithium	Risiko Na⁺ ↑ bei Gabe von **Benzylpenicillinen** mit hohem Na⁺-Gehalt (exogene Natriumbelastung ↑, renale Exkretion ↓); **Benzylpenicilline** mit balanciertem Ionenanteil sollten bevorzugt werden
Methotrexat (MTX)	Clearance von **MTX** möglicherweise ↓ und Risiko toxischer **MTX**-WI ↑ bei gleichzeitiger Gabe von **Penicillinen**, Fallberichte, TDM
Mezlocillin	HWZ ↑ bei gleichzeitiger Anwendung von **Mezlocillin** u.a. höher dosierter **Penicilline**
Pemetrexed	Clearance von **Pemetrexed** ↓ durch Konkurrenz in der renalen Sekretion, Empfehlung: Kontrolle der CreaCl und Dosisanpassung
Phenylbutazon	Eliminationshalbwertszeit von **Penicillinen** u.U. ↑; Ausmaß und klinische Bedeutung unterschiedlich
Probenecid	Tubuläre Sekretion von **Penicillinen** ↓ ⇒ Exkretion ↓, Wirkdauer ↑; aber ggf. UW-Risiko ↑, Verschlechterung d. Penetration v. **Penicillinen** ins Gehirn (**Penicillin**-Transport aus dem Liquor ins Gewebe ↓)
Salicylate/ Sulfinpyrazon	Eliminationshalbwertszeit von **Penicillinen** u.U. ↑ (65%), klinische Bedeutung unterschiedlich
Thrombozytenfunktionbeeinflussende AM	Verändertes Gerinnungsverhalten bei Megadosen von **Benzylpenicillin** nicht ausgeschlossen; klinische Überwachung empfohlen (klinische Relevanz unklar)

1.1.2   Oralpenicilline (Phenoxypenicilline)

Empf. und resist.: s. Benzylpenicilline (→ 4); **UW:** Übelkeit, Erbrechen, Appetitlosigkeit, Magendrücken, Bauchschmerzen, Flatulenz, weiche Stühle, Diarrhoe, Exanthem, Urtikaria, Juckreiz, Schleimhautentzündungen (besonders Glossitis, Stomatitis);
KI: bekannte Überempfindlichkeit gegen Penicilline und Betalactam-Antibiotika

Penicillin V (Phenoxymethylpenicillin) Rp   HWZ 35 min Qo 0.6 PPB 71–89% PRC B Lact+

Arcasin Tbl. 1, 1.5 Mio IE; Saft (5ml = 0.3 Mio IE); Trockensaft (5ml = 0.3 Mio IE) **Infectocillin** Tbl. 1, 1.5 Mio IE; Saft (5ml = 0.25, 0.3, 0.4, 0.5 Mio IE) **Isocillin** Tbl. 1.2 Mio IE; Trockensaft (5ml = 0.3 Mio IE) **Ispenoral** Tbl. 1, 1.5 Mio IE; **Megacillin oral** Tbl. 1, 1.5 Mio IE; Trockensaft (5ml = 0.3 Mio IE) **PenHEXAL** Tbl. 1, 1.5 Mio IE; Trockensaft (4ml = 0.32 Mio IE) **Penicillin V-ratioph.** Tbl. 1, 1.5 Mio IE; Trockensaft (5ml = 0.4 Mio IE)	**HNO-, Atemwegs-, Haut-, Mund-Kiefer-Zahn-Infektionen, Endokarditispro-., Rezidiv-Pro. rheumatisches Fieber, Scharlach, Erysipel, Lymphadenitis:** 3 x 0.6–1.5 Mio IE p.o.; **Ki:** < 1M: 45000–60000IE/kg/d; **2.–3.M:** 40000–64000IE/kg/d; **4.M–1J:** 400000–600000IE/d p.o. in 3–4ED; **1–2J:** 600000–900000IE/d; **2–4J:** 900000–1.4 Mio IE/d; **4–8J:** 1.2–1.8 Mio IE/d; **8–12J:** 1.2–2.4 Mio IE/d; **DANI** GFR > 15: 100%; < 15: 2 x 0.6–1.5 Mio IE

Laborparameter-Veränderungen (fakultativ)	
↑	Nierenfunktionsparameter
↓	Leukozyten (Differenzierung empfohlen), Thrombozyten, Hb, Hk, Estriol i.S./i.U. (bei Schwangeren unter Gabe von Phenoxymethylpenicillin)

Interferenzen mit Laboruntersuchungen		
Wirkstoff	**Laborparameter**	**Art der Interferenz**
Propicillin	Ninhydrin-Reaktion	Falsch-positive Ergebnisse
Penicillin V/Propicillin	Glucose i.U. (nichtenzymatische Methoden)	
Penicillin V/Propicillin	Urobilinogen	

Wechselwirkungen	
Sollten unter der Antibiotikatherapie Durchfälle auftreten, kann die Absorption oder der enterohepatische Kreislauf anderer AM gestört und damit deren WI beeinträchtigt werden.	
Acetylsalicylsäure	Ausscheidung von **Phenoxypenicillinen** ↓
Aminoglykoside	Gegenseitige Verstärkung der antibakteriellen WI, regelmäßige Kontrolle der Nierenfunktion empfohlen; nach Darmdekontamination mit oral applizierten **Aminoglykosiden** (z.B. **Neomycin**) u.U. Beeinträchtigung der Absorption von **Penicillin V**
Antibiotika, bakteriostatische	Antibakterielle WI der **bakteriziden Antibiotika** ↓ bei gleichzeitiger Gabe von **bakteriostatischen Wirkstoffen**
Antikoagulantien, orale	In Einzelfällen erhöhte Blutungsneigung, Einzelfallberichte, Therapiekontrolle
Guarkernmehl (E412)	Absorption von **Penicillin V** ↓, Ausmaß gering
Indometacin	Ausscheidung von **Penicillin V** ↓
Kontrazeptiva, hormonale (orale)	Kontrazeptive Sicherheit u.U. ↓; die Anwendung einer weiteren nichthormonalen Verhütungsmethode wird empfohlen
Methotrexat (MTX)	Siehe **Benzylpenicillin** (→ 6)
Milch	AUC u. Cmax von **Penicillin V** ↓, zeitversetzte Einnahme empfohlen
Neomycin	**Penicillin-V**-Absorption ↓ aufgrund von Malabsorption, Therapiekontrolle
Pemetrexed	Siehe **Benzylpenicillin** (→ 6)
Phenylbutazon	Ausscheidung von **Phenoxypenicillinen** ↓
Probenecid	Ausscheidung der **Penicilline** ↓
Sulfinpyrazon	Ausscheidung von **Penicillin V/Propicillin** ↓

1.1.3   Beta-Lactamase-resistente Penicilline (Isoxazolylpenicilline)

Empf. und resist.: gute Aktivität gegen Beta-Lactamase-bildende Staphylokokken; bei den übrigen grampositiven Bakterien jedoch schwächere Aktivität als Penicillin G; **UW** (Flucloxacillin): Übelkeit, Erbrechen, Diarrhoe, Thrombophlebitis (bei i.v.-Gabe); **KI** (Flucloxacillin): bekannte Überempfindlichkeit gegen Penicilline und Betalactam-Antibiotika, Ikterus/Leberenzymanstieg unter Flucloxacillin-Therapie in der Vorgeschichte; intraarterielle, intrathekale oder subkonjunktivale Anwendung

Flucloxacillin Rp	HWZ 0.7-1h, Q0 0.3, PPB 92-96%
Fluclox *Inf.Lsg. 1, 2g* **Staphylex** *Kps. 250, 500mg; Inf.Lsg. 0.25, 0.5, 1, 2g*	**Staphylokokken-Infektion:** 3 x 1g p.o.; 3 x 1-2g i.v./i.m., max. 12g/d p.o./i.v., max. i.m.-ED: 2g; **Ki.** < **6J:** 40-50mg/kg/d p.o./i.v. in 3ED; **6-10J:** 3 x 250-500mg p.o./i.v.; **10-14J:** 3-4 x 500mg p.o./i.v.; **DANI** GFR 18: 1.5g in 4ED; 8: 1.5g in 3ED; 2: 1g in 3ED; 0.5: 2g 1x/d; **DALI** nicht erforderlich

Methicillin	Wegen Toxizität nicht mehr im Handel

Verwendung nur noch zur Resistenzprüfung bei Staphylokokken; **MRSA** = Methicillin-resistant Staphylococcus-aureus; **MSSA** = Methicillin-sensitive Staphylococcus-aureus

Laborparameter-Veränderungen (fakultativ)

↑	Eos, SGOT, SGPT, AP, Cholestase-, Nierenfkt.-Parameter, Harnsäure i.S. (Flucloxacillin)
↓	Leukos (Differenzierung empfohlen), Hb, Hk, Erythrozyten, Thrombo

Interferenzen mit Laboruntersuchungen

Wirkstoff	Laborparameter	Art der Interferenz
Isoxazolylpenicilline	Ninhydrin-Test, Glucose i.U. (nichtenzymatische Methoden), Urobilinogen i.U., Protein i.U.	Falsch-positive Ergebnisse

Chemische Inkompatibilitäten mit Injektions-/Infusionslösungen

Flucloxacillin	Sollte nicht mit anderen AM gemischt werden; das gilt v.a. für Blutzubereitungen, eiweiß-/lipid-/aminosäurehaltige Inf.lsg. Zulässige Trägerlsg.: Aqua ad inj., NaCl 0.9%, Gluc. 5%, 1/6 M Natriumlactatlsg.
Oxacillin	Aminoglykoside

Wechselwirkungen

Sollten unter der Antibiotikatherapie Durchfälle auftreten, kann die Absorption oder der enterohepatische Kreislauf anderer AM gestört und damit deren WI beeinträchtigt werden.

Acetylsalicylsäure	Serumkonzentration von **Dicloxacillin/Oxacillin** ↑ (Verdrängung aus der PPB), ggf. Risiko UW ↑

Acylaminopenicilline	Risiko von Leberfktstrg. ↑ bei gleichzeitiger Gabe von **Acylamino-** und **Isoxazolylpenicillinen**; kompetitive Hemmung der renalen Exkretion von **Oxacillin**, Plasmakonzentration ↑ (DA bei Pat. mit schwerer Nierenfunktionsstrg.!), ggf. UW-Risiko ↑; HWZ bei gleichz. Anwendung von **Mezlocillin** u.a. höher dosierter **Penicilline** ↑
Aminoglykoside	Gegenseitige Verstärkung der antibakteriellen WI
Antibiotika, bakteriostatische	Antibakterielle WI der **bakteriziden Antibiotika** ↓ bei gleichzeitiger Gabe von **bakteriostatischen Wirkstoffen**
Antikoagulanzien, orale	Verdrängung v. **Phenprocoumon** aus der PPB nicht ausgeschlossen, **Warfarin**-WI ↓ bei gleichzeitiger Gabe v. **Dicloxacillin** (möglicherweise verstärkter Abbau von **Warfarin**), INR-Kontrolle, ggf. DA
Chinin	Antibakt. WI von **Oxacillin** durch **Chinin** in vitro ↓; gleichzeitige Anwendung nur bei kontinuierlicher mikrobiologischer Kontrolle
Cyclophosphamid	Antibakterielle WI von **Cloxacillin**[b, c, d] ↓
Danaparoid	Pharmakokinetische u. -dynamische WW m. **Cloxacillin**[c], wahrscheinl. keine o. nur marginale klin. Bedeutung; klin. Kontrolle empfohlen[a]
Kontrazeptiva, hormonale (Estrogen-Gestagen-Kombination)	Sehr selten kontrazeptive Sicherheit ↓ bei gleichzeitiger Gabe von **Flucloxacillin**, Verwendung einer weiteren Empfängnisverhütungsmethode empfohlen
Lithium	Risiko Na[+] ↑ bei Verwendung von **Penicillinen** mit hohem Natriumgehalt (exogene Natriumbelastung ↑, renale Exkretion ↓); Kontrolle der Natriumkonzentration
Methotrexat (MTX)	Erhöhtes Risiko v. **MTX**-UW mögl., TDM u. BB-Kontrolle empfohlen
Pemetrexed	Siehe **Benzylpenicilline** (→ 6)
Pentobarbital	Systemische Verfügbarkeit von **Oxacillin** ↑ (First-Pass-Effekt ↓)[f]
Phenytoin (DPH)	Verdrängung von DPH aus der PPB durch **Oxacillin**[g]/**Dicloxacillin**, Einzelfallbericht über klinisch relevanten WW zwischen **Oxacillin** und **Phenytoin** bei einem Patienten mit Hypalbuminämie; TDM[h] und klinisches Monitoring empfohlen, ggf. DA
Probenecid	Renale Elimination der **Isoxazolylpenicilline** ↓
Rifampicin	Gegenseitige Verstärkung der antibakteriellen WI bei gleichzeitiger Gabe von **Rifampicin** und **Oxacillin** möglich[i], **Dicloxacillin**-Konzentration ↓ bei gleichzeitiger Gabe, Therapiekontrolle
Sugammadex	Verdrängung von **Vecuronium/Rocuronium** von den **Sugammadex**-Bindungsstellen durch **Flucloxacillin**, dadurch verzögerte Aufhebung der Muskelrelaxation, Therapiekontrolle empfohlen, bis 6h nach **Sugammadex** kein **Flucloxacillin**

Sulfonamide	Absorption von **Dicloxacillin** ↓; durch einige **Sulfonamide** auch Verdrängung von **Dicloxacillin/Oxacillin** aus der PPB; klinisches Ausmaß nicht vorhersagbar, Kombination vermeiden

^a Für Cloxacillin Nachweis eines milden prokoagulatorischen Effektes
^b Isoxazolylpenicillin, in Deutschland nicht im Handel, aber Leitsubstanz auf der WHO-Liste der essentiellen Arzneimittel
^c Basis: Infektionsmodell Tier
^d Mechanismus: durch das Zytostatikum Monozyten und Granulozyten signifikant ↓ mit dem Ergebnis einer (im Vergleich zur Kontrollgruppe) stärkeren Bakterienvermehrung im Infektionsherd
^e Basis: pharmakodynamische/pharmakokinetische Studie an gesunden Probanden
^f Basis: pharmakokinetische US an Tier
^g Wahrscheinlich nur bei höheren parenteralen Antibiotikadosierungen und/oder Pat. mit Hypalbuminämie und/oder Urämie klinisch relevant
^h Gesamtphenytoinkonzentration vermutlich unverändert, aber größerer freier Anteil (wenn möglich, diesen bestimmen)
ⁱ Basis: In-vitro-US bei hohen Antibiotikakonzentrationen, in niedrigen Konzentrationen eher indifferent

1.1.4   Breitbandpenicilline (Aminobenzylpenicilline)

Empf.: im Vergleich zu Penicillin G zusätzlich Enterokokken, Haemophilus influenzae, E. coli, Listerien, Proteus mirabilis, Salmonellen, Shigellen; **resist.:** Bacteroides fragilis, Pseudomonas, E. faecium, Nocardia, Mykoplasmen, Chlamydien, Beta-Lactamase-Bildner, Klebsiellen, Yersinien; **UW** (Amoxicillin): dosisabhängig Magenschmerzen, Übelkeit, Erbrechen, Meteorismus, weiche Stühle, Diarrhoe, Exanthem, Juckreiz, Enanthem; **KI** (Amoxicillin): bekannte Überempfindlichkeit gegen Penicilline und Betalactam-Antibiotika

Amoxicillin Rp	HWZ 1-2h, Q0 0.12, PPB 17-20%, PRC B, Lact +
Amoxicillin-ratioph. Tbl. 500, 750, 1000mg; Brausetbl. 1000mg; Trockensaft (1 Messl. = 250, 500mg) **AmoxiHEXAL** Tbl. 500, 750, 1000mg; Saft (1 Messl. = 250, 500mg) **Amoxypen** Tbl. 750mg; Trockensaft (1 Messl. = 250, 500mg) **Infectomox** Tbl. 1g; Trockensaft (1 Messl. = 250, 500, 750mg) **Jutamox** Tbl. 500, 750, 1000mg	**HNO-, Atemwegs-, Harnwegs-, Magen-Darm-Trakt-, Haut-, Weichteilinfek-tionen, Listeriose:** 3 x 750-1000mg p.o.; **Ki.** < 6J: 50mg/kg/d in 3-4ED; **6-12J:** 900-2000mg/d in 3-4ED; **Endokarditis-Pro.:** 3g p.o. 3h vor Eingriff; **Ki.:** 50mg/kg; **H.P.-Eradikation:** 2 x 1g p.o. + 2 x 500mg Clarithromycin + 2 x 20mg Omeprazol; **DANI** GFR: 20-30: 66%; < 20: 33%

Antiinfektiva XXS pocket

Autoren:

Dr. med Andreas Ruß   Fachärztliche Internistische Praxis
Kirchplatz 1, 83734 Hausham

Dr. med Claudia Hoffmann   Büro der Fachärzte Dr. W. Mühle – Dr. C. Hoffmann Partner
Zehentstraße 6a, 85445 Aufkirchen

Herstellung: Alexander Storck
Titelbild: fotolia.com

Wichtiger Hinweis
Der Stand der medizinischen Wissenschaft ist durch Forschung und klinische Erfahrung
ständig im Wandel. Autor und Verlag haben größte Mühe darauf verwandt, dass die
Angaben in diesem Werk korrekt sind und dem derzeitigen Wissensstand entsprechen.
Für die Angaben kann von Autor und Verlag jedoch keine Gewähr übernommen werden.
Jeder Benutzer ist dazu aufgefordert, Angaben dieses Werkes gegebenenfalls zu überprüfen
und in eigener Verantwortung am Patienten zu handeln.
Geschützte Warennamen (Warenzeichen) werden nicht besonders kenntlich gemacht.
Aus dem Fehlen eines solchen Hinweises kann also nicht geschlossen werden, dass es sich
um einen freien Handelsnamen handelt.
Alle Rechte vorbehalten. Das Werk ist einschließlich aller seiner Teile urheberrechtlich
geschützt. Ohne ausdrückliche, schriftliche Genehmigung des Verlags ist es nicht gestattet,
das Buch oder Teile dieses Buches in irgendeiner Form durch Fotokopie, Mikroverfilmung,
Übertragung auf elektronische Datenträger, Übersetzung oder sonstige Weise zu
vervielfältigen, zu verbreiten oder anderweitig zu verwerten.

Die Deutsche Bibliothek verzeichnet diese Publikation in der Deutschen
Nationalbibliografie; detaillierte bibliografische Daten sind im Internet
über <http://dnb.ddb.de> abrufbar.

© 2014 Börm Bruckmeier Verlag GmbH
Nördliche Münchner Str. 28, 82031 Grünwald, www.media4u.com

3. Auflage, April 2014
ISBN 978-3-89862-561-6
Druck: AZ Druck und Datentechnik GmbH, Kempten

Ampicillin Rp	HWZ 0.9h, Qo 0.06, PPB 20%, PRC B, Lact +
Ampicillin-ratioph. *Tbl. 1g; Inf.Lsg. 0.5, 1, 2, 5g*	HNO-, Atemwegs-, Harnwegs-, Magen-Darm-Trakt-, Haut-, Weichteilinfektionen, Listeriose, Osteomyelitis, Typhus, Meningitis, Endokarditis: 2-6g/d p.o. in 3-4ED; 1.5-6g/d i.v. in 2-4ED, max. 15g/d; **Ki. < 6J:** 100(-150-200)mg/kg/d p.o./i.v. in 3-4ED; **> 6J:** s. Erw.; **Meningitis < 6J:** 200-400mg/kg/d i.v.; **DANI** GFR: 20-30: 66%; < 20: 33%

Laborparameter-Veränderungen (fakultativ)

↑	SGOT, SGPT, Eos, Nierenfunktionsparameter, Blutungszeit: Amoxi-/Ampicillin, Prothrombinzeit: Amoxi-/Ampicillin
↓	Leukozyten (Differenzierung empfohlen), Erythrozyten, Thrombozyten, Hb/Hk

Interferenzen mit Laboruntersuchungen

Wirkstoff	Laborparameter	Art der Interferenz
Amoxicillin/ Ampicillin	Glucose i.U. (nichtenzymatische Methoden), Urobilinogen i.U.	Falsch-positive Ergebnisse

Chemische Inkompatibilitäten mit Injektions-/Infusionslösungen

Ampicillin	Sollte grundsätzlich separat appliziert und keinesfalls mit Aminoglykosiden sowie parenteral applizierbaren Tetracyclinen gemischt werden. Als Trägerlösungen werden NaCl 0.9%, Glucose 5%, Fruktose 5% empfohlen.

Wechselwirkungen

Sollten unter der Antibiotikatherapie Durchfälle auftreten, kann die Absorption oder der enterohepatische Kreislauf anderer AM gestört und damit deren WI beeinträchtigt werden.	
Allopurinol	Exanthemrisiko ↑
Amilorid	Bioverfügbarkeit von **Amoxicillin** ↓; klinische Relevanz unklar[a]
Antibiotika, bakteriostatische	Antibakterielle WI der **bakteriziden Antibiotika** ↓ bei gleichzeitiger Gabe von **bakteriostatischen Wirkstoffen**
Antikoagulanzien, orale	Blutungsneigung ↑ bei gleichzeitiger Gabe von **Amoxicillin** (Einzelfallbericht zu **Amoxicillin-Warfarin** – Abbau von **Warfarin** evtl. ↓), Einzelfallbericht: verlängerte Prothrombinzeit bei gleichzeitiger Gabe von **Warfarin** und **Ampicillin**
Atenolol	Absorption von **Atenolol** ↓ bei gleichzeitiger Gabe von **Ampicillin** (RR-Kontrolle meist unbeeinflusst, jedoch Belastungstachykardie ↑, evtl. klinische Auswirkungen bei Patienten mit KHK nicht bekannt)

Chloroquin u. Derivate	Absorption von **Ampicillin** ↓ bei gleichzeitiger Gabe von **Chloroquin**
Clozapin	Einzelfallbericht! UW von **Clozapin** ↑ bei gleichzeitiger Gabe von **Ampicillin**, reversibel nach Absetzen des Antibiotikums
Digoxin	Absorption von **Digoxin** ↑ bei gleichzeitiger Gabe von **Amoxicillin**; TDM und ggf. DA
Disulfiram	„Aldehydsyndrom" bei Disulfiramgabe während einer **Bacampicillin**-Therapie[b]
Glyceride, mittelkett.	Absorption von **Ampicillin** ↑; klinische Bedeutung unbekannt
Gummi arabicum	Cmax und AUC von **Amoxicillin** ↓ (73 bzw. 79%)[c], vermeidbar durch zeitversetzte Einnahme
Khat	Absorption von **Amoxicillin/Ampicillin** ↓, ggf. Patienten-information, zeitversetzter Gebrauch
Kontrazeptiva, hormonale (orale)	Kontrazeptive Sicherheit u.U. ↓[d, e]; die Anwendung einer weiteren nichthormonalen Verhütungsmethode wird empfohlen
Mahlzeit	Serumkonzentration von **Ampicillin** ↓, zeitversetzte Einnahme
Mahlzeit, ballast-stoffreich	Verminderte AUC von **Amoxicillin**, wahrscheinlich wenig bedeutsam
Mefloquin	Plasmakonzentration von **Mefloquin** ↑ und Halbwertszeit ↓ bei gleichzeitiger Gabe von **Ampicillin**
Methotrexat (MTX)	Erhöhtes Risiko von **MTX**-UW möglich, TDM u. BB-Kontrolle empfohlen
Mezlocillin	HWZ bei gleichzeitiger Anwendung von **Mezlocillin** u.a. höher dosierter **Penicilline** ↑
Muko-/Sekretolytika	Penetration von **Amoxicillin** ins Lungengewebe ↑ bei gleichzeitiger Gabe von **Ambroxol/Bromhexin**; bei gleichzeitiger Gabe von **Acetylcystein** und **Penicillinen** u.U. chemische WW (klinische Relevanz unterschiedlich, zeitversetzte Einnahme empfehlen)
Naproxen	Einzelfallbericht! Entwicklung einer interstitiellen Nephritis mit nephrotischem Syndrom bei gleichzeitiger Gabe von **Amoxicillin** u. **Naproxen**
Nifedipin	Verstärkte Absorption von **Amoxicillin**, klinische Relevanz unklar
Probenecid	Renale Ausscheidung der **Penicilline** ↓
Sulfasalazin	5-Aminosalicylsäure ↓ bei gleichzeitiger Gabe von **Ampicillin**, Therapiekontrolle empfohlen
Valaciclovir	Darmpassage von **Valaciclovir** in Anwesenheit von **Ampicillin/Amoxicillin**[f] ↓; klinische Bedeutung unklar (WI des Virustatikums durch Absorptionsminderung u.U. ↓)

Venlafaxin	Einzelfallbericht: Serotoninsyndrom bei einer Kombination aus **Amoxicillin/Clavulansäure** und **Venlafaxin**, klinische Bedeutung unklar

[a] Basis: pharmakokinetische US an gesunden Probanden

[b] Im Stoffwechsel von Bacampicillin nach Esterspaltung entstehen Acetaldehyd und Ethanol. Wenn durch Disulfiram der weitere Abbau von Acetaldehyd blockiert wird, können sich klinische Symptome wie Übelkeit/Erbrechen, Verwirrtheitszustände und kardiovaskuläre Störungen manifestieren.

[c] Basis: Studie

[d] Mit Ausnahme von Einzelfallberichten gibt es kaum Hinweise, die die Beeinträchtigung der kontrazeptiven Sicherheit hormonaler Verhütungsmittel signifikant belegen. Epidemiologische US ergaben für die meisten häufig verordneten Antibiotika keine signifikanten Unterschiede in der kontrazeptiven Sicherheit. Es gibt jedoch keine prädiktiven Faktoren, die es erlauben, Frauen mit ↑ Risiko (dass die hormonale Kontrazeption versagt) aus der Gesamtpopulation herauszufiltern.

[e] Aufgrund des breiten Wirkungsspektrums der Aminopenicilline ist damit zu rechnen, dass die Darmflora stärker beeinträchtigt wird als bei Schmalspektrumwirkstoffen. Damit ist zumindest theoretisch die Möglichkeit gegeben, dass der enterohepatische Kreislauf der „Pillenhormone" empfindlich gestört werden kann. Durch Bacampicillin wird die Darmflora kaum gestört, da das wirksame Ampicillin erst nach der Darmpassage aus dem Ester freigesetzt wird.

[f] Basis: Tierversuch (In-situ-Perfusion)

1.1.5   Breitbandpenicilline mit Pseudomonaswirkung (Acylaminopenicilline)

Empf. und resist.: weitgehend identisch mit Breitbandpenicillinen; Piperacillin: zusätzlich gute Aktivität bei Pseudomonas aeruginosa; **UW** (Piperacillin): allergische Hautreaktionen, Juckreiz, Exanthem, Kopfschmerzen, Purpura, zentralnervöse Erregungszustände, Muskelzuckungen (Myoklonien), tonisch/klonische Krämpfe, Tremor, Schwindel, Schleimhautentzündungen, Schleimhautblutungen, Anstieg von Serumkreatinin und Harnstoff; **KI** (Piperacillin): bekannte Überempfindlichkeit gegen Penicilline und Betalactam-Antibiotika

Mezlocillin Rp	HWZ 0.7–1.1 h, Q0 0.4, PPB 30–40%, PRC B, Lact ?
Mezlocillin Carino *Inf.Lsg. 1, 2, 4g*	**Sepsis, Endokarditis, Meningitis, Peritonitis, Pneumonie, abdominelle, gynäkologische, Knochen–, Weichteilinfektionen:** 3 x 2–5g i.v., bis 2 x 10g i.v.; **Ki.** < 3kg: 2 x 75mg/kg; > 3kg–14J: 3 x 75mg/kg; **DANI** GFR > 10: 100%; < 10: Intervall 12h, max. 2 x 5g

Piperacillin Rp	HWZ 1h, Q0 0.3, PPB 16–21%, PRC B, Lact +
Piperacillin Eberth *Inf.Lsg. 1, 2, 4g* **Piperacillin Fresenius** *Inf.Lsg. 1, 2, 4g* **Piperacillin HEXAL** *Inf.Lsg. 1, 2, 3, 4g* **Piperacillin Hikma** *Inf.Lsg. 2, 4g* **Piperacillin-ratioph.** *Inf.Lsg. 1, 2, 4g*	**Sepsis, Endokarditis, Meningitis, Peritonitis, Pneumonie, abdominelle, gynäkologische, Knochen-, Weichteilinfektionen:** 6–12g/d i.v. in 2-4ED max. 24g/d; **Ki.** < **2kg:** 150mg/kg/d i.v. in 3ED; > **2kg:** 300mg/kg/d in 3-4ED; **1M-12J:** 100-200mg/kg/d in 2-4ED; **DANI** GFR 40-80: max. 4 x 4g; 20-40: 3 x 4g; < 20: 2 x 4g; HD: 3 x 2g

Laborparameter-Veränderungen (fakultativ)

↑	SGOT, SGPT, AP, Bili, Crea i.S., Harnsäure-N i.S., (direkter) Coombs-Test (positiv)
↓	Kalium i.S.

Interferenzen mit Laboruntersuchungen

Wirkstoff	Laborparameter	Art der Interferenz
Acylaminopenicilline	Eiweiß i.U. (Eiweißbestimmung mit Teststäbchen auf der Basis der Bromphenolblau-Reaktion nicht beeinflusst), Glucose i.U. (nichtenzymatische Methoden), Urobilinogen i.U., Ninhydrin-Probe	Falsch-positive Ergebnisse

Chemische Inkompatibilitäten mit Injektions-/Infusionslösungen

Mezlocillin	Aminoglykoside, parenteral applizierbare Tetracycline, Thiopental-Na, Prednisolamat, Procain 2%, Suxamethoniumchlorid, Norepinephrin; es sollten zum Mischen/Verdünnen keine wenig gebräuchlichen Infusionslsg. verwendet werden. Als Trägerlösungen werden Glucose 10%, NaCl 0.9%, Ringer-Lösung empfohlen.
Piperacillin	Natriumhydrogenkarbonat

Wechselwirkungen

Sollten unter der Antibiotikatherapie Durchfälle auftreten, kann die Absorption oder der enterohepatische Kreislauf anderer AM gestört und damit deren WI beeinträchtigt werden.

Acetylcystein	WI[a] von **Piperacillin** gegen Pseudomonas in vitro ↓ (wahrscheinlich aufgrund eines bakteriostatischen Eigeneffektes von **Acetylcystein**)
ASS, Salicylate	**Penicillin**-Konzentration ↑, Ausscheidung des **Penicillins** ↓; u.U. Blutungsrisiko ↑
Aminoglykoside	WI von **Aminoglykosiden**[b] ↓ bei hohen Konzentrationen von **Piperacillin** (Inaktivierung des **Aminoglykosids**)[c]; TDM[d]

Antibiotika, bakteriostatische	Antibakterielle WI der **bakteriziden Antibiotika** ↓ bei gleichzeitiger Gabe von **bakteriostatischen Wirkstoffen**
Antikoagulanzien, orale	Gerinnungshemmung/Blutungsneigung ↑ bei gleichzeitiger Anwendung von **Acylaminopenicillinen**; klinische und paraklinische Therapiekontrolle; ggf. DA empfohlen
Arzneimittel, hepatotoxische	Risiko von Leberfunktionsstörungen ↑ bei gleichzeitiger Anwendung von **Acylaminopenicillinen**
Aztreonam	Gegenseitige Verstärkung der Anti-Pseudomonas-Wirkung bei gleichzeitiger Gabe von Aztreonam/**Piperacillin**, klinische Relevanz bei inhalatorer Anwendung von Aztreonam unklar
Cefotaxim	Risiko UW von **Cefotaxim** ↑ bei gleichzeitiger Gabe von **Mezlocillin** (v.a. bei Pat. mit Nierenfunktionsstörung); DA von **Cefotaxim** ab einer Creatininclearance < 40 ml/min empfohlen
Ciprofloxacin	Risiko UW von **Ciprofloxacin** ↑ bei gleichzeitiger Gabe von **Azlocillin** (vermutl. Abbau des **Chinolons** ↓); klinische Relevanz für andere **Acylaminopenicilline** nicht bekannt; additiv ↑ antimikrobielle WI von **Piperacillin** (mit/ohne **Tazobactam**)
Heparin	Gerinnungshemmung/Blutungsneigung ↑ bei gleichzeitiger Anwendung von **Acylaminopenicillinen**; klinische und paraklinische Therapiekontrolle; ggf. DA empfohlen
Indometacin	**Penicillin**-Konzentration ↑; Ausscheidung des **Penicillins** ↓
Isoxazolylpenicilline	Risiko von Leberfktstrg. ↑ bei gleichzeitiger Anwendung von **Acylamino-** und **Isoxazolylpenicillinen**; kompetitive Hemmung der renalen Exkretion von **Oxacillin**, Plasmakonzentration ↑ (DA bei Pat. mit schwerer Nierenfktstrg.!), ggf. UW-Risiko ↑; HWZ bei gleichzeitiger Anwendung v. **Mezlocillin** u.a. höher dosierter **Penicilline** ↑
Kontrazeptiva, orale (kombiniert)	Siehe **Benzylpenicilline** (→ 6)
Methotrexat (MTX)	Erhöhtes Risiko v. **MTX**-UW mögl., TDM u. BB-Kontrolle empfohlen
Muskelrelaxanzien, nicht-depolarisierende	Muskelrelaxation verlängert u. ↑ bei gleichzeitiger Anwendung von **Acylaminopenicillinen** (Verlängerung der muskelrelaxierenden WI von **Vecuronium** durch **Mezlocillin** um 38%, durch **Piperacillin** um 46%; Einzelfallbericht über Wiederkehr der neuromuskulären Blockade nach Gabe von **Piperacillin**)
Pemetrexed	Siehe **Benzylpenicilline** (→ 6)
Penicilline	HWZ bei gleichzeitiger Anwendung von **Mezlocillin** u.a. höher dosierter **Penicilline** ↑; kompetitive Hemmung der renalen Exkretion von **Oxacillin**, Plasmakonzentration ↑ (DA bei Pat. mit schweren Nierenfunktionsstörungen), ggf. UW-Risiko ↑
Phenylbutazon	**Penicillin**-Konzentration ↑; Ausscheidung des **Penicillins** ↓

Probenecid	Renale Ausscheidung der **Acylaminopenicilline** ↓
Sulfinpyrazon	**Penicillin**-Konzentration ↑; Ausscheidung des **Penicillins** ↓
Thrombozyten-aggregationshemmer	Gerinnungshemmung/Blutungsneigung ↑ bei gleichzeitiger Anwendung von **Acylaminopenicillinen**; klinische und paraklinische Therapiekontrolle; ggf. DA
Thrombozytogenese/-funktion beein-flussende AM	Gerinnungshemmung/Blutungsneigung ↑ bei gleichzeitiger Anwendung von **Acylaminopenicillinen**; klinische und paraklinische Therapiekontrolle; ggf. DA empfohlen
Tobramycin	AUC, renale Clearance und renale Ausscheidung von **Tobramycin** ↓ bei gleichzeitiger Gabe von **Piperacillin** (wahrscheinlich auf der Basis einer In-vivo- und In-vitro-Inaktivierung des **Aminoglykosids**)[e]

[a] Signifikant ↑ MHK nach Zugabe von ACC im Vergleich zur MHK unter dem Antibiotikum allein
[b] Netilmicin möglicherweise von dieser WW nicht betroffen
[c] Bei Pat. mit (chron.) Nierenversagen beobachtet
[d] Die Proben sollten eingefroren werden, um eine In-vitro-Inaktivierung zu verhindern.
[e] Möglicherweise auch mit anderen Aminoglykosiden

1.2 Beta-Lactamase-Inhibitoren

Empf.: Erweiterung des Spektrums von Penicillinen um Beta-Lactamase-bildende Stämme von Staphylokokken, Moraxella catarrhalis, E. coli, Haemophilus influenzae, Klebsiellen, Proteus, Gonokokken, Bacteroides fragilis; nur zusammen mit Beta-Lactam-Antibiotika wirksam!

Clavulansäure	HWZ 60–75 min
Nur in Kombination →18	

Sulbactam Rp	HWZ 1–2 h, Q_0 0.13, PPB 38%
Sulbactam Actavis *Inf.Lsg. 1g* **Sulbactam Eberth** *Inf.Lsg. 1g* **Sulbactam HEXAL** *Inf.Lsg. 1g*	**Kombination mit Beta-Lactam-Antibiotika:** 3–4 x 0.5–1g i.v.; **Sgl., Ki.:** 50mg/kg/d in 3–4ED, max. 80mg/kg/d; **DANI** GFR 15–30: max. 2g/d; < 15: max. 1g/d; HD: 1g alle 48h

Tazobactam
Nur in Kombination →18

Achtung!

Unter der Kombination **Amoxicillin/Clavulansäure** scheinen schwere Störungen der Leberfunktion häufiger vorzukommen als unter Amoxicillin allein. Während einer solchen Therapie sollten die Leberfunktionsparameter regelmäßig kontrolliert werden (Bestimmung von Basiswerten vor Therapiebeginn empfehlenswert).

Interferenzen mit Laboruntersuchungen	
Keine bekannten Interferenzen der Antibiotika zu beachten.	

Chemische Inkompatibilitäten mit Injektions-/Infusionslösungen	
Sulbactam	Aminoglykoside, Metronidazol, parenteral appl. Tetracycline, Thiopental-Na, Prednisolon, Procain 2%, Suxamethoniumchlorid, Norepinephrin. Als Trägerlösungen werden Aqua ad inj., NaCl 0.9%, Glucose 5% und Ringer-Laktat-Lösung empfohlen.
Antibiotikum/ Inhibitor-Kombination	Inkompatibilitäten des Antibiotikums beachten

Wechselwirkungen	
Es gibt keine Hinweise darauf, dass unter Komb. aus Beta-Lactam-Antibiotika und Betalactamase-Inhibitoren andere WW auftreten als die, die aus der Anwendung der Antibiotikakomponente als Monotherapie bekannt sind.	
Aztreonam	Verstärkung der Wirkung gegen Betalactamase-positive Enterobacteriaceae, Rolle bei der inhalativen Anwendung von Aztreonam unklar
Probenecid	Ausscheidung von **Sulbactam** ↓

1.2.1   Breitbandpenicilline + Beta-Lactamase-Inhibitoren

Empf. (Amoxicillin + Clavulansäure): Enterococcus faecalis, Gardnerella vaginalis, Staph. aureus (Methicillin-empfindlich), Staph. agalactiae, Strept. pneumoniae, Strept. pyogenes und andere betahämolysierende Streptokokken, Strept.-viridans-Gruppe, Capnocytophaga spp., Eikenella corrodens, Haemophilus influenzae, Moraxella catarrhalis, Pasteurella multocida, Bacteroides fragilis, Fusobacterium nucleatum, Prevotella spp.;
Resist. (Amoxicillin + Clavulansäure): Acinetobacter sp., Citrobacter freundii, Enterobacter sp., Legionella pneumophila, Morganella morganii, Providencia spp., Pseudomonas sp., Serratia sp., Stenotrophomonas maltophilia, Chlamydophila pneumoniae, Chlamydophila psittaci, Coxiella burnetti, Mycoplasma pneumoniae;
UW (Amoxicillin + Clavulansäure): Diarrhoe, mukocutane Candidose, Übelkeit, Erbrechen;
KI (Amoxicillin + Clavulansäure): bekannte Überempfindlichkeit gegen Amoxicillin + Clavulansäure, gegen Penicilline, schwere allergische Sofortreaktion gegen ein anderes Betalaktam-Antibiotikum in der Vorgeschichte, Gelbsucht/Leberfunktionsstrg. in der Vorgeschichte, die durch Amoxicillin/Clavulansäure hervorgerufen wurde; Trockensaft: Überempfindlichkeit gegen Schwefeldioxid

---

Amoxicillin + Clavulansäure Rp   PRC B, Lact +

Amoclav plus *Tbl. 500+125mg, 875+125mg; Trockensaft (5ml = 125+31.25, 250+62.5, 400+57mg)*
Amoxidura plus *Tbl. 500+125mg, 875+125mg; Trockensaft (10ml = 250+62.5, 500+125mg)*
Augmentan *Tbl. 500+125, 875+125mg; Trockensaft (10ml = 250+62.5, 500+125mg, 800+114mg); Inf.Lsg. 250+25, 500+100, 1000+200, 2000+200mg*

Atemwegs-, Harnwegs-, Haut-, Weichteil-, abdominelle Infektionen: 3 x 500+125mg p.o.; 2 x 875+125mg p.o.; 3 x 1000-2000+200mg i.v.;
Ki. < **2J:** max. 40+10mg/kg/d p.o. in 3ED; **2-12J:** max. 60+15mg/kg/d p.o. in 3ED;
DANI GFR 10-30: 2 x 500+125mg p.o.; ini 1000+200mg, dann 2 x 500+100mg i.v.; < 10: 1 x 500+125mg p.o.; ini 1000+200mg, dann 1 x 500+100mg;
DALI Anwendung nicht empfohlen

Ampicillin + Sulbactam Rp   PRC B, Lact +

Ampicillin/Sul Kabi *Inf.Lsg. 1+0.5g, 2+1g*
Ampicillin + Sulbactam Actavis *Inf.Lsg. 2+1g*
Ampicillin HEXAL comp. *Inf.Lsg. 1+0.5g, 2+1g*
Ampicillin + Sulbactam ratioph. *Inf.Lsg. 0.5+0.25g, 1+0.5g, 2+1g*
Unacid *Inf.Lsg. 0.5+0.25g, 1+0.5g, 2+1g*

Atemwegs-, Harnwegs-, Haut-, Weichteil-, abdominelle Infektionen: 3-4 x 1.5-3g i.v.;
Ki. < **1W:** 75mg/kg/d i.v. in 2ED; > **1W:** 150mg/kg/d in 3-4ED;
DANI > 30: 100%; 15-30: Dosierungsintervall 12h; 5-14: 24h; < 5: 48h

---

Piperacillin + Tazobactam Rp   PRC B, Lact +

Piperacillin/Tazobactam Kabi *Inf.Lsg. 2 + 0.25g; 4+0.5g*
Tazobac *Inf.Lsg. 4+0.5g*
Tazocin *Inf.Lsg. 4+0.5g*

Abdominelle, Atemwegs-, Haut-, Weichteil-infektionen: 3 x 4+0.5g i.v.;
Ki. 2-12J: 3 x 100+12.5mg/kg i.v.;
DANI GFR > 20: 100%; 2-19, HD: 2 x 4+0.5g

Sultamicillin (Ampicillin + Sulbactam) Rp

Sultamicillin ratioph. *Tbl. 375mg*
Unacid PD *Tbl. 375mg; Trockensaft (1 Messl. = 375mg)*
Unasyn PD oral *Tbl. 375mg*

Atemwegs-, Harnwegs-, Haut-, Weichteil-infektionen: 2 x 375-750mg p.o.;
Ki.: 50mg/kg/d p.o. in 2ED;
DANI GFR 5-14: 1 x 375-750mg; < 5: 375-750mg alle 2d

1.3 Cephalosporine
1.3.1 Parenterale Cephalosporine Gruppe 1 (Cefazolin-Gruppe)

Empf.: Staphylo-, Strepto-, Meningo-, Pneumokokken, Escherichia coli, Klebsiella, Proteus mirabilis, Haemophilus influenzae; **resist.:** Enterokokken, Pseudomonas, Acinetobacter, Listerien, Chlamydien, Mykoplasmen, gramnegative Beta-Lactamase-Bildner; **UW** (Cefazolin): Diarrhoe, Übelkeit, Erbrechen, Appetitmangel, Meteorismus, Bauchschmerzen, Exanthem, Urtikaria, Pruritus; **KI** (Cefazolin): bekannte Überempfindlichkeit gegen Cephalosporine, Frühgeborene/Säuglinge im 1. Lebensmonat

Cefazolin Rp	HWZ 2h, Qo 0.06, PPB 65-92%, PRC B, Lact +
Basocef Inf.Lsg. 1, 2g **Cefazolin HEXAL** Inf.Lsg. 2g **Cefazolin Hikma** Inf.Lsg. 1, 2g **Cefazolin Saar** Inf.Lsg. 2g **Cephazolin Fresenius** Inf.Lsg. 1, 2g	**Atem-, Harn-, Gallenwegs-, Haut-, Weichteil-, Knocheninfektionen, Sepsis, Endokarditis:** grampositive Erreger: 1.5-2g/d; gramnegative Erreger: 3-4g/d i.v. in 2-3ED, max. 12g/d; **Ki. > 2M:** 25-50mg/kg in 3-4ED, max. 100mg/kg/d; **Ki. < 2M:** KI; **DANI** GFR > 35: 100%; 10-34: 50% alle 12h; < 10: 50% alle 18-24h

Laborparameter-Veränderungen (fakultativ)

↑	SGOT, SGPT, AP, LDH, Bili i.S., Crea i.S., Hns-N i.S., Eos, Thrombos, Lymphos
↓	Leukos (Differenzierung empfohlen), Thromb

Interferenzen mit Laboruntersuchungen

Wirkstoff	Laborparameter	Art der Interferenz
Cefazolin	Glucose i.U. (nichtenzym.)	Falsch-positive Resultate
	Direkter/indirekter Coombs-Test	Positives Testergebnis (kann auch bei Neugeborenen auftreten, deren Mütter vor der Entbindung Cephalosporine bekommen haben)

Chemische Inkompatibilitäten mit Injektions-/Infusionslösungen

Cefazolin	Amikacindisulfat, Amobarbital-Na, Bleomycin, Calciumgluceptat, Calciumgluconat, Cimetidin-HCl, Colistinmethat-Na, Erythromycinglucceptat, Kanamycinsulfat, Oxytetracyclin-HCl, Pentobarbital-Na, Polymyxin-B-Sulfat, Tetracyclin-HCl

Wechselwirkungen

Alpha-Methyldopa	Pustuläre Hautveränderungen bei gleichz. Gabe von **Cefazolin** und **Alpha-Methyldopa** (Mechanismus unbekannt); Einzelfallbericht
Aminoglykoside	Nephrotoxische WI der **Aminoglykoside** durch **Cefazolin** u.U. ↑[a], Kontrolle der Nierenfkt.parameter und TDM der **Aminoglykoside** empfohlen, besondere Vorsicht bei älteren Pat. u./o. vorbestehender Nierenfunktionsstrg.; In-vitro-Inaktivierung der **Aminoglykoside** durch **Cefazolin** im Gegensatz zu Breitbandpenicillinen wenig ausgeprägt; gegenseitige Verstärkung der antimikrobiellen WI (zeitgleiche und Applikation über gleichen Zugang vermeiden)
Antibiotika, bakteriostatische	Antibakterielle WI der **bakteriziden Antibiotika** ↓ bei gleichzeitiger Gabe von **bakteriostatischen Wirkstoffen**

Antikoagulanzien, orale	Blutungsrisiko u.U. ↑, da **Cefazolin** in Einzelfällen plasmatische Gerinnungsstörungen[b] verursachen kann; **Cave** bei Pat. mit ↑ Blutungsrisiko[c]
Arzneimittel, nephrotoxische	Gegenseitige Verstärkung der nierenschädigenden WI nicht ausgeschlossen, Vorsicht bei Pat. mit vorbestehender Nierenfkt.strg.; regelmäßige Kontrolle der Nierenfkt.parameter dringend empfohlen
Atovaquon	Verminderte Steady-State-Konzentration von **Atovaquon** bei gleichzeitiger Gabe von **Cephalosporinen**, klinische Relevanz unklar
Heparin	Blutungsrisiko u.U. ↑, da **Cefazolin** in Einzelfällen plasmatische Gerinnungsstrg. verursachen kann; **Cave** bei Pat. m. ↑ Blutungsrisiko[c]
Phenylbutazon	Veränderung des renalen Eliminationsverhaltens v. **Cefazolin** nicht ausgeschlossen, WI wahrscheinlich dosisabhängig – in niedriger Dosierung tubuläre Sekretion des Antibiotikums ↓, in höheren Dosierungen tubuläre Reabsorption des Antibiotikums[d] ↓; klinische Relevanz unbekannt
Probenecid	Renale Elimination von **Cefazolin** ↓
Schleifendiuretika	Nephrotoxische WI von Schleifendiuretika durch **Cefazolin** u.U. ↑, Kontrolle der Nierenfunktionsparameter empfohlen; Verdrängung von **Cefazolin** aus der PPB[e] und renale Exkretion des **Cephalosporins**[f] durch **Furosemid** ↑
Thiopental	Verdrängung des **Barbiturats** aus der PPB durch **Cefazolin**, Ausmaß vermutlich klinisch wenig relevant (in therapeutischen Dosierungen freie **Barbiturat**-Konzentration maximal um 5% erhöht)
Thrombozyten-aggregationshemmer	Blutungsrisiko u.U. ↑, da **Cefazolin** in Einzelfällen plasmatische Gerinnungsstörungen verursachen kann; **Cave** bei Pat. mit ↑ Blutungsrisiko[c]
Ticarcillin	Gegenseitige Verstärkung der gerinnungshemmenden WI, wobei das **Penicillin** vermutlich die tragende Rolle spielt

[a] Tierexperimentelle US mit Sisomicin und Cefazolin zeigten, dass ein möglicher Effekt in erster Linie von der Konz. des Aminoglykosids abhängt. Das heißt, wenn eine Aminoglykosid-Cefazolin-Kombination therapeutisch nötig ist, sollten die Aminoglykosidkonz. (v.a. auch der Spitzenspiegel, der ein wichtiger Marker für potenzielle nephrotoxische Effekte ist) den therapeutischen Bereich des jeweiligen Aminoglykosids nicht überschreiten.

[b] Bei Zugabe von Cefazolin zu einer Warfarintherapie verlängerte sich die Prothrombinzeit um 38 ± 18% (Studie an Pat. mit normaler präoperativer Prothrombinzeit).

[c] Krankheits- oder medikamentenbedingter Vitamin-K-Mangel, pathologische Zustände, die Blutungen auslösen/verstärken können (z.B. gastrointestinale Ulzera, Thrombozytopenie, angeborene/erworbene Gerinnungsstör.)

[d] Basis: tierexperimentelle US

[e] Senkung des gebundenen Anteils von 80% auf 50%

[f] Über Beeinflussung tubulärer Prozesse, keine Beeinflussung der glomerulären Filtration

1.3.2   Parenterale Cephalosporine Gruppe 2 (Cefuroxim-Gruppe)

Empf.: vgl. Cefazolin-Gruppe →18; deutlich besser bei E. coli, Klebsiella, Proteus mirabilis, Haemophilus influenzae, Beta-Lactamase-Bildnern; **resist.:** Enterokokken, Pseudomonas, Acinetobacter, Listerien, Chlamydien, Mykoplasmen; **UW:** Serumkreatinin- u. Harnstoffkonzentration ↑, v.a. bei Pat. mit bereits bestehender Nierenfktstrg.; leichte, vorübergehende Erhöhung von Bilirubin, GOT, GPT, aP; Exanthem, Juckreiz, Urtikaria, Schwellungen, Thrombophlebitis; **KI:** bekannte Überempfindlichkeit gegen Cephalosporine, intraarterielle Anwendung

Cefuroxim Rp	HWZ 80min, Qo 0.1, PPB 30%, PRC B, Lact +
Cefuroxim Actavis Inf.Lsg. 0.75, 1.5g **Cefuroxim Fresenius** Inf.Lsg. 0.25, 0.75, 1.5g **Cefuroxim-ratioph.** Inf.Lsg. 0.25, 0.75, 1.5g **Zinacef** Inf.Lsg. 0.75, 1.5g	**Atemwegs-, Harnwegs-, Haut-, HNO-, Knochen-, abdominelle Infektionen, Sepsis:** unkompliziert: 1.5-2.25g/d i.v.; schwer: 3-4.5g/d i.v in 2-3ED, max. 6g/d; **Gonorrhoe:** 1 x 1.5g i.m.; **Ki. 1M-12J:** 30-100mg/kg/d in 3ED; **DANI** GFR > 30: 100%; 10-30: ini 750-1500mg, dann 2 x 500-750mg; < 5: 500-750mg alle 48h

Orales Cefuroxim s. Oralcephalosporine Gruppe 2 (→ 31)

Laborparameter-Veränderungen (fakultativ)

↑	SGOT, SGPT, AP, LDH, Crea i.S., Hns-N i.S., PT (↑), Eos
↓	Creatininclearance, Leuko (Differenzierung empfohlen), Thrombo

Interferenzen mit Laboruntersuchungen

Wirkstoff	Laborparameter	Art der Interferenz
Intermediär-Cephalosporine	Glucose i.U. (nicht-enzymatische Methoden)	Falsch-positive Ergebnisse
	Coombs-Test	

Chemische Inkompatibilitäten mit Injektions-/Infusionslösungen

Cefotiam	Aminoglykoside, Bromhexin-HCl, Dipyridamol; außer in Komb., deren Kompatibilität belegt ist, sollte Cefotiam allein appl. werden. Als Trägerlösungen werden Glucose 5%, Haemaccel 35, NaCl 0.9%, Rheomacrodex 10%, Ringer-Lösung, Sterofundin G5, Tutofusin BG, Natriumbicarbonatlösung 1.4% empfohlen.
Cefuroxim	Alkalisch reagierende Infusionslsg., Natriumhydrogencarbonat, Haemaccel, Colistin, Aminoglykoside. Als Trägerlösungen werden Aqua ad inj., NaCl 0.9%, Glucose 5% empfohlen.

Wechselwirkungen

Sollten unter der Antibiotikatherapie Durchfälle auftreten, kann die Absorption oder der enterohepatische Kreislauf anderer AM gestört und damit deren WI beeinträchtigt werden.

Alkohol	„Antabus"-Reakt. bei gleichz. Gabe v. **Cefotiam** nicht ausgeschlossen
Aminoglykoside	Gegenseitige Verstärkung der antibakt. WI; In-vitro-Inkompatibilität (s.o. auch Inkompatibilitäten m. Injektions-/Infusionslsg.); nephrotox. WI der **Aminoglykoside** durch **Intermediär-Cephalosporine** u.U. ↑, komb. Anw. nur unter Kontrolle d. Nierenfkt./TDM d. **Aminoglykoside**, v.a. Spitzenspiegel sollten therapeut. Bereich nicht überschreiten
Antibiotika, bakteriostatische	Antibakterielle WI der **bakteriziden Antibiotika** ↓ bei gleichzeitiger Gabe von **bakteriostatischen Wirkstoffen**
Antikoagulantien, orale	Blutungsneigung ↑ bei gleichzeitiger Gabe von **Cefotiam** und **Acenocoumarol**, Therapiekontrolle; WW mit anderen oralen **Antikoagulantien** und/oder **Cefuroxim** nicht ausgeschlossen
Arzneimittel, nephrotoxische	Ggs. Verstärkung d. nephrotox. WI mögl.; **Cave**: bei Pat. m. bestehender Nierenfktstrg. regelmäßige Kontrolle der Nierenfkt.parameter!
Atovaquon	Verminderte Steady-State-Konzentration von **Atovaquon** bei gleichzeitiger Gabe von **Cephalosporinen**, klinische Relevanz unklar
Colistin	Gegenseitige Verstärkung der nephrotoxischen WI bei Kombination mit **Cefuroxim**; Nierenfunktionsparameter überwachen
Diclofenac	Möglicherweise erhöhte BV v. **Cefotiam**, klin. Bedeutung unklar[a]
Methotrexat (MTX)	Einzelfallbericht! Panzytopenie u. Clostridium-difficile-Diarrhoe bei Kombination von **MTX** und **Cefotiam**, klinische Bedeutung unklar
Polymyxin B	Gegenseitige Verstärkung der nephrotoxischen WI bei Kombination mit **Cefuroxim**; Nierenfunktionsparameter überwachen
Probenecid	Renale Ausscheidung der **Cephalosporine** ↓
Schleifendiuretika	Nephrotox. WI der **Schleifendiuretika** durch Intermediär-**Cephalosporine** u.U. ↑; komb. Anwendung nur unter Kontrolle d. Nierenfkt.

[a] Basis: Tierversuche

1.3.3 Parenterale Cephalosporine Gruppe 3a (Cefotaxim-Gruppe)

Empf.: Staphylokokken, Haemophilus influenzae, Proteus mirabilis, Streptokokken, Escherichia coli, Klebsiella pneumoniae, Gonokokken, Meningokokken, Salmonellen, Shigellen, Anaerobier, Morganella, Serratia; gegenüber der Cefuroximgruppe bessere Aktivität im gramnegativen Bereich; **resist.:** Enterokokken, Listerien, Pseudomonas, Clostridien, Legionellen, Mykoplasmen, Chlamydien, Treponema, MRSA, Bacteroides fragilis; **UW** (Ceftriaxon): Dermatitis, Exanthem, Urtikaria, Pruritus, Ödeme, Transaminasen u. aP ↑, Arzneimittelfieber, Schüttelfrost, Herxheimer-artige Reaktionen, Thrombophlebitis; **KI** (Ceftriaxon): bekannte Überempfindlichkeit gegen Cephalosporine, schwere Überempfindlichkeitsreaktionen auf Penicilline oder anderes Betalactam-Arzneimittel in der Vorgeschichte, Frühgeborene bis zu einem korrigierten Alter von 41W (SSW + Lebenswoche), Hyperbilirubinämie, Ikterus, Hypoalbuminämie oder Azidose bei reifen Neugeborenen (bis zu einem Alter von 28d) bzw. die eine intravenöse Calciumbehandlung oder Calcium-haltige Infusionen erhalten haben oder erhalten werden (wegen des Risikos von Ceftriaxon-Calcium-Präzipitationen)

Cefotaxim Rp	HWZ 1 h, Qo 0.35, PPB 25-40%, PRC B, Lact +
Cefotaxim Fresenius *Inf.Lsg. 0.5, 1, 2g* **Cefotaxim HEXAL** *Inf.Lsg. 0.5, 1, 2g* **Cefotaxim-ratioph.** *Inf.Lsg. 0.5, 1, 2g* **Claforan** *Inf.Lsg. 0.5, 1, 2g*	**Atemwegs-, Harnwegs-, Haut-, Weich-teil-, Knochen-, abdominelle Infektionen, Sepsis, Endokarditis, Meningitis:** 2 x 1-2g i.v.; schwere Infektion: 3-4 x 2-3g; **Gonorrhoe:** 1 x 0.5g i.v.; **Borreliose:** 6g/d i.v. in 2-3ED; **Ki. bis 12J:** 50-100mg/kg/d i.v. in 2ED; **FG:** max. 50mg/kg/d; **DANI** GFR < 10: 50%; < 5: 1g in 2ED
Ceftriaxon Rp	HWZ 8 h, Qo 0.5, PPB 85-95%, PRC B, Lact +
Cefotrix *Inf.Lsg. 0.5, 1, 2g* **Ceftriaxon HEXAL** *Inf.Lsg. 0.5, 1, 2g* **Ceftriaxon Kabi** *Inf.Lsg. 0.5, 1, 2g* **Ceftriaxon-ratioph.** *Inf.Lsg. 0.5, 1, 2g* **Rocephin** *Inf.Lsg. 0.5, 1, 2g*	**Atemwegs-, Harnwegs-, Haut-, Weich-teil-, Knochen-, abdominelle Infektionen, Menin-gitis, Borreliose II-III:** 1 x 1-2g i.v.; schwere Infektion: 1 x 4g; **Gonorrhoe:** 1 x 250mg i.m.; **Ki. < 2W:** 1 x 20-50mg/kg; **2W-12J:** 1 x 20-80mg/kg; **Meningitis:** 1 x 100mg/kg i.v., max. 4g/d; **DANI** GFR: < 10: max. 2g/d

Laborparameter-Veränderungen (fakultativ)

↑	SGOT, SGPT, AP, LDH, γ-GT, Bili i.S., Crea i.S., Hns-N i.S., Eos, Prothrombinzeit (↑) in Einzelfällen mit Ceftriaxon
↓	Leuko (Differenzierung empfohlen), Neutrophile, Thrombozyten, Hb, Hk, Ery

Interferenzen mit Laboruntersuchungen

Wirkstoff	Laborparameter	Art der Interferenz
Breitspektrum-Cephalosporine	Glucose i.U. (nichtenzym. Methoden), Coombs-Test	Falsch-positive Ergebnisse
Ceftriaxon	Galaktose i.S.	

Chemische Inkompatibilitäten mit Injektions-/Infusionslösungen

Cefotaxim	NaHCO$_3^-$, alkalische Infusionslösungen, Aminoglykoside
Ceftriaxon	Kalziumhaltige Inf.Lsg., Aminoglykoside, Amsacrin, Vancomycin, Fluconazol; der Wirkstoff sollte generell nicht mit anderen anti-mikrobiellen Wirkstoffen gemischt werden. Als Trägerlsg. werden empfohlen: NaCl 0.9%, NaCl 0.45% + Glucose 2.5%, Glucose 5%/10%, Dextran 6% in Glucose 5%, HES-haltige Infusionslsg.

Wechselwirkungen

Sollten unter der Antibiotikatherapie Durchfälle auftreten, kann die Absorption oder der enterohepatische Kreislauf anderer AM gestört und damit deren WI beeinträchtigt werden.	
Aciclovir	Nierenfkt. überwachen bei gleichz. Gabe v. **Aciclovir** u. **Ceftriaxon**
Acylaminopenicilline	Renale Exkretion von **Cefotaxim** ↓ bei gleichzeitiger Gabe von **Azlocillin/Mezlocillin**; bei dieser Kombination Anpassung der **Cefotaxim**-Dosis ab einer GFR von 40 ml/min empfohlen

Aminoglykoside	Nephrotoxische WI der **Aminoglykoside** durch **Cefotaxim** u.U.↑, kombinierte Anwendung nur unter Kontrolle der Nierenfunktion und TDM der **Aminoglykoside**[a]; nephroprotektive WI von **Ceftriaxon** auf die **Tobramycin**-induzierte Nephrotoxizität[b] (klin. Bedeutung unbekannt); additive antibakterielle WI möglich (wegen Inkompatibilität der Lösungen: getrennt applizieren); In-vitro-Hemmung der **Aminoglykoside** im Bioassay nicht ausgeschlossen
Antibiotika, bakteriostatische	Antibakterielle WI der **bakteriziden Antibiotika** ↓ bei gleichzeitiger Gabe von **bakteriostatischen Wirkstoffen**
Antikoagulanzien, orale	In-vitro-Verdrängung von **Warfarin**[c] aus der PPB durch **Ceftriaxon**[d]; Kontrolle der INR und ggf. DA empfohlen
Arzneimittel, nephrotoxische	Gegenseitige Verstärkung der nephrotox. WI nicht ausgeschlossen; **Cave** bei Pat. mit vorbestehender Nierenfktstrg., regelmäßige Kontrolle der Nierenfunktionsparameter dringend empfohlen
Atovaquon	Verminderte Steady-State-Konzentration von **Atovaquon** bei gleichzeitiger Gabe von **Cephalosporinen**, klinische Relevanz unklar
Cefoxitin	Antibakterielle WI von **Cefotaxim** durch **Cefoxitin**[e] in vitro ↓; Vermeidung evtl. UW bei konsekutiver Anwendung durch Gabe der nichtinduzierenden Substanz vor dem Induktor
Ciclosporin (CyA)	Risiko UW oder toxischer WI von **Ciclosporin** ↑ bei gleichzeitiger Gabe von **Ceftriaxon** (Mechanismus unbekannt); Einzelfallberichte
Diazepam	In-vitro-Verdrängung von **Ceftriaxon** aus der PPB durch **Diazepam** (Mechanismus unklar, aber keine direkte Konkurrenz um die gleiche Bindungsstelle)[f]
Diclofenac	Biliäre Ausscheidung von **Ceftriaxon** ↑, klinische Bedeutung unklar
Imipenem	Auslösung einer 2. Episode einer toxischen Epidermolyse nach Wechsel von **Cefotaxim** (Auslöser: 1. Episode) auf **Imipenem** (Ursache: gemeinsame strukturelle Merkmale = Betalaktamring); Einzelfallbericht mit fatalem Ausgang
Indometacin	Übertritt von **Ceftriaxon** in das Kammerwasser ↓; Verlängerung der Persistenz des Antibiotikums im Kammerwasser durch **Indometacin**[g]
Itraconazol	Ausmaß der Bioverfügbarkeit des Antimykotikums ↓ bei gleichzeitiger Gabe von **Ceftriaxon**[h] (klinische Bedeutung unbekannt)
Kontrazeptiva, hormonale (orale)	Kontrazeptive Sicherheit u.U. ↓[i]; die Anwendung einer weiteren nichthormonalen Verhütungsmethode wird empfohlen
Methotrexat (MTX)	Renale Exkretion von **MTX** und 7-Hydroxy-**Methotrexat** ↑ bei gleichzeitiger Gabe von **Ceftriaxon** (möglicherweise Konkurrenz bei tubulärer Reabsorption)[j]

Phenobarbital	Bei gleichzeitiger Gabe von **Cefotaxim** Risiko von Arzneimittel-exanthemen↑ (Mechanismus unklar); Einzelfallberichte/eine kleinere Sicherheitsstudie (Kinder)
Phenytoin (DPH)	Verdrängung von **Phenytoin** aus der PPB durch **Ceftriaxon**, Risiko UW (**Phenytoin**) nicht ausgeschlossen; evtl. Messung der freien **Phenytoin**-Konzentration
Probenecid	Renale Exkretion von **Cefotaxim**[k] ↓; In-vitro-Verdrängung von **Ceftriaxon** aus der PPB durch **Probenecid** (Mechanismus unklar, keine direkte Konkurrenz um die gleiche Bindungsstelle)[f]
Schleifendiuretika	Nephrotox. WI der **Schleifendiuretika** durch **Cefotaxim** u.U. ↑[j], kombinierte Anwendung nur unter Kontrolle der Nierenfunktion; In-vitro-Verdrängung von **Ceftriaxon** aus der PPB durch **Furosemid**[f]
Verapamil	Akute **Verapamil**-Toxizität[m] bei gleichz. Gabe von **Ceftriaxon** (möglicherweise Verdrängung d. **CaA** aus der PPB)[n]; Einzelfallbericht

[a] Insbesondere die Spitzenspiegel sollten den therapeutischen Bereich nicht überschreiten.

[b] Basis: Tierversuch, Minderung der durch das Aminoglykosid verursachten funktionellen und strukturellen Schädigungen der Niere durch das Cephalosporin

[c] Freie Fraktion von 0.9% auf 2.2% ↑, d.h. um 144% ↑

[d] Auch Ceftriaxon wird durch Warfarin aus der Bindung verdrängt (Konkurrenz um gleichen Bindungsort, freie Fraktion von Ceftriaxon um 600% in vitro ↑), aber aufgrund der großen therapeutischen Breite der Cephalosporine von untergeordneter klin. Bedeutung. Klinische Beobachtung hinsichtlich einer Häufung von UW beachten.

[e] Cefoxitin (5μg/ml) induziert bei Serratia marcescens TMS22 die Aktivität von Betalactamasen (größter induzierender Effekt 2h nach der Zugabe von Cefoxitin)

[f] Aufgrund der therapeut. Breite des Cephalosporins wahrscheinlich von geringer klin. Bedeutung. Klinische Beobachtung hinsichtlich einer Häufung von UW beachten.

[g] Zur Ermöglichung einer perioperativen Antibiotikaprophylaxe bei ophthalmologischen Eingriffen ist therapeut. Nutzen denkbar.

[h] Basis: Tierversuch, wahrscheinlich durch Hemmung des P-Glykoproteins durch Ceftriaxon, Itraconazol-AUC um 19.8 ± 7.5% ↓ bei komb. Gabe m. Ceftriaxon im Vergl. zur Monotherapie

[i] Mit Ausnahme von Einzelfallberichten gibt es kaum Hinweise, die die Beeinträchtigung der kontrazeptiven Sicherheit hormonaler Verhütungsmittel signifikant belegen. Epidemiologische Untersuchungen ergaben für die meisten häufig verordneten oralen Antibiotika keine signifikanten Unterschiede in der kontrazeptiven Sicherheit. Es gibt jedoch keine prädiktiven Faktoren, die es erlauben, Frauen mit ↑ Risiko (dass die hormonale Kontrazeption versagt) aus der Gesamtpopulation herauszufiltern.

[j] Basis: Tierversuch, aber bei therapeutischen Plasmakonz. der Wirkstoffe, d.h., klinische Relevanz kann nicht ausgeschlossen werden

[k] Ausscheidung von Ceftriaxon wird durch Probenecid nicht beeinträchtigt.

[l] US an gesunden Probanden zeigten keinen Einfluss von Ceftriaxon auf die Pharmakodynamik von Furosemid.

[m] Kompletter Herzblock, Notwendigkeit der kardiopulmonalen Reanimation, Implantation eines temporären Schrittmachers, Rückkehr zum Sinusrhythmus innerhalb von 16h

[n] Pat. erhielt außerdem Clindamycin

1.3.4   Parenterale Cephalosporine Gruppe 3b (Ceftazidim-Gruppe)

Empf. und resist.: weitgehend identisch mit Cefotaxim-Gruppe →22, jedoch erheblich stärkere Pseudomonas-Aktivität; **UW** (Ceftazidim): Diarrhoe, Thrombophlebitis, vorübergehende Erhöhung v. GOT, GPT, LDH, GGT, AP; makulopapulöse oder urtikarielle Ausschläge, pos. Coombs-Test; **KI** (Ceftazidim): bekannte Überempfindlichkeit gegen Cephalosporine

Cefepim Rp	HWZ 2h, Qo 0.07, PPB < 19%, PRC B, Lact ?
Maxipime *Inf.Lsg. 1, 2g*	**Sepsis, schwere Pneumonie, Harnwegs-, Gallenwegsinfektionen:** 2-3 x 2g i.v.; **Ki. 1–2M:** 2-3 x 30mg/kg/d; **2M bis 40kg:** 2-3 x 50mg/kg/d; **DANI** GFR > 50: 100%; 30-50: 1-2 x 2g; 11-30: 1 x 1-2g; < 10: 1 x 0.5-1g

Ceftazidim Rp	HWZ 1.7h, Qo 0.05, PPB 10%, PRC B, Lact +
Ceftazidim HEXAL *Inf.Lsg. 0.5, 1, 2g* **Ceftazidim Pharmore** *Inf.Lsg. 0.5, 1, 2g* **Ceftazidim-ratioph.** *Inf.Lsg. 0.5, 1, 2g* **Ceftazidim Sandoz** *Inf.Lsg. 0.5, 1, 2g* **Fortum** *Inf.Lsg. 0.5, 1, 2g*	**Atemwegs-, Harnwegs-, Haut-, Weichteil-, Knochen-, abdominelle Infektionen, Sepsis, Meningitis:** 2-3 x 1-2g i.v.; **Ki. 0–8W:** 2 x 12.5-30mg/kg i.v.; **2M–1J:** 2 x 25-50mg/kg; **1–14J:** 2 x 15-50mg/kg od. 3 x 10-33mg/kg; max. 3 x 50mg/kg bzw. 6g/d; **DANI** GFR 31-50: 2 x 1g; 16-30: 1 x 1g; 6-15: 1 x 0.5g; < 5: 0.5g alle 48h

Laborparameter-Veränderungen (fakultativ)

↑	SGOT, SGPT, AP, γ-GT, Bili i.S., aPTT (↑), Prothrombinzeit (↑), Crea i.S., Hns-N
↓	Phosphat i.S., Calcium i.S. (Cefepim, v.a. bei älteren Pat.), Leukozyten (Differenzierung empfohlen), Neutrophile, Thrombozyten, Hb/Hk, Ery

Interferenzen mit Laboruntersuchungen

Wirkstoff	Laborparameter	Art der Interferenz
Cefepim/Ceftazidim	Glucose i.U. (nichtenzym. Methoden), Coombs-Test	Falsch-positive Ergebnisse

Chemische Inkompatibilitäten mit Injektions-/Infusionslösungen

Cefepim	Metronidazol, Vancomycin, Gentamicin, Tobramycin, Netilmicin, Aminophyllin. Als Trägerlösungen werden NaCl 0.9% (mit/ohne Glucose 5%), Glucose 5%/10%, Ringer-Laktatlösung (mit/ohne Glucose 5%), Natriumlaktatlösung 1/6molar empfohlen.
Ceftazidim	Aminoglykoside, Vancomycin, Natriumhydrogencarbonat. Als Trägerlsg. werden NaCl 0.9%, Natriumlaktatlsg. 1/6molar, Ringer-Laktatlösung, Glucose 5%/10%, Glucose 5% + NaCl 0.224%/0.45%, Glucose 4% + NaCl 0.9%, Dextran 40 10% + NaCl 0.9%, Dextran 40 10% + Glucoselösung 5%, Dextran 70 6% + NaCl 0.9% empfohlen.

Wechselwirkungen

Sollten unter der Antibiotikatherapie Durchfälle auftreten, kann die Absorption oder der enterohepatische Kreislauf anderer AM gestört und damit deren WI beeinträchtigt werden.

Acetylcystein	WI von **Ceftazidim**[a] gegen Pseudomonas spp. in vitro ↓ (wahrscheinl. aufgrund eines bakteriostatischen Eigeneffektes von **Acetylcystein**)
Aminoglykoside	Nephro- und ototoxische WI von **Aminoglykoside** durch **Cefepim/Ceftazidim**[b] u.U.↑; kombinierte Anwendung nur unter Kontrolle der Nierenfunktion und TDM der **Aminoglykoside**
Antibiotika, bakteriostatische	Antibakterielle WI der **bakteriziden Antibiotika** ↓ bei gleichzeitiger Gabe von **bakteriostatischen Wirkstoffen**
Arzneimittel, nephrotoxische ✗	Gegenseitige Verstärkung der nephrotoxischen WI möglich; **Cave** bei Pat. mit vorbestehender Nierenfunktionsstörung, regelmäßige Kontrolle der Nierenfunktionsparameter!
Atovaquon	Verminderte Steady-State-Konzentration von **Atovaquon** bei gleichzeitiger Gabe von **Cephalosporinen**, klinische Relevanz unklar
Ciclosporin (CyA)	AUC u. mittlere Verweildauer v. **Cefepim** ↑ bei gleichzeitiger Gabe v. **Ciclosporin**[c]; klin. Bedeutung unbekannt, klin. Monitoring hinsichtl. UW (**Cephalosporin**), v.a. auch zentralnervöser, empfohlen
Indometacin	Renale Ausscheidung von **Ceftazidim** bei Frühgeborenen[d] ↓
Kontrazeptiva, hormonale (orale)	Kontrazeptive Sicherheit u.U. ↓[e]; die Anwendung einer weiteren nichthormonalen Verhütungsmethode wird empfohlen
Schleifendiuretika	Nephrotoxische WI u.U. ↑ durch gleichzeitige Gabe von **Ceftazidim**; Risiko UW von **Ceftazidim** ↑ bei gleichzeitiger Gabe von **Furosemid** (renale Exkretion des **Cephalosporins** ↓)[f]
Silikonöl [g]	Toxizität[h] ↑ nach intravitrealer Injektion von **Ceftazidim**[i]; klinische Bedeutung unbekannt (Erniedrigung der Dosis empfohlen)

[a] MHK nach Zugabe von ACC signifikant ↑ im Vergleich zur MHK unter dem Antibiotikum allein
[b] Bei Verw. der empfohlenen Dosierungen von Ceftazidim insgesamt eher unwahrscheinlich
[c] Basis: pharmakokin. US an Ratten, Effekt betrifft sowohl die Plasmakinetik als auch die Verfügbarkeit des Cephalosporins im Gehirn.
[d] Wahrscheinlich über eine Beeinträchtigung der frühen postnatalen Ausreifung der glomerulären Filtrationsleistung der Niere
[e] Mit Ausnahme von Einzelfallberichten gibt es kaum Hinweise, die die Beeinträchtigung der kontrazeptiven Sicherheit hormonaler Verhütungsmittel signifikant belegen. Epidemiologische US ergaben für die meisten häufig verordneten Antibiotika keine signifikanten Unterschiede in der kontrazeptiven Sicherheit. Es gibt jedoch keine prädiktiven Faktoren, die es erlauben, Frauen mit ↑ Risiko (dass die hormonale Kontrazeption versagt) aus der Gesamtpopulation herauszufiltern.
[f] Basis: pharmakokin. US an gesunden Probanden, die beiden Wirkstoffe sollten mit einem Abstand von mindestens 6 Stunden appliziert werden.
[g] Nach Vitrektomie als Tamponade
[h] V.a. retinale Toxizität
[i] Basis: Tierversuch, bei Senkung der Dosis auf 25% kein Nachweis toxischer Effekte

1.3.5   Parenterale Cephalosporine Gruppe 4 (Kein Präparat im Handel)

1.3.6   Parenterale Cephalosporine Gruppe 5 (Ceftarolin-Gruppe)

Empf.: Staph. aureus (incl. MRSA), Streptococcus pyogenes/agalactiae/anginosus-Gruppe/ dysgalactiae/pneumoniae, E. coli, Klebsiella pneumoniae/oxytoca, Morganella morganii, Haemophilus influenzae/parainfluenzae; **Wm/Wi:** bakterizid und Hemmung der Bakterienzellwand-Synthese; **UW:** Ausschlag, Pruritis, Kopfschmerzen, Schwindel, Phlebitis, Diarrhoe, Übelkeit, Erbrechen, Abdominalschmerzen, erhöhte Transaminasen, Pyrexie, Reaktion an Injektionsstelle, positiver direkter Coombs-Test; **KI:** bekannte Überempfindlichkeit, schwere Überempfindlichkeit gegen Betalactam-Antibiotika

Ceftarolinfosamil Rp	HWZ 2.5h, PPB 20%, PRC B, Lact ?
Zinforo Inf.Lsg. 600mg	**Komplizierte Haut-/Weichteilinfektionen, ambulant erworbene Pneumonie** →428: 2 x 600mg über 60min i.v.; **DANI** GFR > 50: 100%, 31-50: 2 x 400mg, < 30: keine Daten; **DALI** nicht erforderlich

Interferenzen mit Laboruntersuchungen

Wirkstoff	Laborparameter	Art der Interferenz
Ceftarolin	Coombs-Test	falsch-positiv (als Gruppeneigenschaft für Ceftarolin nicht auszuschließen)
	Glucose i.U.	falsch-positiv bei Kupfersulfatmethoden (als Gruppeneigenschaft für Ceftarolin nicht auszuschließen), Glucoseoxidasetests unbeeinflusst
	Crea i.U./i.S.	falsch-positiv erhöhte Konzentrationen in der Jaffé-Reaktion (als Gruppeneigenschaft für Ceftarolin nicht auszuschließen)

Chemische Inkompatibilitäten mit Injektions-/Infusionslösungen

Ceftarolin	Amphotericin (konventionell kolloidal), Caspofungin, Diazepam, Filgrastim, Kaliumchlorid, Labetalol HCl, Natriumphosphat (gemeinsame Gabe über ein Y-Stück)

Achtung! Bei folgenden Injektions-/Infusionslösungen sind die Ergebnisse widersprüchlich oder sind von den Umgebungsbedingungen abhängig: Dobutamin HCl, Magnesiumsulfat.

Wechselwirkungen

Antikoagulantien, orale	Prothrombinzeit ↑ bei gleichzeitiger Gabe von Ceftarolin (Achtung! Nur auf der Basis von Gruppeneigenschaften.)

1.3.7   Oralcephalosporine Gruppe 1

Empf.: ähnliches Spektrum wie Cefazolin-Gruppe →18; gute Aktivität gegen grampositive, geringe gegen gramnegative Keime; **resist.:** Pseudomonas, Enterokokken, Proteus vulgaris, Morganella, Citrobacter, Serratia, Enterobacter, Acinetobacter, Bacteroides fragilis, Listerien, Mykoplasmen, Chlamydien; **UW** (Cefaclor): Übelkeit, Erbrechen, Appetitlosigkeit, Bauchschmerzen, weiche Stühle, Diarrhoe, Juckreiz, urtikarielles Exanthem, makulopapulöse u. morbilliforme Exantheme; **KI** (Cefaclor): bekannte Überempfindlichkeit gegen Cephalosporine, schwerwiegende Überempfindlichkeitsreaktion auf Penicilline oder anderes Betalactam-Arzneimittel in der Vorgeschichte

Cefaclor Rp	HWZ 30–60min, Q0 0.25, PPB 25%, PRC B, Lact +
CEC Tbl. 250, 500mg; Brausetbl. 250, 500, 1000mg; Trockensaft (5ml = 125, 250mg) **Cefaclor-ratioph.** Kps. 500mg; Brausetbl. 500mg; Saft/Trockensaft (5ml = 125, 250mg) **Infectocef** Kps. 500mg; Trockensaft (5ml = 125, 250, 500mg) **Panoral** Kps. 500mg; Saft/Trockensaft (5ml = 125, 250mg)	**Atemwegs-, HNO-, Harnwegs-, Haut-, Weichteilinfektionen:** 3 x 500mg p.o., max. 4g/d; unkomplizierte Infektion: 3 x 250mg; **Gonorrhoe:** 1 x 3g + 1g Probenecid p.o.; **Ki.** < 6J: 3 x 10mg/kg/d, max. 1g/d; **6–10J:** 3 x 250mg p.o.; > **10J:** s. Erw.; **DANI** nicht erforderlich

Cefadroxil Rp	HWZ 1.2–1.7h, Q0 0.1, PPB 20%, PRC B, Lact +
Cefadroxil 1A Tbl. 500, 1000mg; Trockensaft (5ml = 250, 500mg) **Cefadroxil HEXAL** Tbl. 500, 1000mg; Trockensaft (5ml = 250, 500mg) **Grüncef** Tbl. 1g; Trockensaft (5ml = 250, 500mg)	**Atemwegs-, HNO-, Harnwegs-, Haut-, Weichteil-, Knochen-, gynäkologische Infektionen:** 2 x 1g p.o., max. 4g/d; **Ki. bis 40kg:** 25–100mg/kg/d p.o. in 2-4ED; **DANI** GFR 25-50: ini 1g, dann 2 x 500mg; 10-24: ini 1g, dann 1 x 500mg; < 10: ini 1g, dann 500mg alle 36h

Cefalexin Rp	HWZ 1 h, Q0 0.04, PPB 6–15%, PRC B, Lact +
Cephalex ct Tbl. 500, 1000mg **Cephalexin-ratioph.** Tbl. 500, 1000mg; Trockensaft (5ml = 250mg)	**Atemwegs-, HNO-, Harnwegs-, Haut-, Weichteil-, Knocheninfektionen:** 3-4 x 0.5-1g p.o.; unkomplizierte Infektion: 2 x 500mg; **Ki. bis 12J:** 25-100mg/kg/d in 2-4ED; **DANI** GFR 15-30: Dosisintervall 8-12h; 5-14: 24h; < 5: 48h; GFR 20-50: max. 3g/d; 5-19: max. 1.5g/d; < 5: max. 0.5g/d

Laborparameter-Veränderungen (fakultativ)	
↑	SGOT, SGPT, AP, γ-GT
↓	Leukozyten (Differenzierung empfohlen), Neutrophile, Hb/Hk, Ery, Thrombozyten

Interferenzen mit Laboruntersuchungen		
Wirkstoff	**Laborparameter**	**Art der Interferenz**
Oralcephalo-sporine 1	Glucose i.U. (nichtenzym. Methoden)	Falsch-positive Ergebnisse
Cefadroxil/Cefalexin	Coombs-Test	

Wechselwirkungen	
Sollten unter der Antibiotikatherapie Durchfälle auftreten, kann die Absorption oder der enterohepatische Kreislauf anderer AM gestört und damit deren WI beeinträchtigt werden.	
Acetaldehyd	Komplexbildung mit **Cefalexin** in vitro; klin. Bedeutung unbekannt[a]
Acetylsalicylsäure	AUC von **Cefadroxil** ↑ bei gleichzeitiger Gabe von **ASS**[b] (Ausmaß vermutlich ohne klinische Bedeutung)
Antibiotika, bakteriostatische	Antibakterielle WI der **bakteriziden Antibiotika** ↓ bei gleichzeitiger Gabe von **bakteriostatischen Wirkstoffen**
Antikoagulanzien, orale	Verlängerte Blutungszeit (mit/ohne klinisch nachweisbare Blutungen) bei gleichzeitiger Gabe von **oralen Antikoagulanzien** und **Cefaclor**; Überwachung der INR und ggf. DA empfohlen
Atovaquon	Verminderte Steady-State-Konzentration von **Atovaquon** bei gleichzeitiger Gabe von **Cephalosporinen**, klinische Relevanz unklar
Cefalexin	Renale Exkretion von **Cefadroxil** ↑ (kompetitive Hemmung der tubulären Reabsorption) durch **Cefalexin**
Furosemid	Serumkonzentration von **Cefalexin** ↑ bei gleichzeitiger Gabe von **Furosemid**, jedoch ohne Beeinflussung der renalen Exkretion des **Cephalosporins**[c]
Gentamicin	Gegenseitige Verstärkung der nephrotox. WI bei gleichzeitiger Anwendung von **Cefalexin/Gentamicin**; Kombination bei älteren Pat./Pat. mit vorbestehender Leberfunktionsstörung vermeiden
Kontrazeptiva, hormonale (orale)	Kontrazeptive Sicherheit u.U. ↓[d]; die Anwendung einer weiteren nichthormonalen Verhütungsmethode wird empfohlen
Milch	Bioverfügbarkeit[e] von **Cefalexin** bei Säuglingen ↓, wenn Milch und Arzneimittel gleichzeitig gegeben wurden
Muko-/Sekretolytika	Penetration von **Cefadroxil** ins Zielgewebe ↑ (gemessen als Sputumkonzentration) bei gleichzeitiger Gabe von **Acetylcystein/Bromhexin**
Probenecid	Renale Ausscheidung von **Cefaclor/Cefadroxil** ↓
Quinapril	Absorption[f] von **Cefalexin** ↓ (kompetitive Hemmung des aktiven Transports des **Cephalosporins** im Darm) und renale Exkretion ↓ (Hemmung tubulärer Sekretion von **Cefalexin**) durch gleichzeitige Gabe von **Quinapril**[c]; klinische Bedeutung unklar

Theophyllin	Cmax von **Theophyllin**↓ bei gleichzeitiger Gabe von **Cefaclor**[b]; in der Regel ohne klinische Bedeutung, TDM empfehlen
Valaciclovir	Darmpassage von **Valaciclovir**↓ in Anwesenheit von **Cefadroxil**[g]; klin. Bedeutung unklar (WI durch Absorptionsminderung u.U.↓)

[a] Möglicherw. Beeinflussung der Absorption des Antibiotikums oder über die Adduktbildung Triggerung von WW mit Alkohol (Antabus-Reaktion ohne Blockade des Aldehydabbaus, sondern über ↑ Anfall von Acetaldehyd durch längere Verweildauer als Addukt)

[b] Basis: pharmakokinetische US an gesunden Probanden

[c] Basis: pharmakokinetische US am Tier

[d] Mit Ausnahme von Einzelfallberichten gibt es kaum Hinweise, die die Beeinträchtigung der kontrazeptiven Sicherheit hormonaler Verhütungsmittel signifik. belegen. Epidemiologische US ergaben für die meisten häufig verordneten oralen Antibiotika keine signifikanten Unterschiede in der kontrazeptiven Sicherheit. Es gibt jedoch keine prädiktiven Faktoren, die es erlauben, Frauen mit ↑ Risiko (dass die hormonale Kontrazeption versagt) aus der Gesamtpopulation herauszufiltern.

[e] Ausmaß und Geschwindigkeit der Absorption, AUC und Cmax um 40-60% ↓

[f] Keine Beeinflussung des Ausmaßes der Absorption (AUC)

[g] Basis: Tierversuch (In-situ-Perfusion)

1.3.8   Oralcephalosporine Gruppe 2

Empf. u. resist.: weitgehend identisch mit Cefuroxim-Gruppe →21; **UW:** Candidose, Anstieg der Leberenzyme, Eosinophilie, Kopfschmerzen, Schwindel, Diarrhoe, Übelkeit, Bauchschmerzen; **KI:** bekannte Überempfindlichkeit gegen Cephalosporine, schwerwiegende Überempfindlichkeitsreaktionen auf Penicilline oder anderes Betalactam-Arzneimittel in der Vorgeschichte

Cefuroxim-Axetil Rp	HWZ 1.1-1.3h, Q₀ 0.1, PPB 20-50%, PRC B, Lact +

Cefudura Tbl. 250, 500mg **CefuHEXAL** Tbl. 250, 500mg; Trockensaft (5ml = 125mg) **Cefuroxim-ratioph.** Tbl. 250, 500mg; Trockensaft (5ml = 125mg) **Elobact** Tbl. 125, 250, 500mg; Gran. 125, 250mg; Trockensaft (5ml = 125mg) **Zinnat** Tbl. 500mg	**Atemwegs-, HNO-, Haut-, Weichteilinfektionen:** 2 x 250-500mg p.o.; **Harnwegsinfektion:** 2 x 125-250mg; **Gonorrhoe:** 1 x 1g p.o.; **Erythema migrans:** 2 x 500mg p.o. für 20d; **Ki. 3M-5J:** 2 x 10mg/kg p.o.; **> 5J:** 2 x 125-250mg; **DANI** max. 1g/d

Laborparameter-Veränderungen (fakultativ)	
↑	SGOT, SGPT, AP, γ-GT, LDH, Eosinophile, Thrombozyten, CPK (Loracarbef in Einzelfällen)
↓	Leukozyten (Differenzierung empfohlen), Neutrophile, Thrombozyten, Hb/Hk, Ery

Interferenzen mit Laboruntersuchungen

Wirkstoff	Laborparameter	Art der Interferenz
Cefuroxim-Axetil	Glucose i.U. (nichtenzym. Methoden), Coombs-Test	Falsch-positive Ergebnisse
	Kreuzprobe	Verfälschung des Ergebnisses

Wechselwirkungen

Sollten unter der Antibiotikatherapie Durchfälle auftreten, kann die Absorption oder der enterohepatische Kreislauf anderer AM gestört und damit deren WI beeinträchtigt werden.

Antibiotika, bakteriostatische	Antibakterielle WI der **bakteriziden Antibiotika** ↓ bei gleichzeitiger Gabe von **bakteriostatischen Wirkstoffen**
Antikoagulanzien, orale	Prothrombinzeit ↑ (mit/ohne klinisch manifeste Blutung) bei gleichz. Gabe von **Loracarbef**, Einzelfälle; INR-Kontrolle empfohlen
Arzneimittel, nephrotoxische	Risiko gegenseitiger Verstärkung der nephrotoxischen WI nicht völlig ausgeschlossen, aber bei Anwendung der empfohlenen Dosierungen von **Cefuroxim-Axetil** eher unwahrscheinlich; bei Risikopatienten Überwachung der Nierenfunktion empfohlen
Atovaquon	Verminderte Steady-State-Konzentration von **Atovaquon** bei gleichzeitiger Gabe von **Cephalosporinen**, klinische Relevanz unklar
Kontrazeptiva, hormonale (orale)	Kontrazeptive Sicherheit u.U. ↓ [a]; die Anwendung einer weiteren nichthormonalen Verhütungsmethode wird empfohlen
Milch	AUC um 25-88% ↑ nach Gabe von **Cefuroxim-Axetil** gemeinsam mit Milch (im Vergleich zur Nüchternapplikation)
Probenecid	Renale Elimination der **Oralcephalosporine** ↓
Schleifendiuretika	Risiko gegenseitiger Verstärkung der nephrotoxischen WI nicht völlig ausgeschlossen, aber bei Anwendung der empfohlenen Dosierungen von **Cefuroxim-Axetil** eher unwahrscheinlich; bei Risikopatienten Überwachung der Nierenfunktion empfohlen
Sympathomimetika, schleimhaut-abschwellende	Risiko von Kopfschmerzen ↑ bei gleichzeitiger Anwendung mit **Loracarbef**

[a] Mit Ausnahme von Einzelfallberichten gibt es kaum Hinweise, die die Beeinträchtigung der kontrazeptiven Sicherheit hormonaler Verhütungsmittel signifikant belegen. Epidemiol. US ergaben für die meisten häufig verordneten oralen Antibiotika keine signifikanten Unterschiede in der kontrazeptiven Sicherheit. Es gibt jedoch keine prädiktiven Faktoren, die es erlauben, Frauen mit ↑ Risiko (dass die hormonale Kontrazeption versagt) aus der Gesamtpopulation herauszufiltern.

1.3.9 Oralcephalosporine Gruppe 3

Empf. u. resist.: höhere Aktivität und breiteres Spektrum als Gruppe 2 gegen gramnegative Keime; etwas geringere Aktivität gegen grampositive Keime;
UW (Cefpodoxim): Magendrücken, Übelkeit, Erbrechen, Appetitlosigkeit, Blähungen, Diarrhoe, Erythem, Exanthem, Urtikaria, Purpura;
KI (Cefpodoxim): bekannte Überempfindlichkeit gegen Cephalosporine, schwerwiegende Überempfindlichkeitsreaktionen auf Penicilline oder anderes Betalactam-Arzneimittel in der Vorgeschichte

Cefixim Rp	HWZ 3-4h, Qo 0.5, PPB 65%, PRC B, Lact ?
Cefixdura Tbl. 200, 400mg; Trockensaft (5ml = 100mg) **Cefixim-ratioph.** Tbl. 200, 400mg; Trinktbl. 400mg; Trockensaft (5ml = 100mg) **Cephoral** Tbl. 200, 400mg **Infectoopticef** Trockensaft (5ml = 100mg) **Suprax** Tbl. 400mg; Trockensaft (5ml = 100mg)	**Atemwegs-, HNO-, Harnwegs-, Gallenwegsinfektionen:** 2 x 200mg p.o.; 1 x 400mg p.o.; **Ki. bis 12J:** 8mg/kg/d p.o.; **DANI** GFR < 20: 50%

Cefpodoxim-Proxetil Rp	HWZ 2.4h, Qo 0.2, PPB 40%
Cefpo Basics Tbl. 100, 200mg **Cefpodoxim-ratioph.** Tbl. 100, 200mg **Orelox** Tbl. 100, 200mg; Trockensaft (5ml = 40mg) **Podomexef** Tbl. 100, 200mg; Trockensaft (5ml = 40mg)	**Atemwegs-, HNO-, Harnwegs-, Haut-, Weichteilinfektionen:** 2 x 200mg p.o.; **Gonorrhoe:** 1 x 200mg p.o.; **Ki. 4W-12J:** 5-12mg/kg/d in 2ED; **DANI** GFR > 40: 100%; 10-40: Dosisintervall 24h; < 10: 48h; HD: 40-200mg nach Dialyse

Ceftibuten Rp	HWZ 1.53-2.5h, Qo 0.14, PPB 63%, PRC B, Lact ?
Keimax Kps. 200, 400mg; Trockensaft (5ml = 90, 180mg)	**Atemwegs-, HNO-, Harnwegsinfektionen:** 1 x 400mg p.o.; **Ki. 3M-12J:** 1 x 9mg/kg p.o.; **DANI** GFR > 50: 100%; 30-49: ini 400mg, dann 1 x 200mg; 5-29: ini 200mg, dann 1 x 100mg; HD: 400mg nach jeder Dialyse

Laborparameter-Veränderungen (fakultativ)

↑	SGOT, SGPT, LDH, Bili i.S., Gerinnungsparameter (Cefixim in Einzelfällen), Eosinophile, Crea i.S. (Cefixim, Cefpodoxim-Proxetil), Hns-N i.S. (Cefixim, Cefpodoxim-Proxetil)
↓	Leukozyten (Differenzierung empfohlen), Thrombozyten, Hb/Hk, Ery

Interferenzen mit Laboruntersuchungen

Wirkstoff	Laborparameter	Art der Interferenz
Cefixim/ Cefpodoxim-Proxetil	Glucose i.U. (nichtenzym. Methoden)	Falsch-positive Resultate

Wechselwirkungen

Sollten unter der Antibiotikatherapie Durchfälle auftreten, kann die Absorption oder der enterohepatische Kreislauf anderer AM gestört und damit deren WI beeinträchtigt werden.

Aminoglykoside	Sorgfältige Überwachung der Nierenfunktion bei gleichzeitiger Gabe von **Cefixim/Cefpodoxim-Proxetil**[a] empfohlen, besonders bei Patienten mit vorbestehenden Nierenfunktionsstörungen
Antazida, bicarbonathaltige	Orale Bioverfügbarkeit von **Cefpodoxim-Proxetil** um ca. 30%↓; zeitversetzte Einnahme empfohlen
Antazida, magnesium- oder aluminiumhaltige	**Cefpodoxim-Proxetil:** orale BV ↓ um ca. 30% bei gleichzeitiger Gabe von aluminiumhaltigen Antazida; **Cefixim:** orale BV ↓[b] bei gleichzeitiger Gabe von Mg^{2+}/Al^{3+}-haltigen Antazida, bisher klinisch nicht nachgewiesen; in jedem Fall zeitversetzte Einnahme empfohlen
Antibiotika, bakteriostatische	Antibakterielle WI der **bakteriziden Antibiotika** ↓ bei gleichzeitiger Gabe von **bakteriostatischen Wirkstoffen**
Antikoagulanzien, orale	Prothrombinzeit ↑ (mit/ohne klinisch manifeste Blutungen) unter **Cefixim** bei bestehender Antikoagulanzientherapie, Einzelfälle; Kontrolle der INR und ggf. DA empfohlen
Arzneimittel, nephrotoxische	Sorgfältige Überwachung der Nierenfunktion bei gleichzeitiger Gabe von **Cefixim/Cefpodoxim-Proxetil**[a] empfohlen; insbesondere bei Patienten mit vorbestehenden Nierenfunktionsstörungen
Atovaquon	Verminderte Steady-State-Konzentration von **Atovaquon** bei gleichzeitiger Gabe von **Cephalosporinen**, klinische Relevanz unklar
Colistin	Sorgfältige Überwachung der Nierenfunktion bei gleichzeitiger Gabe von **Cefixim** empfohlen; besonders bei Patienten mit vorbestehenden Nierenfunktionsstörungen
Kontrazeptiva, hormonale (orale)	Kontrazeptive Sicherheit u.U. ↓[d]; die Anwendung einer weiteren nichthormonalen Verhütungsmethode wird empfohlen
Nifedipin	Orale Bioverfügbarkeit (+ 70%) von **Cefixim** ↑[e]
Polymyxin B	Sorgfältige Überwachung der Nierenfunktion bei gleichzeitiger Gabe von **Cefixim** empfohlen; besonders bei Patienten mit vorbestehender Nierenfunktionsstörung
Probenecid	In-vitro-Verdrängung von **Cefixim** aus der PPB (freie Fraktion um das 2.5fache ↑); klinische Bedeutung unbekannt
Ranitidin	Orale Bioverfügbarkeit von **Cefpodoxim-Proxetil** um ca. 30%↓; zeitversetzte Einnahme empfohlen
Salicylsäure	In-vitro-Verdrängung von **Cefixim** aus der PPB (freie Fraktion um das 2.5fache ↑); klinische Bedeutung unbekannt

Schleifendiuretika	Sorgfältige Überwachung der Nierenfunktion bei gleichzeitiger Gabe von **Cefixim/Cefpodoxim-Proxetil**[a] empfohlen; besonders bei Patienten mit vorbestehender Nierenfunktionsstörung
Valproinsäure	Gegenseitige Verstärkung der Absenkung der Carnitinkonzentration i.S. bei gleichz. Gabe von **Cefetamet-Pivoxil** und **Valproinsäure**[f]; Komb. möglichst vermeiden, sonst Carnitinsupplement empfohlen

[a] Bei Anwend. von Cefuroxim-Proxetil in den empfohlenen Dosierungen eher unwahrscheinlich
[b] Basis: US am Tier
[c] US an gesunden Probanden erbrachten keinen Hinweis auf eine derartige Interaktion, so dass davon ausgegangen werden kann, dass die Beobachtungen am Tier ohne klin. Relevanz sind.
[d] Mit Ausnahme von Einzelfallberichten gibt es kaum Hinweise, die die Beeinträchtigung der kontrazeptiven Sicherheit hormonaler Verhütungsmittel signifik. belegen. Epidemiologische US ergaben für die meisten häufig verordneten oralen Antibiotika keine signifik. Unterschiede in der kontrazeptiven Sicherheit. Es gibt jedoch keine prädiktiven Faktoren, die es erlauben, Frauen mit ↑ Risiko (dass die hormonale Kontrazeption versagt) aus der Gesamtpopulation herauszufiltern.
[e] Basis: US an gesunden Probanden
[f] Bei der Hydrolyse von Cefetamet-Pivoxil wird Pivalinsäure frei, die sich mit Carnitin verbindet und zu einer ↑ Carnitinausscheidung führt. Eine solche Ausscheidungsverstärkung ist auch für Valproinsäure bekannt.

1.4   Monobactame

Empf.: gramnegative aerobe Bakterien; **resist.:** grampositive und anaerobe Bakterien;
UW: Husten, verstopfte Nase, pfeifendes Atemgeräusch, pharyngolaryngeale Schmerzen, Dyspnoe, Bronchospasmus, Brustbeschwerden, Rhinorrhoe, Hämoptysen, Exanthem, Arthralgie, Fieber, vermind. Werte bei Lungenfunktionstests; **KI:** bek. Überempfindlichkeit

Aztreonam Rp	HWZ 1.6h, Q0 0.2, PPB 56%, PRC B, Lact +
Cayston *Inh.Lsg. 75mg*	**Chronische Pseudomonas-aeruginosa-Lungeninfektion bei Mukoviszidose:** 3 x 75mg über 28d inhalieren; **Ki. ab 6J:** s. Erwachsene; **DANI, DALI** nicht erforderlich

Interferenzen mit Laboruntersuchungen

Wirkstoff	Laborparameter	Art der Interferenz
Aztreonam	Glucose i.U.	falsch-positiv bei Kupfersulfatmethoden (wie für die Betalactame auch für **Aztreonam** nicht auszuschließen), Glucoseoxidasetests unbeeinflusst

Wechselwirkungen

Aminoglycoside	Gegenseitige Verstärkung der antibakteriellen Wirkung, C_{max} von **Aztreonam** ↓ (12,6%) bei gleichzeitiger Gabe von **Gentamicin**[a] (klinisch bei Vernebelung von Aztreonam vermutlich nicht relevant)

Antikoagulantien, orale	Verlängerung der Prothrombinzeit durch **Aztreonam** denkbar, bei inhalativer Anwendung wenig wahrscheinlich
Cephalosporine	PPB↑ von **Aztreonam** bei gleichzeitiger Gabe von **Cephradin**[a], klinisch bei Verneblung von **Aztreonam** wahrscheinlich wenig relevant; Wirkung von **Aztreonam**↓ bei gleichzeitiger Gabe von Cefoxitin wg. Induktion der Betalactamasesynthese (Abbau von Aztreonam↑)
Clavulansäure	Verstärkung der Wirkung gegen Betalactamase-positive *Enterobacteriaceae*, Rolle bei der inhalativen Anwendung von Aztreonam unklar
Clindamycin	Kumulative Urinexkretion von **Aztreonam** (5.2%) und **Clindamycin** (10.9%)↑ bei gleichzeitiger Gabe[a], klinisch vermutlich wenig relevant
Imipenem/Cilastatin	Wirkung von Aztreonam↓ wg. Induktion der Betalactamase-synthese (Abbau von Aztreonam↑)
Linezolid	C_{max} von **Linezolid**↑ (18%) und Eliminationsgeschwindigkeit von **Aztreonam** (7%)↓ bei gleichzeitiger Gabe beider Wirkstoffe bei gesunden Probanden (Einmalgabe); klinisch wahrscheinlich ohne Bedeutung
Metronidazol	C_{max} von **Aztreonam**↓ (9.8%) bei gleichzeitiger Gabe von **Metronidazol**[a]; klinisch wahrscheinlich wenig relevant
Penicilline	PPB↓ von **Aztreonam** (5%) bei gleichzeitiger Gabe von **Nafcillin**[a], klinisch vermutlich wenig relevant
Piperacillin	Gegenseitige Verstärkung der Anti-Pseudomonas-Wirkung, klinische Relevanz bei inhalativer Anwendung unklar

[a] Basis: pharmakokinetische Untersuchungen an gesunden Probanden

1.5 Cycline
1.5.1 Tetracycline

Empf.: zahlreiche grampositive u. gramnegative Bakterien, u.a. Chlamydien, Mykoplasmen, Rickettsien, Yersinien, Borrelien, Leptospiren, Treponemen, Aktinomyceten;
resist.: Pseudomonas aeruginosa, Providencia, Serratia, Proteus, Morganella;
UW: allergische Hautreaktionen, phototoxische Reaktionen, reversible Knochenwachstums-verzögerung (Ki. < 8J), irreversible Zahnverfärbung und Zahnschmelzschädigung (Ki. < 8J), intrakranieller Druck↑, BB-Veränderungen, Superinfektion durch Bakterien bzw. Sprosspilze;
KI: bekannte Überempfindlichkeit, schwere Leberfktsstrg., Niereninsuffizienz, Ki. < 8J, SS/SZ

Doxycyclin Rp	HWZ 12-24h, Qo 0.7, PPB 80-90%, PRC D, Lact ?
Doxycyclin-ratioph. *Kps. 100mg; Amp. 100mg/5ml* **DoxyHEXAL** *Tbl. 100, 200mg; Amp. 100mg/5ml*	**HNO-, Atemwegs-, Harnwegsinfektionen, diverse Infektionen mit o.g. Erregern:** d1: 1 x 200mg p.o./i.v.; dann 1 x 100mg p.o./i.v.; **Ki. > 8J:** d1: 1 x 4mg/kg, dann 1 x 2mg/kg; **Borreliose:** 1 x 200mg für 14-21d; **Lues bei Penicillinallergie:** 1 x 300mg für 15d; **Akne vulgaris, Rosacea:** ini 100mg/d für 7-21d, dann 50mg/d; **DANI** nicht erforderlich; **DALI** KI bei schwerer Leberfktsstrg.

Minocyclin Rp	HWZ 11-22h, Qo 0.85, PPB 70-75%, PRC D, Lact +
Aknosan *Tbl. 50mg* **Minakne** *Tbl. 50mg* **Minoclir** *Kps. 50mg* **Minocyclin-ratioph.** *Kps. 50, 100mg* **Skid** *Tbl. 50, 100mg* **Udima** *Kps. 50, 100mg*	**HNO-, Atemwegs-, Harnwegsinfektionen, diverse Infektionen mit o.g. Erregern:** ini 200mg, dann 2 x 100mg p.o.; **Akne vulgaris:** 100mg/d in 2ED; **Ki. > 8J:** ini 4mg/kg, dann 2 x 2mg/kg; **DANI** nicht erforderlich; **DALI** KI bei schwerer Leberfktsstrg.

Tetracyclin Rp	HWZ 8-10h, Qo 0.12, PPB 36-64%, PRC D, Lact +
Tefilin *Kps. 250mg* **Tetracyclin Wolff** *Kps. 250, 500mg*	**HNO-, Atemwegs-, Urogenitaltrakt-, gastrointestinale Infektionen, diverse Infektionen mit o.g. Erregern:** 4 x 250-500mg p.o., max. 2g/d; **Ki. > 8J:** 25-35mg/kg/d p.o. in 2-4ED; **DANI, DALI** KI

Laborparameter-Veränderungen (fakultativ)

↑	Hns-N i.S., SGOT, SGPT, α-Amylase, AP, Bili i.S.

Interferenzen mit Laboruntersuchungen

Wirkstoff	Laborparameter	Art der Interferenz
Doxycyclin/ Minocyclin/ Tetracyclin	Glucose i.U., Protein i.U., Urobilinogen	Störung der qualitativen und quantitativen Bestimmung
	Katecholamine i.U.	Falsch-positive Resultate

Chemische Inkompatibilitäten mit Injektions-/Infusionslösungen

Doxycyclin	Ringer-Lösung; Doxycyclin zur Injektion/Infusion sollte grundsätzlich getrennt von anderen Arzneimitteln appliziert werden

Wechselwirkungen

Sollten unter der Antibiotikatherapie Durchfälle auftreten, kann die Absorption oder der enterohepatische Kreislauf anderer AM gestört und damit deren WI beeinträchtigt werden.

Acitretin	Risiko für einen Pseudotumor cerebri ↑ (Mechanismus unbekannt)
Alkohol	Veränderte WI von **Doxycyclin** (Mechanismus unbek.)[a]; bei chron. **Alkohol**-Missbrauch Abbau von **Minocyclin** u.U. ↑ (antimikrob. WI↓)

Ambroxol	Penetration v. **Doxycyclin** ins Bronchialsekret ↑ bei Anwendung von **Ambroxol**
Antazida	Absorption von oralem **Minocyclin/Tetracyclin** ↓ bei gleichzeitiger Gabe, zeitversetzte Einnahme empfohlen; WI von i.v.-appliziertem **Doxycyclin** ↓ bei gleichzeitiger oraler Gabe von **Aluminium-hydroxidgel**[b] (Mechanismus unbekannt), Komb. vermeiden
Antibiotika, bakterizide	Antibakterielle WI der **bakteriziden Antibiotika** ↓ bei gleichzeitiger Gabe von **bakteriostatischen Wirkstoffen**
Antidepressiva, trizyklische	Lokalisierte Hämosiderose bei Kombination **Amitriptylin/Minocyclin** (möglicherweise synergistisch); Kombination vermeiden
Antikoagulanzien, orale	Antikoagulatorische WI ↑ bei gleichzeitiger Gabe von **Doxycyclin** und **Tetracyclin** (Mechanismus unbekannt); Kontrolle der INR und ggf. DA empfohlen
Antiseptika, quecksilberhaltige	Konjunktivitis (unter systemischer **Tetracyclin**-Therapie und Kontakt zu thiomersalhaltiger Kontaktlinsenreinigungslösung; Mechanismus unbekannt)
Atovaquon	Antiparasitäre WI ↑ in vitro bei Anwesenheit von **Doxycyclin**, Bioverfügbarkeit von **Atovaquon** ↓ bei gleichzeitiger Gabe von **Tetracyclin** (klinische Bedeutung unklar, zeitversetzte Gabe empfohlen), Steady-State-Konzentration von **Atovaquon** ↓ bei gleichzeitiger Gabe von **Cephalosporinen**, klinische Relevanz unklar
Barbiturate	WI von **Doxycyclin/Minocyclin** ↓ (Abbau ↑); Komb. mgl. vermeiden
Bromhexin	Penetration von **Oxytetracyclin** ins Bronchialsekret ↑ bei Anwendung von **Bromhexin**
Calciumpoly-styrensulfonat	Absorption von **Tetracyclinen** ↓ bei gleichzeitiger Gabe von **Calciumpolystyrensulfonat**; zeitversetzte Einnahme empfohlen
Calcium (Supplemente)[c]	Absorption von **Tetracyclinen** ↓ durch Bildung unlöslicher Komplexe mit mehrwertigen Kationen, zeitversetzte Einnahme; **Doxycyclin** nicht betroffen
Carbamazepin (CBZ)	WI von **Doxycyclin/Minocyclin** ↓ (Abbau ↑); alternat. Antibiotikum!
Chinin	3-Hydroxylierung von Chinin durch **Doxycyclin** u.U. ↓ (In-vitro-Hemmung des CYP3A-vermittelten Abbaus von **Chinin** nachgewiesen), Konzentration von **Chinin** ↑ bei gleichzeitiger Gabe von **Tetracyclin**, WI bei Malaria ↑
Ciclosporin (CyA)	Risiko toxischer WI des Immunsuppressivums ↑ bei gleichzeitiger Gabe von **Doxycyclin**, klinische Therapiekontrolle empfohlen; Reaktionen mit anderen **Tetracyclinen** können nicht völlig ausgeschlossen werden
Cimetidin	Absorption von **Tetracyclin** ↓ bei gleichzeitiger Gabe von **Cimetidin**

Co-Cyprindiol	Gesichtspigmentierung (verursacht durch **Minocyclin**) ↑ durch die gleichz. Gabe von **Co-Cyprindiol** und **Minocyclin** (möglich)
Colestipol	Verminderte Absorption von **Tetracyclin**, für andere **Tetracycline** keine Informationen
Colestyramin	Absorption von **Tetracyclinen** ↓; zeitversetzte Einnahme empfohlen
Digoxin	Risiko UW/toxischer WI von **Digoxin** ↑ bei gleichzeitiger Gabe von **Tetracyclinen** (Absorption ↑/intestinaler Abbau ↓); TDM und ggf. DA
Diuretikum	Harnstoff-Stickstoff-Konzentration i.B. ↑ bei gleichzeitiger Gabe von **Tetracyclinen** und **Diuretika**, Kombination von der Nierenfunktion abhängig machen
Eisen	Absorption von **Tetracyclinen** ↓, zeitversetzte Einnahme empfohlen; Cave: **Doxycyclin** von dieser WW **nicht** betroffen; **Eisen**-Effekt ↓ durch ↓ Absorption, möglicherweise **Eisen**-Ascorbinsäure-Kombination nicht betroffen
Ethinylestradiol	Möglicherweise Risiko lebertoxischer WI ↑ bei Komb. mit **Tetracyclinen** (Cave: Ergebnisse aus Tierversuchen), Gesichtspigmentierung (verursacht durch **Minocyclin**) ↑ durch die gleichzeitige Gabe von **Ethinylestradiol** und **Minocyclin** (möglich)
Halofantrin	Verstärkte Absorption und verminderte Elimination von **Halofantrin** bei gleichzeitiger Gabe von **Tetracyclin**
Heparin	Gerinnungshemmung u.U. ↓
Insulin	Einzelfallbericht: Hypoglykämie bei gleichzeitiger Gabe von **Insulin** und **Doxycyclin** (**Doxycyclin** möglicherweise mit hypoglykämischer Eigenwirkung), Blutzuckerkontrolle empfohlen
Isotretinoin	Risiko für einen Pseudotumor cerebri u.U. ↑ bei gleichzeitiger Gabe von **Tetracyclinen**; Einzelfallbericht
Kaolin(pektin)	Absorption von **Tetracyclinen** ↓; zeitversetzte Einnahme empfohlen
Lithium	Risiko UW/toxischer WI von **Lithium** ↑ (renale Exkretion ↓) bei gleichzeitiger Gabe von **Tetracyclinen**; TDM und ggf. DA empfohlen, Pseudotumor cerebri bei gleichzeitiger Gabe von **Lithium** und **Minocyclin** (Einzelfall)
Magnesium (Supplemente)[c]	Absorption von **Tetracyclinen** ↓ durch Bildung unlöslicher Komplexe mit mehrwertigen Kationen, zeitversetzte Einnahme! **Doxycyclin nicht** betroffen
Mefloquin	Serumkonzentration von **Mefloquin** ↑ bei gleichzeitiger Gabe von **Tetracyclin**

Methotrexat (MTX)	Risiko UW/toxischer WI von **MTX** ↑ bei gleichzeitiger Gabe von **Doxycyclin** (Mechanismus unbekannt), Einzelfallbericht[d]; Komb. vermeiden oder klinischen Status sorgfältig überwachen, ähnliche WW mit anderen **Tetracyclinen** nicht völlig auszuschließen
Methoxyfluran	Risiko für die Entwicklung eines Nierenversagens ↑ bei gleichzeitiger Gabe von **Doxycyclin/Minocyclin/Tetracyclin**
Metoclopramid	Absorptionsgeschwindigkeit von **Tetracyclin** ↑, aber Cmax ↓ (Daten von 4 Patienten), wahrscheinlich völlig auszuschließen
Milchprodukte	Absorption von **Tetracyclinen** ↓ (Komplexbildung mit **Calcium** der Milch); trifft für **Doxycyclin nicht** zu, sonst zeitversetzte Einnahme
Molindon	Absorption von **Tetracyclin** ↓, vermutlich durch einen **Calcium**-haltigen Hilfsstoff der Formulierung; zeitversetzte Einnahme empfohlen
Mutterkornalkaloide	Einzelfallberichte über Ergotismus bei gleichzeitiger Gabe von **Ergotamin** oder **Dihydroergotamin** und **Doxycyclin/Tetracyclin**; Kombination vermeiden (5 Patienten)
Penicillin	WI von **Penicillin** ↓ (alte Daten), Kombination vermeiden
Perphenazin	Schwarze Galaktorrhoe bei gleichzeitiger Gabe von **Minocyclin** und **Perphenazin** (Einzelfallbericht)
Phenformin	Laktazidoserisiko ↑ bei gleichzeitiger Gabe von **Tetracyclinen** (renale Exkretion von **Phenformin** ↓); Kombination vermeiden
Phenytoin (DPH)	WI von **Doxycyclin/Minocyclin** ↓ (Abbau ↑); alternat. Antibiotikum!
Quinapril	Absorption von **Tetracyclin** (oral) ↓ durch den Magnesiumcarbonat-Hilfsstoff einiger **Quinapril**-Formulierungen
Retinoid	Pseudotumor cerebri (benigne intrakranielle Hypertonie) ↑ bei gleichzeitiger Gabe von **Acitretin** oder **Isotretinoin** und **Tetracyclinen**; ähnliche WW wahrscheinlich auch mit weiteren **Retinoiden**
Rifampin	WI von **Doxycyclin** ↓ (Abbau ↑); alternatives Antibiotikum!
Risperidon	WI von **Risperidon** ↓ bei gleichzeitiger Gabe von **Tetracyclinen** (Mechanismus unbekannt); Einzelfallbericht
Sucralfat	Theoretisch: Absorption von **Tetracyclin** ↓ bei gleichzeitiger Gabe von **Sucralfat** (möglicherweise), ohne klinische Bestätigung
Sulfonylharnstoffe	Antidiabetische WI ↑ bei gleichzeitiger Gabe von **Doxycyclin/Tetracyclin**; Kontrolle der Glucose i.B. empfohlen
Theophyllin	Risiko UW/toxischer WI von **Theophyllin** ↑ bei gleichzeitiger Gabe von **Tetracyclinen**, TDM und ggf. DA empfohlen[e]; bei gleichzeitiger Gabe von **Minocyclin** Magen-Darm-Beschwerden u.U. ↑

Thiomersal	Entzündliche Augenreaktion bei gleichzeitiger Gabe von **Tetracyclinen** und **Thiomersal** (enthalten in einer Kontaktlinsenlösung)
Tinidazol	Bei Komb. von **Tinidazol** und **Doxycyclin** in vitro gegenseitige Verstärkung der antimikrobiellen Aktivität bei einem kleinen Prozentsatz von Anaerobiern, einschließlich **B. fragilis**; klinische Bedeutung unklar
Wismut-Subsalicylat	Absorption von **Tetracyclin**↓ (vermutlich durch ein Lösungsmittel der Formulierung und nicht durch die Wismutverbindung)
Zink	Absorption der **Tetracycline**↓ (Absorption von **Doxycyclin** nicht betroffen); zeitversetzte Einnahme empfehlen

[a] ↑ Metabolismus mit reduziertem antimikrobiellem Effekt bei chron. Alkoholismus, ↑ Absorption und ↑ Serumkonz. bei Nichtalkoholikern nach akuter Alkoholingestion
[b] **Cave:** auch bei Verwendung als Phosphatbinder möglich
[c] Sowohl der Gehalt an diesen Ionen in Lebensmitteln als auch als Hilfsstoff in anderen Medikamenten sollte berücksichtigt werden.
[d] Schwere MTX-Toxizität bei einem Pat. unter Hochdosistherapie mit MTX
[e] Hohe interindividuelle Variabilität der möglichen Veränderungen, evtl. nur ein kleiner Teil der Patienten betroffen

1.5.2 Glycylcycline

Empf.: gegen zahlreiche grampositive und gramnegative Bakterien incl. Anaerobier und speziell gegen problematische Keime wie MRSA, VRE (E. faecalis und E. faecium), ESBL, Chinolon-resistente Escherichia coli, multiresistente Enterobacter und Acinetobacter;
resist.: Pseudomonas aeruginosa;
UW: Übelkeit, Erbrechen, Diarrhoe, Abszess, Infektionen, verlängerte aPTT und Prothrombinzeit, Schwindel, Phlebitis, Bauchschmerzen, Dyspepsie, Anorexie, Transaminasen↑, Bilirubinämie, Pruritus, Exanthem, Kopfschmerzen, Amylase und Harnstoff↑;
KI: bekannte Überempfindlichkeit gegen Tigecyclin bzw. gegen Tetracycline, SS;
WW: Wirkungsverstärkung von Antikoagulanzien (engmaschige Kontrolle von PT, aPTT), Wirkungseinschränkung oraler Antikonzeptiva

Tigecyclin Rp	HWZ 42h, PPB 71-89%, PRC D, Lact ?
Tygacil *Inf.Lsg. 50mg*	**Komplizierte Haut-, Weichteil- (außer diabetische Fußinfektion) und intraabdominelle Infektionen:** ini 100mg i.v., dann 2 x 50mg i.v. für 5-14d; **DALI** Child-Pugh C: ini 100mg, dann 2 x 25mg; **DANI** nicht erforderlich

Chemische Inkompatibilitäten mit Injektions-/Infusionslösungen

Tigecyclin	Inkompatibel mit (keine Applikation über das gleich Y-Stück oder nur nach Spülung mit Dextrose 5%): Amiodaron HCl, AmB (konventionell kolloidal), Bleomycin, Chloramphenicol, Chlorpromazin HCl, Dantrolen, Daunorubicin (liposomal), Diazepam, Epirubicin, Esomeprazol, Hydralazin, Idarubicin, Nicardipin, Omeprazol, Phenytoin, Propranolol, Verapamil
	Situation unsicher, variabel oder von den Bedingungen abhängig (Vorsicht bei Gabe über das gleiche Y-Stück): AmB (Lipidkomplex), Methylprednisolon, Voriconazol
	Folgende Lösungen sind zur Verdünnung von Tigecyclin **kompatibel:** Dextrose 5%, Ringerlaktat mit und ohne Dextrose 5%, NaCl 0,9% mit und ohne Dextrose 5%

Wechselwirkungen

Sollten unter der Antibiotikatherapie Durchfälle auftreten, kann die Absorption oder der enterohepatische Kreislauf anderer AM gestört und damit deren WI beeinträchtigt werden. Bitte die für Tetrazykline bekannten Wechselwirkungen als theoretische Möglichkeit auch für Tigecyclin berücksichtigen.

Antikoagulantien, orale	AUC von **Warfarin** ↑ (+ 68% bzw. + 29% je nach Isomer), c_{max} ↑ (+38%/+43% je nach Isomer), in einer Einmaldosisstudie **kein** Einfluss auf die INR, INR-Kontrolle aber empfohlen (auch für andere Vertreter der Gruppe - Herstellerempfehlungen).
Cyclosporin A	Serumkonz. von CyA ↑ (+ 100%) bei gleichzeitiger Gabe von Tigecyclin[a] (Einzelfallbericht!), Spiegelkontrolle empfohlen
Digoxin	c_{max} ↑ von Digoxin, klinisch nicht relevant
Kontrazeptiva, orale	**Herstellerhinweis:** Auswirkungen auf die kontrazeptive Sicherheit nicht ausgeschlossen. Keine Fallberichte oder Studien zum Beleg vorhanden.
Tacrolimus	Serumkonz. von Tacrolimus ↑ (5fach) bei gleichzeitiger Gabe von Tigecyclin (Einzelfallbericht), Spiegelkontrolle empfohlen
[a] Möglicherweise Wechselwirkung über P-Glycoprotein	

1.6   Makrolide, Ketolide

Empf.: Strepto-, Pneumokokken, Chlamydien, Legionellen, Mycoplasma pneumoniae, Listerien, Aktinomyceten, Campylobacter, Helicobacter, Mycobacterium avium intracellulare (MAC); **resist.:** Brucellen, Enterobakterien, Nocardia, Mycoplasma hominis, Bacteroides fragilis, Fusobakterien, Pseudomonas;
UW (Azithromycin): Diarrhoe, Übelkeit, Blähungen, Erbrechen, Dyspepsie, Arthralgie, Pruritus, Exanthem, Taubheit, Sehstrg., Benommenheit, Kopfschmerzen, Parästhesien, Strg. des Geruchs- u. Geschmackssinnes, Lymphopenie, Eosinophilie, erniedrigtes Bicarbonat;
UW (Clarithromycin): Übelkeit, Erbrechen, epigastrisches Druckgefühl, Bauchschmerzen, Diarrhoe, Beeinträchtigung des Geruchssinnes, Dyspepsie, Stomatitis, Glossitis, Zahn- und Zungenverfärbungen, orale Candidose, Lymphopenie, Kopfschmerzen, erhöhte Blut-Harnstickstoffwerte;
KI (Azithromycin): bekannte Überempfindlichkeit gegen Makrolide bzw. Ketolide;
KI (Clarithromycin): bekannte Überempfindlichkeit gegen Makrolide; gleichzeitige Anwendung von Cisaprid, Pimozid, Terfenadin, Astemizol, Dihydroergotamin, Ergotamin

Azithromycin Rp	HWZ 40h, Q_0 0.8, PPB 12-52%, PRC B, Lact ?
Azi Teva Tbl. 250, 500mg; Trockensaft (5ml = 200mg) **Azithrobeta** Tbl. 250, 500mg **Azithromycin HEXAL** Tbl. 250, 500mg; Trockensaft (5ml = 200mg) **Ultreon** Tbl. 600mg **Zithromax** Tbl. 250, 500mg; Trockensaft (5ml = 200mg)	HNO-, Atemwegs-, Haut-, Weichteilinfektionen, atyp. Pneumonie: 1 x 500mg für 3d p.o. oder 500mg an d1, dann 250mg d2-4; **Ki.:** 1 x 10mg/kg für 3d oder 10mg/kg an d1, dann 5mg/kg d2-4; **Gonorrhoe, Genitalinfektion m. Chlamydia trachomatis:** 1 x 1g p.o.; **MAC-Pro. bei HIV-Infektionen:** 1 x/W 1200mg p.o.; **DANI** GFR > 40: 100%

Clarithromycin Rp	HWZ 3-7h, Q_0 0.6, PPB 72%, PRC C, Lact ?
Clarilind Tbl. 250, 500mg **Clarithromycin 1A** Tbl. 250, 500mg; Trockensaft (5ml = 125, 250mg) **Clarithromycin-ratioph.** Tbl. 250, 500mg; Trockensaft (5ml = 125, 250mg) **Klacid** Tbl. 250, 500(ret.)mg; Trockensaft (5ml = 125, 250mg); Inf.Lsg. 500mg	HNO-, Atemwegs-, Haut-, Weichteilinfektionen, atypische Pneumonie: 2 x 250-500mg p.o.; 2 x 500mg i.v.; **Ki. 6M-12J:** 15mg/kg/d p.o. in 2ED; **H.P.-Eradikation:** 2 x 500mg p.o. + 2 x 1g Amoxicillin + 2 x 20mg Omeprazol; **DANI** GFR < 30: p.o.: 50%; i.v. d1: 100%, ab d2: 50%

Erythromycin Rp	HWZ 2-3h, Q_0 > 0.8, PPB 60-70%, PRC B, Lact +
EryHEXAL Tbl. 500mg; Gran. 1000mg; Trockensaft (5ml = 200, 400mg) **Erythrocin** Tbl. 500mg; Inf.Lsg. 500, 1000mg **Erythromycin-ratioph.** Tbl. 500mg; Gran. 500, 1000mg **Infectomycin** Trockensaft (5ml = 100, 200, 400, 600mg) **Paediathrocin** Gtt.(2.5ml = 100mg); Trockensaft (5ml = 200mg)	HNO-, Haut-, Atemwegsinfektionen, atypische Pneumonie: 3-4 x 500mg p.o., 4 x 0.5-1g i.v., max. 4g/d; **Ki. < 8J:** 30-50mg/kg/d p.o. in 3-4ED; **8-14J:** 1-2g/d p.o. in 3-4ED; **Gonorrhoe:** 3 x 1g p.o. für 7d; **Lues Primärstadium:** 3 x 1g p.o. für 15d; **Urethritis durch Chlamydia trachomatis, Ureaplasma urealyticum:** 3 x 1g p.o. für 7d; **DANI** Krea (mg/dl) > 2: max. 2g/d

Roxithromycin Rp	HWZ 12 h, Qo 0.7, PPB 95%
Romyk Tbl. 150, 300mg **Roxibeta** Tbl. 150, 300mg **RoxiHEXAL** Tbl. 50, 150, 300mg **Rulid** Tbl.150, 300mg	**HNO-, Atemwegs-, Haut-, Urogenitaltrakt-infektionen:** 2 x 150mg, 1 x 300mg p.o.; **Ki. bis 40kg:** 5-7.5mg/kg/d p.o. in 2ED; **> 40kg:** s. Erw.; **DANI** nicht erforderlich; **DALI** 50%

Telithromycin Rp	HWZ 10h, PPB 60-70%
Ketek Tbl. 400mg	**HNO-, Atemwegsinfektionen:** 1 x 800mg p.o.; **DANI** GFR < 30: 50%; **DALI** nicht erforderlich

Laborparameter-Veränderungen (fakultativ)

↑	SGOT (ASAT), SGPT (ALAT), AP, g-GT (Clarithromycin, Erythromycin, Roxithromycin), LDH (Erythromycin), Bili i.S., Hns-N (Clarithromycin, selten)
↓	Neutrophile (Azythromycin), Thrombozyten (Clarithromycin, selten)

Interferenzen mit Laboruntersuchungen

Wirkstoff	Laborparameter	Art der Interferenz
Erythromycin	SGOT/ASAT (kolorimetrisch mit Azonviolett B oder Diphenyl-hydrazin), Katecholamine i.U. (fluorimetrische Messung)	Verfälschung des Ergebnisses

Chemische Inkompatibilitäten mit Injektions-/Infusionslösungen

Erythromycin-lactobionat	Bitte nur in den vom Hersteller angegebenen Lösungsmitteln auflösen und aus Sicherheitsgründen nicht mit anderen Wirkstoffen über den gleichen Zugang applizieren

Wechselwirkungen

Sollten unter der Antibiotikatherapie Durchfälle auftreten, kann die Absorption oder der enterohepatische Kreislauf anderer AM gestört und damit deren WI beeinträchtigt werden.

Albendazol	Änderungen in der Pharmakokinetik von **Albendazol/Ivermectin** (Kombination) und **Azithromycin** bei gleichzeitigem Gebrauch
Alfentanil	Risiko UW/toxischer WI von **Alfentanil** u.U. ↑ bei gleichzeitiger Gabe von **Erythromycin** (Abbau von **Alfentanil** ↓); Einzelfallberichte (und Daten von gesunden Probanden)
Alkohol	WI von **Erythromycin** u.U. ↓ (Absorption ↓)[n]; Kombinat. vermeiden
Ambrisentan	Metabolismus von **Ambrisentan** ↑ durch CYP3A4, US-Hersteller empfiehlt Vorsicht bei gleichzeitiger Gabe von starken **CYP3A4-Inhibitoren** wie Clarithromycin/Telithromycin und **Ambrisentan**

Amiodaron	Signifikante QT-Verlängerung und -Dispersion bei gleichzeitiger Gabe von **Amiodaron** und **Erythromycin/Azithromycin**, Einzelfallberichte (u.a. über TdP), bei Notwendigkeit der Kombination engmaschige klinische Kontrolle
Antazida	Absorption von **Azithromycin** u.U.↓ (zeitversetzte Einnahme!); vermutlich nur Geschwindigkeit, nicht aber das Ausmaß der Absorption betroffen (klinische Auswirkungen somit gering)
Antibiotika, bakterizide	Antibakterielle WI der **bakteriziden Antibiotika** ↓ bei gleichzeitiger Gabe von **bakteriostatischen Wirkstoffen**
Antidiabetika, orale	**Clarithromycin**: Hypoglykämierisiko ↑ bei gleichzeitiger Gabe von **Glibenclamid/Glipizid/Tolbutamid/Repaglinid** (Einzelfallberichte, Studien) **Erythromycin**: Hypoglykämierisiko ↑ bei gleichzeitiger Gabe von **Glibenclamid/Glipizid** mit **Erythromycin** (Einzelfallberichte) **Cave**: schwere Leberschäden bei gleichzeitiger Gabe von **Chlorpropamid[b]/Erythromycin** (Einzelfallbericht)
Antihistaminika, 2. Generation	Risiko von Arrhythmien↑ bei gleichzeitiger Gabe von **Erythromycin/Clarithromycin** (Abbau der **Antihistaminika** ↓), Torsades de pointes beschrieben; Kombination vermeiden
Antikoagulanzien, orale	**Acenocoumarol**: INR/Blutungsneigung ↑ bei gleichzeitiger Gabe von **Azithromycin/Clarithromycin/Erythromycin/Roxithromycin** (retrospektive Kohortenstudie, Fallberichte) **Phenprocoumon**: INR/Blutungsneigung ↑ bei gleichzeitiger Gabe von **Azithromycin/Clarithromycin/Erythromycin[c]/Roxithromycin** (retrospektive Kohortenstudie) **Warfarin**: INR/Blutungsneigung ↑ bei gleichzeitiger Gabe von **Azithromycin/Clarithromycin/Erythromycin/Roxithromycin** (Fallberichte, Studien) INR-Kontrolle, ggf. Dosisanpassung empfohlen
Aprepitant	Konzentration von **Aprepitant** ↑ bei gleichzeitiger Gabe von starken **CYP3A4-Inhibitoren** wie **Clarithromycin/Telithromycin**
Atomoxetin	Risiko einer QTc-Verlängerung ↑ bei gleichzeitiger Gabe von **Atomoxetin** und **Erythromycin**
Azole	Pharmakokinetische WW zwischen **Azolen** und **Makroliden**, wahrscheinlich ohne klinische Bedeutung; Konzentration von **Itraconazol** ↑ (verdoppelt) durch die gleichzeitige Gabe von **Clarithromycin**

Benzodiazepine und Verwandte	Risiko UW von **Midazolam/Triazolam/Zopiclon**[n] ↑ bei gleichzeitiger Gabe von **Erythromycin/Clarithromycin/Roxithromycin**[d], Einzelfallberichte; klinische Bedeutung der WW mit **Roxithromycin** noch unklar, ähnliche WW mit **Alprazolam** bei gleichzeitiger Gabe von **Erythromycin/Clarithromycin**
Betablocker	Serumkonzentration von **Talinolol** ↑ bei gleichzeitiger Gabe von **Erythromycin**, mögliche Interaktion auch mit **Nadolol**; BV von **Metoprolol** ↑ bei gleichzeitiger Gabe von **Telithromycin**, kombinierte Gabe von **Sotalol** mit i.v. **Erythromycin** sollte vermieden werden wegen mögl. additiver WI auf das QTc-Intervall
Bexaroten	Herstellerwarnung: Konzentration von **Bexaroten** ↑ bei gleichzeitiger Gabe von **CYP3A4-Inhibitoren** wie **Clarithromycin/Erythromycin** (theoretisch)
Bromocriptin	Risiko UW/toxischer WI von **Bromocriptin** u.U. ↑ bei gleichzeitiger Gabe von **Erythromycin** (CYP3A4 u.U. ↓ und damit Abbau von **Bromocriptin** ↓)[n, e], Konzentration von **Cabergolin** ↑ bei gleichzeitiger Gabe von **Clarithromycin**; ähnliche WW mit **Erythromycin** zu erwarten
Buspiron	Risiko UW/toxischer WI von **Buspiron** u.U. ↑ bei gleichzeitiger Gabe von **Erythromycin** (Abbau von **Buspiron** ↓ wegen Hemmung von CYP3A4)[n, f]
Calciumkanalblocker	**Clarithromycin:** UW-Risiko ↑ für **Nifedipin/Verapamil** (bei **Verapamil** QTc-Verlängerung), **Erythromycin:** plötzlicher Herztod unter **Verapamil/Diltiazem** (Einzelfallbericht), BV/UW ↑ von **Felodipin**, **Telithromycin:** QTc-Verlängerung unter **Verapamil** (Einzelfall)
Carbamazepin (CBZ)	Risiko UW/toxischer WI von **CBZ** ↑ bei gleichzeitiger Gabe von **Erythromycin/Clarithromycin** (Abbau von **CBZ** ↓, CYP3A4 durch **Makrolide** ↓), Kombination möglichst vermeiden oder TDM von **CBZ** und ggf. DA; voraussichtlich ähnliche WW mit **Telithromycin**; antimikrobielle WI von **Clarithromycin** ↓ bei gleichzeitiger Gabe von **CBZ** (Abbau des **Makrolids** u.U. ↑, CYP3A4 durch **CBZ** ↑), Einzelfallbericht, **CBZ**-Toxizität ↑ bei gleichzeitiger Gabe von **Roxithromycin** (Einzelfallbericht)
Carbimazol	Torsade de pointes bei gleichzeitiger Gabe von **Carbimazol** und oralem **Erythromycin** (einzelner Fallbericht, älterer Patient)
Chinidin	Risiko UW/toxischer **Chinidin**-Wirkungen ↑ bei gleichzeitiger Gabe von **Erythromycin** (Abbau von **Chinidin** ↓/biliäre und renale Exkretion ↓, Beeinflussung von P-Glycoprotein); 2 Einzelfallberichte/pharmakokinetische US am Gesunden

Chloramphenicol	Verhinderung der Bindung von **Chloramphenicol** an die 50S-Untereinheit der Bakterienribosomen durch **Erythromycin**, antimikrobielle WI von **Chloramphenicol** u.U.↓; Komb. vermeiden
Ciclosporin (CyA)	Konz./WI/UW von **Ciclosporin** ↑ bei gleichz. Gabe v. **Clarithromycin/Erythromycin** (präsystemische Elimination von **CyA** ↓, Absorption von **CyA** ↑), minimale Interaktion mit **Roxithromycin**; AUC/Cmax von **CyA** ↑ bei gleichz. Gabe von **Azithromycin** (Basis: pharmakokinet. Studie an 8 Patienten, Einzelfälle), wahrscheinlich klin. nicht relevant, TDM aus Sicherheitsgründen empfohlen (Herstellerempfehlung)
Cilostazol	Anstieg der AUC sowie der Cmax von **Cilostazol** bei gleichz. Gabe von **Erythromycin** (für **Clarithromycin** erwartet, aber nicht belegt), wahrscheinlich **nicht** bei gleichzeitiger Gabe von **Azithromycin**
Cimetidin	Reversibler Hörverlust bei gleichzeitiger Gabe von **Cimetidin** u. **Erythromycin** (möglicherweise durch ↓ Abbau von **Erythromycin** oder ↑ Absorption des **Makrolids**); Einzelfallbericht/Studie an 6 gesunden Probanden
Cisaprid	Risiko ventrikulärer Arrhythmien ↑ bei gleichzeitiger Gabe von **Cisaprid** u. **Erythromycin/Clarithromycin** (Abbau von **Cisaprid** ↓ durch CYP3A4-Hemmung)
Clomipramin	Konzentration von **Clomipramin** ↑ bei gleichzeitiger Gabe von **Erythromycin** (möglicherweise)
Clozapin	Risiko UW/tox. WI von **Clozapin** u.U. ↑ bei gleichzeitiger Gabe von **Erthromycin** (Abbau von **Clozapin** ↓ durch **Erythromycin**-vermittelte Hemmung von CYP1A2 und CYP3A4); 2 Einzelfallberichte[g] (Studie an gesunden Probanden neg., aber Dauer der **Erythromycin**-Gabe für eine eindeutige Aussage zu kurz)
Colchicin	**Erythromycin**: Risiko tox. WI von **Colchicin** ↑; Einzelfallbericht[h], **Clarithromycin**: akute lebensbedrohliche Toxizität von **Colchicin** (Fallberichte[i])
Darifenacin	Exposition von **Darifenacin** ↑ bei gleichzeitiger Gabe von **Erythromycin** (durch die Hemmung von CYP3A4); voraussichtlich ähnliche WW mit mäßigen **CYP3A4-Hemmern** wie **Clarithromycin** oder **Telethromycin**
Delavirdin	Risiko UW/toxischer WI von **Delavirdin** und **Clarithromycin** ↑ durch gegenseitige Abbauhemmung; klinische Überwachung empfohlen

Digitalisglykoside	**Digoxin:** Konzentration/Toxizität ↑ bei gleichzeitiger Gabe von **Clarithromycin** (Einzelfallberichte), Konzentration ↑ bei gleichzeitiger Gabe der anderen **Makrolide** (hepatische/renale Exkretion des Glykosids u.U. ↓, Beeinflussung von P-Glycoprotein; evtl. - aber weniger wahrscheinlich - Störungen der **Glykosid**-Kinetik durch Beeinflussung der Darmflora), **Digitoxin:** Konzentration ↑ bei gleichzeitiger Gabe von **Azithromycin** (Einzelfallbericht), Empfehlung: TDM und ggf. DA
Disopyramid	Erhöhtes Arrhythmierisiko bei gleichzeitiger Gabe von **Makroliden**, **Erythromycin:** Konzentration von **Disopyramid** ↑, aber auch QTc-Verlängerung/Rhythmusstörungen/Blockbildungen (Einzelfälle), **Clarithromycin:** TdP (Fallberichte), **Azithromycin:** Kammerflimmern (Fallbericht)
Disulfiram	Fatale toxische epidermale Nekrolyse und fulminante Hepatitis bei gleichzeitiger Gabe von **Disulfiram** und **Clarithromycin** (Einzelfallbericht)
Doxazosin	Wegen Abbaus über CYP3A4 Kombinationen mit starken **CYP3A4-Inhibitoren** wie **Clarithromycin/Telithromycin** vermeiden (klinische Bedeutung unklar, Herstellerinformation)
Doxofyllin	WI von **Doxofyllin** ↑ bei gleichzeitiger Gabe von **Erythromycin** (begrenzte Beweise), klinische Bedeutung unklar
Efavirenz	Abbau von **Clarithromycin** ↑ (Serumkonzentration um 40 % ↓ und Konzentration von 14-OH-**Clarithromycin** um den gleichen Betrag ↑), antimikrobielle WI des **Makrolids** wegen der unterschiedlichen Empfindlichkeit von Bakterien geg. **Clarithromycin** und 14-OH-**Clarithromycin** u.U. beeinträchtigt
Eletriptan	Signifikanter Anstieg der AUC, Cmax und Verlängerung der HWZ von **Eletriptan** von 4.6 auf 7.1h bei gleichzeitiger Gabe von **Erythromycin**, klinische Relevanz unklar; Kombination (auch mit anderen **Makroliden**) vermeiden
Eplerenon	Steady-State-AUC von **Eplerenon** ↑ bei gleichzeitiger Gabe von **Erythromycin**; WI ↑ von **Clarithromycin/Telithromycin**; AUC von **Erythromycin** ↓ bei gleichzeitiger Gabe von **Eplerenon** (Herstellerinformation), wahrscheinlich keine klin. Relevanz
Erlotinib	Vorsicht bei gleichzeitiger Gabe von **Erlotinib** mit **CYP3A4-Inhibitoren** wie **Clarithromycin/Erythromycin/Telithromycin**, (Herstellerempfehlung: Dosis von **Erlotinib** ↓ bei UW)
Everolimus	Konzentration von **Everolimus** ↑ bei gleichzeitiger Gabe von **Erythromycin**, ähnliche WW auch mit weiteren **Makroliden** wie **Clarithromycin** oder **Telithromycin** möglich

Fluorochinolone	Risiko ventrikulärer Arrhythmien ↑ bei gleichzeitiger Gabe von **Erythromycin** und **Gatifloxacin/Moxifloxacin** (möglicherweise additive WI auf das QTc-Intervall/**Chinolon**-Abbau ↓)
Grapefruitsaft	BV von **Erythromycin** ↑ bei gleichz. Gabe von **Grapefruitsaft**
Halofantrin	Ggs. Verstärkung der QT-verlängernden WI mögl.; Toxizität von **Halofantrin** ↑ bei gleichz. Gabe von **Erythromycin** (In-vitro-Studien)
Imatinib	Serumkonz. von **Imatinib** ↑ bei gleichz. Gabe v. **CYP3A4-Inhibitoren** wie **Clarithromycin/Erythromycin** u. **Imatinib** (theoret. Erwägung)
Itraconazol	WI von **Clarithromycin** ↑ (Abbau ↓, CYP3A4 durch **Itraconazol** ↓), Einzelfallberichte[k]; klinische Relevanz noch unklar
Ivabradin	**Ivabradin** wird ausschließl. durch CYP3A4 metabol., Konzentration ↑ bei gleichz. Gabe von **CYP3A4-Inhibitoren** wie **Makrolid-Antibiotika** (**Clarithromycin, Erythromycin** oral, **Telithromycin**)
Kontrazeptiva, orale	Beeinträchtigung der kontrazeptiven Sicherheit nicht ausgeschlossen[l] (alternative Kontrazeptionsmethode sollte aus Sicherheitsgründen empfohlen werden), Einzelfallbericht
Kortikosteroide	**Budesonid:** Cushing-Syndrom bei gleichzeitiger Gabe von **Clarithromycin** und inhalativem **Budesonid** (Einzelfallbericht, Langzeittherapie), **Methylprednisolon:** Risiko toxischer UW ↑ bei gleichzeitiger Gabe von **Clarithromycin/Erythromycin** (Hemmung CYP3A4), Kombination möglichst vermeiden[n], **Prednisolon:** akute Manie und Psychose bei gleichzeitiger Gabe von **Clarithromycin** und **Prednisolon** (2 Einzelfallberichte)
Lapatinib	Konzentration von **Lapatinib** ↑ bei gleichzeitiger Gabe von starken **CYP3A4-Inhibitoren** wie **Clarithromycin/Telithromycin**
Lidocain	Risiko UW/toxischer WI von oralem **Lidocain** u.U. ↑ bei gleichzeitiger Gabe von **Erythromycin** (vermutlich First-Pass-Metabolismus ↓)[n, f]; klinische Überwachung empfohlen
Lincomycine	Verhinderung der Bindung von **Lincomycinen** an die 50S-Untereinheit der Bakterienribosomen durch **Erythromycin**, antimikrobielle WI der **Lincomycine** u.U. ↓; Kombination vermeiden
Lokalanästhetika	Ausscheidung v. **Ropivacain** ↓ bei gleichz. Gabe von **Clarithromycin**
Loratadin	Risiko UW/toxischer WI von **Loratadin** u.U. ↑ bei gleichzeitiger Gabe von **Erythromycin/Clarithromycin** (Abbau des **Antihistaminikums** u.U. ↓); klinische Bedeutung noch unklar
Mahlzeit, gleichzeitige	Absorption von **Azithromycin** ↓ bei gleichzeitiger Einnahme von **Mahlzeiten**, zeitversetzte Gabe empfehlen
Mirtazapin	Pharmakokinetische WW ↑ bei gleichzeitiger Gabe von **Mirtazapin** und starken **CYP3A4-Inhibitoren** wie **Erythromycin** möglich

Mosaprid	Plasmakonzentration/Halbwertszeit von **Mosaprid** ↑ bei gleichzeitiger Gabe von **Erythromycin**
Mutterkornalkaloide	Risiko tox. WI von **Ergotamin/Dihydroergotamin**[n] ↑ bei gleichzeitiger Gabe von **Erythromycin/Clarithromycin** (Abbau des **Alkaloids** ↓), ähnliche WW voraussichtlich mit **Telithromycin**, Komb. vermeiden; theoretisch auch für **Azithromycin** möglich
Nevirapin	Anstieg der AUC von **Nevirapin** um 26% bei gleichzeitiger Gabe von **Clarithromycin** sowie Anstieg des Hydroxymetaboliten von **Clarithromycin** mit erhöhtem Risiko neuropsychiatrischer UW
Non-nukleosidale Reverse-Transkriptase-Inhibitoren (NNRTI)	Konzentration von **Clarithromycin** ↓ und Hydroxymetabolit ↑ bei gleichzeitiger Gabe von **EFV/NVP**; neuropsychiatrische Reaktion bei gleichzeitiger Verwendung von **Clarithromycin** mit **NVP** (Einzelfallbericht)
Nukleosidische u. nukleotidische Reverse-Transkriptase-Inhibitoren (NRTI)	BV von **Zidovudin** ↓ durch gleichzeitige Gabe von **Clarithromycin**, vermeidbar durch um mindestens 2 Stunden versetzte Gabe[o]
Opioide	WI von **Alfentanil** ↑↑ bei gleichzeitiger Gabe von **Erythromycin** (Fallberichte)
Paracetamol	Magenentleerung wird beschleunigt und Absorption von **Paracetamol** ↑ bei gleichzeitiger Gabe von **Erythromycin**, scheinbar keine klinisch bedeutende WW
Paricalcitol	Konzentration von **Paricalcitol** ↑ wahrscheinlich bei gleichzeitiger Gabe von **CYP3A4-Inhibitoren** wie **Clarithromycin/Telithromycin** (theoretische Erwägung, Herstellerinformation)
Pentamidin	Einzelfälle von Torsade de pointes bei gleichzeitiger i.v.-Gabe von **Pentamidin** und **Erythromycin**; Kombination möglichst vermeiden
Phenelzin	RR ↓↓ mit Synkope bei Komb. von **Phenelzin** und **Erythromycin** (möglicherweise Absorption d. **MAO-Hemmers** ↑), Einzelfallbericht
Phenytoin (DPH)	WI von **DPH** u.U. verändert bei gleichz. Gabe von **Erythromycin**[f] (↓ antiepileptische WI und ↑ Risiko UW), inkonsistente Datenlage mit widersprüchlichen Berichten, klin. Überwachung und TDM von **Phenytoin** (ggf. DA) empfohlen; für **Roxithromycin** Hinweis auf eine solche WW aus Tierversuchen, klin. Relevanz bislang ungeklärt
Phosphodiesterase-Type-5-Inhibitor	Konzentration von **Sildenafil/Vardenafil** ↑ bei gleichzeitiger Gabe von **Erythromycin**, voraussichtliche ähnliche WI auf die Konzentration von **Tadalafil**; Konzentration von **Sildenafil** ↑ bei gleichzeitiger Gabe von **Clarithromycin**, gilt voraussichtlich auch für **Tadalafil/Vardenafil**

Pimozid	Risiko ventrikulärer Arrhythmien bei gleichzeitiger Gabe von **Pimozid** u. **Clarithromycin** (Abbau von **Pimozid** ↓), Einzelfallberichte (Todesfall, plötzlicher Herztod); Kombination vermeiden[p]
Propafenon	Metabolismus von **Propafenon** ↓ bei gleichzeitiger Gabe von **Erythromycin** (begrenzte Beweise)
Protease-Inhibitoren	Serumkonzentration von **Azithromycin** ↑ bei gleichzeitiger Gabe von **NFV**, klinische Bedeutung unsicher; Konzentration von **Clarithromycin** ↑ bei gleichzeitiger Gabe von **RTV**[n]/**AZV**; Konzentration von **TPV** ↑ bei gleichzeitiger Gabe von **Clarithromycin**; Konzentration von **SQV** ↑ bei gleichzeitiger Gabe von **Clarithromycin/Erythromycin**, nicht klinisch relevant für kurzen Verlauf der Antibiotika, Empfehlung: DA bei Patienten mit Nierenfunktionsstörung[r]
Protonen-pumpenhemmer	**Clarithromycin:** Konzentration von **Esomeprazol/Lansoprazol/Omeprazol** ↑ (verdoppelt) bei gleichzeitiger Gabe von **Clarithromycin**; BV von **Clarithromycin** ↑ bei gleichzeitiger Gabe von **Lansoprazol/Omeprazol**; Glossitis/„schwarze Zunge"/Stomatitis bei Kombination **Lansoprazol/Clarithromycin** (Mechanismus unklar, 6 Einzelfälle), **Erythromycin:** Konzentration v. **Omeprazol** ↑ bei gleichz. Gabe v. **Erythromycin**, begrenzte Beweise, ohne bedeutende Änderung d. WI
Quetiapin	Plasmakonzentration v. **Quetiapin** ↑ b. gleichz. Gabe v. **Erythromycin**, weitere **Makrolide** interagieren voraussichtlich ähnlich
Rifabutin	Risiko UW/tox. WI (Uveitis, Leukozytopenie, Polyarthralgie/Arthritis) von **Rifabutin** ↑ bei gleichz. Gabe von **Clarithromycin** (Abbau von **Rifabutin** ↓); antimikrobielle WI von **Clarithromycin** ↓ (Abbau ↑)[p, q]
Rifampicin	Abbau von **Clarithromycin** ↑ (Serumkonzentration um 40% ↓, Konzentration von 14-OH-**Clarithromycin** um den gleichen Betrag ↑); aufgrund der unterschiedlichen Empfindlichkeit von Bakterien auf **Clarithromycin** und 14-OH-**Clarithromycin** antimikrobielle WI des Makrolids u.U. beeinträchtigt; Konzentration von **Telithromycin** ↓ bei gleichzeitiger Gabe von **Rifampicin**, gemeinsame Gabe wird nicht empfehlen
Rimonabant	Konzentration von **Rimonabant** ↑ bei gleichzeitiger Gabe von **Clarithromycin/Telithromycin** (starke **CYP3A4**-Inhibitoren), Hersteller rät zur Vorsicht
Sertindol	Pharmakokinetische WW mit **Erythromycin** (ohne klinische Bedeutung), gegenseitige Verstärkung des QT-verlängernden Effektes von **Sertindol** und **Makroliden** nicht ausgeschlossen

Sirolimus	Anstieg der Serumkonzentrationen von **Sirolimus** mit erhöhtem Risiko toxischer Effekte bei gleichzeitiger Gabe von **Erythromycin**, Vorsicht auch bei Kombination mit anderen **Makroliden**, Monitoring empfohlen
SSRI	Einzelfallbericht: Serotoninsyndrom bei gleichzeitiger Gabe von **Fluoxetin/Clarithromycin** sowie **Sertalin/Erythromycin**, engmaschige klinische Kontrolle empfohlen
Statine (HMG-CoA-Reduktasehemmer)	Risiko akuter Rhabdomyolyse ↑ für folgende Kombinationen: **Azithromycin/Clarithromycin/Erythromycin** mit **Lovastatin**, **Simvastatin** mit **Clarithromycin/Roxithromycin**, **Atorvastatin/Pravastatin** mit **Makroliden**, Konzentration der über CYP3A4 metabolisierten **Statine** ↑ bei gleichzeitiger Gabe von **Makroliden** (pharmakokinetische Studien)
Substrate von CYP3A4	Einfluss der **Makrolide** (besonders **Erythromycin** und **Clarithromycin**) auf den Stoffwechsel solcher Stoffe und den daraus folgenden Effekten (UW-Risiko ↑, verstärkte/verminderte WI), in unterschiedlichem Ausmaß und von unterschiedlicher klinischer Bedeutung
Sunitinib	Konzentration von **Sunitinib** ↑ b. gleichz. Gabe v. starken **CYP3A4-Inhibitoren** wie **Clarithromycin/Erythromycin** (theoretische Erwägung, Herstellerempfehlung zur Vermeidung der Kombination)
Tacrolimus	Risiko UW/tox. WI von **Tacrolimus** ↑ bei gleichzeitiger Gabe von **Erythromycin/Clarithromycin** (Abbau ↓, evtl. Transport über P-Glycoprotein ↓), mehrere Einzelfallberichte; Komb. möglichst vermeiden, sonst engmaschige klinische Überwachung empfohlen
Taxane, Docetaxel	Konzentration von **Docetaxel** ↑ bei gleichzeitiger Gabe von **CYP3A-Inhibitoren** wie **Erythromycin** (Herstellerinformation, In-vitro-Studie)
Theophyllin	Risiko UW/tox. WI von **Theophyllin** ↑ bei gleichzeitiger Gabe von **Erythromycin/Clarithromycin/Roxithromycin/Azithromycin**[S] (Abbau ↓); inkonsistente Datenlage; TDM und ggf. DA empfohlen
Thrombin-Inhibitoren	AUC von **Melagatran** (dem aktiven Metaboliten von **Ximelagatran**)/WI ↑ bei gleichzeitiger Gabe von **Erythromycin**; Therapiekontrolle empfohlen
Trabectedin	**Trabectedin** wird hauptsächlich durch CYP3A4 metabolisiert, Konzentration ↑ bei gleichzeitiger Gabe anderer **CYP3A4-Inhibitoren**, wie **Clarithromycin** (theoretische Erwägung, Herstellerinformation)

Trazodon	**Clarithromycin:** Ausscheidung von **Trazodon** ↓/sedative WI von **Trazodon** ↑ bei gleichzeitiger Gabe von **Clarithromycin** (Studie an gesunden Probanden), **Erythromycin:** Plasmakonzentration von **Trazodon** ↑ bei gleichzeitiger Gabe von **Erythromycin** (wahrscheinlich)
Triptane	Plasmakonzentration von **Eletriptan** ↑ bei gleichzeitiger Gabe von **Erythromycin**, ähnliche WW mit **Clarithromycin**; Voraussicht: Konzentration von **Almotriptan** ↑ bei gleichzeitiger Gabe von **Erythromycin**
Valproinsäure (VPA)	Toxizität von **VPA** bei gleichzeitiger Gabe von **Erythromycin** (2 Einzelfallberichte); Vitamin-K-Mangel bei gleichzeitiger Gabe von **VPA** mit **Erythromycin** (Einzelfallbericht); TDM u. ggf. DA
Verapamil	Risiko kardiovaskulärer UW^t von **Verapamil** ↑ bei gleichzeitiger Gabe von **Clarithromycin** (Abbau↓); Einzelfallbericht
Vinblastin	Risiko toxischer **Vinblastin**-WI ↑ bei gleichzeitiger Gabe von **Erythromycin** (Abbau von **Vinblastin** ↓); 3 Einzelfallberichte^u
Ximelagatran	Verstärkte Bildung des aktiven Metaboliten von **Ximelagatran** bei gleichzeitiger Gabe von **Erythromycin**, aPTT-Verlängerung beschrieben, Kontrolle empfohlen, da klinische Relevanz unklar
Zafirlukast	Plasmakonzentration von **Zafirlukast** ↓ bei gleichzeitiger Gabe von **Erythromycin**, scheinbar keine klinische Bedeutung
Zidovudin	WI von **Zidovudin**^{o} u.U. ↓ bei gleichzeitiger Gabe v. **Clarithromycin** (Mechanismus unbekannt), klin. Bedeutung bislang ungeklärt; zeitversetzte Einnahme (Intervall: 4h) u. klin. Überwachung empfohlen

^{a} Basis: US an gesunden Probanden
^{b} Chlorpropamid nicht auf dem deutschen Markt
^{c} Für Erythromycin widersprüchliche Angaben
^{d} Auswirkungen von Roxithromycin gering, möglicherw. klinisch nicht relevant
^{e} Clearance von Bromocriptin um 70% ↓ und Erhöhung der maximalen Plasmakonz. auf das 4fache der Konz., die ohne gleichzeitige Gabe von Erythromycin erreicht wird
^{f} Möglicherweise auch bei gleichzeitiger Gabe von Clarithromycin
^{g} Je einmal Krampfanfälle und Neurotoxizität unter der Kombination
^{h} Patient mit Nieren- u. Leberfunktionsstrg., lebensbedrohliche Colchicinvergiftung 2 Wochen nach Beginn der Erythromycintherapie
^{i} 9 von 88 Patienten einer Studie starben bei gleichz. Gabe von Colchicin und Clarithromycin
^{j} Jedoch nur geringgradig ↑ Serumkonzentration von CyA bei gleichz. Gabe von Roxithromycin
^{k} 3 Patienten mit Mycobacterium-avium-Komplex-Infektion
^{l} Mit Ausnahme v. Einzelfallberichten gibt es kaum Hinweise, die die Beeinträchtigung der kontrazeptiven Sicherheit hormonaler Verhütungsmittel signifk. belegen. Epidemiologische US ergaben für die meisten häufig verordneten oralen Antibiotika keine signifikanten Unterschiede in der kontrazeptiven Sicherheit. Es gibt jedoch keine prädiktiven Faktoren, die es erlauben, Frauen mit ↑ Risiko (dass die hormonale Kontrazeption versagt) aus der Gesamtpopulation herauszufiltern.
^{m} Als alternative Corticosteroide stehen Prednison und Prednisolon (hier theoretisch jedoch nicht ausgeschlossen) zur Verfügung, bei denen diese Interaktion nicht auftritt.

n   Leichter Ergotismus bis schwere Vasospasmen beschrieben
o   Zidovudin-Serumkonzentrationen mäßig ↓
p   Diese Interaktion ist auch mit Erythromycin u.a. CYP3A4-Inhibitoren nicht ausgeschlossen.
q   Basis: klinische Studie an HIV-Patienten
r   Bei nierengesunden Erw. sollte eine Tagesdosis v. 1g Clarithromycin nicht überschritten werden.
s   Der Effekt v. Azithromycin auf die Theophyllinkinetik ist gewöhnlich klein; aufgrund der langen WI-Dauer von Azithromycin kann er noch lange nach Ende der Antibiotikagabe persistieren, so dass das Monitoring der Theophyllinther. noch längere Zeit fortgeführt werden muss.
t   Schwere Hypotension, Bradykardie
u   Nach Absetzen des Makrolids verschwanden die unerwünschten Symptome. Bei einem Pat. löste die Reexposition mit Erythromycin die gleiche Symptomatik aus wie bei der ersten Beobachtung (= kausaler Zusammenhang mit der Medikation).

1.7   Lincosamide

Empf.: Pneumo-, Staphylo-, Streptokokken, Corynebacterium diphtheriae, Anaerobier, Bacteroides fragilis, Clostridium perfringens;
resist.: Enterobakterien, Pseudomonas aeruginosa, Entero-, Gono-, Meningokokken, Haemophilus influenzae, Mykoplasmen, Listerien;
UW: Übelkeit, Erbrechen, Diarrhoe, pseudomembranöse Kolitis, allergische Hautreaktionen, Erythema exsudativum, Thrombophlebitis (i.v.-Anwendung);
KI: SS/SZ; Anw.Beschr. bei Myasthenia gravis

Clindamycin Rp	HWZ 1.5-5h, Q0 > 0.8, PPB 90%, PRC B, Lact ?
Clindabeta *Kps. 300mg* **ClindaHEXAL** *Kps. 150, 300mg; Tbl. 450, 600mg* **Clindamycin-ratioph.** *Kps. 150, 300mg; Tbl. 600mg; Amp. 300mg/2ml, 600mg/4ml, 900mg/6ml* **Clindasol** *Tbl. 150, 300, 600mg; Amp. 300mg/2ml, 600mg/4ml, 900mg/6ml* **Clin Sanorania** *Kps. 150, 300mg* **Dentomycin** *Kps. 300mg* **Sobelin** *Kps. 75, 150, 300mg; Gran. (5ml = 75mg); Amp. 300/2ml, 600mg/4ml* **Turimycin** *Kps. 300mg*	**HNO-, Zahn-, Kiefer-, Atemwegs-, abdominelle, Haut-, Knochen-, Weichteilinfektionen:** 4 x 150-450mg p.o.; 2-4 x 200-600mg i.v./ i.m., max. 4.8g/d i.v.; **Ki. 4W-14J:** 8-25mg/kg/d p.o. in 3-4ED; 20-40mg/kg/d i.v./i.m. in 3-4ED; **DANI** leichte bis mäßige NI: 100%; schwere NI: Plasmaspiegel-Kontrolle, ggf. Dosisanpassung **DALI** schwere LI: Plasmaspiegel-Kontrolle. ggf. Dosisanpassung

Laborparameter-Veränderungen (fakultativ)

↑	SGPT (ALAT), SGOT (ASAT), AP, Bili i.S., Clindamycin: Eosinophile
↓	Clindamycin: Leukozyten, Neutrophile, Thrombozyten

Chemische Inkompatibilitäten mit Injektions-/Infusionslösungen

Clindamycin	Ampicillin, Phenytoin-Na, Barbiturate, Aminophyllin, Calciumgluconat, Magnesiumsulfat
Lincomycin	Novobiocin, Kanamycin

Wechselwirkungen

Sollten unter der Antibiotikatherapie Durchfälle auftreten, kann die Absorption oder der enterohepatische Kreislauf anderer AM gestört und damit deren WI beeinträchtigt werden.

Aminoglykoside	In-vitro-Antagonismus m. **Clindamycin** beobachtet (Antagonisierung d. **Aminoglykosid**-WI), bisher kein Hinweis auf In-vivo-Antagonismus, ANV bei gleichzeitiger Gabe von **Gentamicin** mit **Clindamycin** (3 Fälle), Risiko von Nephrotoxizität ↑ bei gleichzeitiger Gabe (1 Fall)
Antibiotika, bakterizide	Antibakterielle WI der **bakteriziden Antibiotika** ↓ bei gleichzeitiger Gabe von **bakteriostatischen Wirkstoffen**
Chloramphenicol	Verhinderung d. Bindung von **Clindamycin** an die 50S-Untereinheit d. Bakterienribosoms, dadurch ↓ antimikrob. WI; Komb. vermeiden
Ciclosporin (CyA)	WI von **Ciclosporin** ↓ bei gleichzeitiger Gabe von **Clindamycin** (Mechanismus nicht bekannt), 2 Einzelfallberichte mit pos. Reexposition; TDM/ggf. DA
Ciprofloxacin	WI von **Ciprofloxacin** auf S. aureus wird durch **Clindamycin** antagonisiert (Studienbericht)
Erythromycin	In-vitro-Antagonismus sowohl mit **Lincomycin** als auch mit **Clindamycin**; Kombination vermeiden
Kaolin–Pektin	Absorption der **Lincosamide**[a] ↓, v.a. bedeutsam für **Lincomycin**
Kontrazeptiva, orale	Beeinträchtigung der kontrazeptiven Sicherheit wegen des Einflusses der **Lincosamide** auf die Darmflora nicht ausgeschlossen[b] (alternative Kontrazeptionsmethode sollte aus Sicherheitsgründen empfohlen werden)
Mahlzeit, gleichzeitige	Serumkonzentration von **Lincomycin** ↓ bei gleichzeitiger Einnahme mit einer **Mahlzeit**
Muskelrelaxanzien	Muskelrelaxation durch **Lincosamide** verlängert und ↑, u.a. beschrieben für **Tubocurarin, Pancuronium, Atracurium, Rapacuronium, Succinylcholin**[c]
Parasympatho-mimetika	Antagonisierung der **Parasympathomimetika**-WI durch **Clindamycin** möglich
Phytomenadion	Fallberichte über Nichtansprechen auf i.v. **Phytomenadion**-Gabe bei gleichz. Gabe v. **Clindamycin** u. **Gentamicin**, Kausalität unklar
Süßstoffe	Absorption von **Lincomycin** ↓ (bei cyclamathaltigen Süßstoffen)
Verapamil	Risiko UW/toxischer WI von **Verapamil** ↑ bei gleichz. Gabe von **Clindamycin** (Mechanismus unbekannt), Einzelfallbericht[d]
Vitamin K	Keine WI von i.v. **Vitamin K** gegen Hypoprothrombinämie bei der Behandlung mit **Gentamicin** und **Clindamycin** (7 Patienten, Intensivstation)

Warfarin	Einzelfallbericht: Blutung unter **Warfarin** während **Clindamycin**-Therapie bei multimorbider Patientin; klinische Relevanz für alle Pat. unter oraler Antikoagulation unklar

[a] Bei Clindamycin hemmt Kaolin-Pektin lediglich die Geschwindigkeit, nicht aber das Ausmaß der Absorption, so dass diese Interaktion für den antimikrobiellen Effekt nicht bedeutsam ist.

[b] Mit Ausnahme von Einzelfallberichten gibt es kaum Hinweise, die die Beeinträchtigung der kontrazeptiven Sicherheit hormonaler Verhütungsmittel belegen. Epidemiologische US ergaben für die meisten häufig verordneten oralen Antibiotika keine signifikanten Unterschiede in der kontrazeptiven Sicherheit. Es gibt jedoch keine prädiktiven Faktoren, die es erlauben, Frauen mit ↑ Risiko (dass die hormonale Kontrazeption versagt) aus der Gesamtpopulation herauszufiltern.

[c] Einzelfallbericht über eine verlängerte Apnoe bei einem Patienten, der mit Clindamycin und Succinylcholin behandelt wurde und dessen Leberfunktion eingeschränkt war.

[d] Der Patient wurde außerdem mit Ceftriaxon behandelt (s. auch → 23).

1.8 Aminoglykoside

Empf.: Enterobakterien, Pseudomonas, Staphylokokken, Serratia, Yersinien, Pasteurellen, Brucellen;
resist.: Streptokokken, Pneumokokken, Enterokokken, Anaerobier;
UW: Schädigung des N. vestibulocochlearis, neuromuskuläre Blockade, Parästhesien, Nierenschäden, Blutbildveränderungen, allergische Reaktionen;
KI: Vorschädigung des N. vestibulocochlearis, terminale Niereninsuffizienz, SS/SZ

Amikacin Rp HWZ 2.3h, Q0 0.02, PPB 10%, ther. Serumspiegel (mg/l): min. < 10, max. 25

Amikacin Fresenius *Inf.Lsg.* 250, 500mg	**Atemwegs-, abdominelle, Urogenitalinfektionen, Sepsis, Endokarditis, Meningitis, Verbrennungen:** 10-15mg/kg i.v./i.m.; max. 1.5g/d, max. Gesamtdosis: 15g; **Ki.** < 6J: ini 10mg/kg, dann 2 x 7.5mg/kg i.v./i.m.; > 6J: s. Erw.; **DANI** GFR < 70: ini 7.5mg/kg, dann Krea (mg/dl) x 9 = Dosisintervall (h); Kontrolle Serumspiegel!

Gentamicin Rp HWZ 2h, Q0 0.02, PPB < 10%, ther. Serumspiegel (mg/l): min. < 2, max. 10-12

Genta ct *Amp.* 40mg/1ml, 80mg/2ml **GentamicinHEXAL** *Amp.* 40mg/1ml, 80mg/2ml, 160mg/2ml **Gentamicin-ratioph.** *Amp.* 40mg/1ml, 80mg/2ml, 160mg/2ml **Refobacin** *Amp.* 10mg/1ml, 40mg/1ml, 80mg/2ml, 120mg/2ml	**Abdominelle, Urogenital-, Knocheninfektionen, nosokomiale Pneumonie, Sepsis, Endokarditis, gramnegative Meningitis:** ini 1.5-2mg/kg, Erhaltungsdosis 1 x 3-6mg/kg i.v./i.m. (als Kurzinfusion über 60min); **Ki.** bis 3W: 4-7mg/kg/d i.v./i.m. in 1-2 ED; > 4W: 3 x 1.5-2.5mg/kg; **DANI** s. FachInfo

Tobramycin Rp HWZ 2h, Q0 0.02, keine PPB, ther. Serumspiegel (mg/l): min. < 2, max. 12

Bramitob *Inh.Amp. 300mg/4ml* **Gernebcin** *Inj.Lsg. 20mg/2ml, 40mg/1ml,* *80mg/2ml, 160mg/2ml* **Tobi** *Inh.Amp. 300mg/5ml* **Tobi Podhaler** *Inh.Kps. 28mg* **Tobra-cell** *Inj.Lsg. 20mg/2ml, 40mg/1ml,* *80mg/2ml*	**Atemwegs-, Harnwegs-, abdominelle,** **Knochen-, Haut-, Weichteilinfektionen,** **Sepsis, Endokarditis, gramnegative** **Meningitis:** ini 1.5-2mg/kg/d über 30-60min i.v., dann 3 x 1-2mg/kg i.v./ i.m.; **NG:** 2 x 2.5mg/kg i.v./i.m.; **Sgl.:** 3 x 1.5-2.5mg/kg i.v./i.m.; **Ki.:** 3 x 2-2.5mg/kg i.v./i.m.; **chronische Lungeninfektion mit** **Pseudomonas aeruginosa bei Mukovizi-** **dose: Ki. > 6J:** 2 x 300mg (Amp.) bzw. 2 x 112mg (Kps.) inhalieren für 28d, dann 28d Pause; **DANI** s. FachInfo

Laborparameter-Veränderungen (fakultativ)

↑	SGPT (ALAT), SGOT (ASAT), AP, LDH, Bili i.S., Hns-N i.S., Crea i.S.
↓	Natrium, Kalium, Calcium, Magnesium

Interferenzen mit Laboruntersuchungen

Wirkstoff	Laborparameter	Art der Interferenz
Aminoglykoside	Aminosäuren i.U. (Ninhydrin-Reaktion)	Falsch-pos. Ergebnisse (Aminoglykoside reagieren auch mit Ninhydrin)

Chemische Inkompatibilitäten mit Injektions-/Infusionslösungen

Aminoglykoside sollten grundsätzlich getrennt von anderen Antibiotika injiziert/infundiert werden, um eine mögl. (gegenseitige) Abschwächung d. antimikrobiellen WI auszuschließen.

Gentamicin	Penicilline, Cephalosporine, Diazepam, Furosemid, Flecainid, Heparin-Na
Netilmicin	Chloramphenicol, Sympathomimetika, Vitamin-B-Komplex, Multivitamine, Diphenhydramin-HCl, Neostigminmethylsulfat
Tobramycin	Penicilline, Cephalosporine, Heparin-Na

Wechselwirkungen

Sollten unter der Antibiotikatherapie Durchfälle auftreten, kann die Absorption oder der enterohepatische Kreislauf anderer AM gestört und damit deren WI beeinträchtigt werden.

Acarbose	Erhöhtes Risiko unerwünschter Wirkungen von **Acarbose** bei gleichzeitiger Gabe von **Neomycin**, Blutzuckerkontrolle empfohlen
Agalsidase	Herstellerempfehlung: keine gemeinsame Gabe von **Agalsidase alfa/ beta** mit **Gentamicin** (möglicherweise weitere **Aminoglykoside**), durch ein theoretisches Risiko einer Hemmung der intrazellulären Alpha-Galaktosidase-Aktivität WI der **Agalsidase** ↓ wahrscheinlich

Amphotericin B (AmB)	Gegenseitige Verstärkung der Nephrotoxizität (synergistischer Effekt); wenn die Kombination **nicht** vermieden werden kann, regelmäßig Kontrolle der Nierenfunktion nötig! Clearance von **Amikacin/Gentamicin ↓** bei gleichzeitiger Gabe von **AmB** (Studie)
Antibiotika, bakteriostatische	Antibakterielle WI der **bakteriziden Antibiotika ↓** bei gleichzeitiger Gabe von **bakteriostatischen Wirkstoffen**
Antikoagulanzien, orale	Antikoagulation u.U. ↑ bei gleichzeitiger oraler Gabe von **Neomycin** (Verfügbarkeit von **Vitamin K ↓**); Kontrolle der Gerinnungsparameter und ggf. DA des **Antikoagulans** (falls Kombination unbedingt nötig)
Arzneimittel zur Ther. einer Myasthenie	WI der **Antimyasthenika** durch **Aminoglykoside** möglicherweise aufgehoben oder abgeschwächt; klinische Kontrolle empfohlen
Arzneimittel, nephrotoxische	Gegenseitige Verstärkung der Nephrotox. mögl., bei Notwendigkeit solcher Komb. Kontrolle der Nierenfunktionsparameter empfohlen
Aztreonam	Gegenseitige Verstärkung der antibakteriellen Wirkung
Bisphosphonate	Ggs. Verstärkung der hypokalzämischen WI bei Kombination mit **Aminoglykosiden** nicht ausgeschlossen (Einzelfallberichte über schwere Hypokalzämie für **Netilmicin/Amikacin** und **Clodronsäure**)
Botulinumtoxin	Theoretische Erwägung: neuromuskuläre Blockade-WI von **Botulinumtoxin ↑** bei gleichzeitiger Gabe von Medikamenten mit neuromuskulär blockierender WI wie **Aminoglykoside** (kein Bericht, tierexperimentelle Studien für **Gentamicin** und **Tobramycin**)
Bumetanid	Ggs. Verstärkung d. Ototoxizität (additiver Effekt), tierexperimentelle Ergebnisse, klinische Bedeutung unklar; Komb. möglichst vermeiden
Capreomycin	Wegen gegenseitiger Verstärkung der oto-, nephrotoxischen und neuromuskulär blockierenden WI Kombination parenteraler **Aminoglykoside** mit **Capreomycin** vermeiden
Cefalexin	Ggs. Verstärkung der nephrotoxischen WI[h] bei gleichzeitiger Gabe von **Gentamicin** und **Cefalexin**; Kombination bei älteren Pat. oder Pat. mit vorbestehender Nierenfunktionsstörung vermeiden
Cephalotin	Ggs. Verstärkung der nephrotoxischen WI[h] bei gleichzeitiger Gabe von **Gentamicin/Tobramycin** und **Cephalotin**; Kombination bei älteren Pat. oder Pat. mit vorbestehender Nierenfktstrg. vermeiden
Ciclosporin (CyA)	Ggs. Verstärkung der Nephrotoxizität; Komb. möglichst vermeiden; bei therapeutischer Notwendigkeit TDM von **CyA** und Kontrolle der Nierenfkt., Nephrotoxizität ↑ bei gleichzeitiger Gabe von **CyA** mit **Gentamicin/Tobramycin** (Tier- u. Humanstudien); Nierenfktsstrg. bei gleichzeitiger Gabe von **Amikacin/Gentamicin** (Fallberichte)
Cisplatin	Nierentoxizität von **Cisplatin ↑** bei gleichzeitiger Gabe von **Aminoglykosid-Antibiotika** wie **Gentamicin/Tobramycin**

Clindamycin	In-vitro-Antagonismus m. **Clindamycin** beobachtet (Antagonisierung der WI der **Aminoglykoside**); bislang kein Hinweis auf In-vivo-Antagonismus, akutes Nierenversagen bei gleichzeitiger Gabe von **Gentamicin** mit **Clindamycin** (3 Fälle), Risiko von Nephrotoxizität ↑ bei gleichzeitiger Gabe (1 Fall, andere Berichte zeigen keine WW)
Digoxin	Therapeutische WI u.U.↓ bei gleich. oraler Gabe von **Gentamicin/ Neomycin** (Absorption des Glykosids ↓); TDM und ggf. DA von **Digoxin** (zeitversetzte Einnahme verhindert die WW nicht), Serumkonzentration v. **Digoxin** ↑ bei gleichz. i.m.-Gabe von **Gentamicin**
Dimenhydrinat	Bei gleichz. Gabe v. **Dimenhydrinat** und **Aminoglykosiden** werden frühe Sympt. d. vestibularen Tox. der **Aminoglykoside** u.U. maskiert
Eisen, oral	Verminderte **Eisen**-Absorption bei gleichz. Gabe von **Neomycin**
Etacrynsäure	Gegenseitige Verstärkung der ototox. WI; Komb. mögl. vermeiden
5–Fluorouracil (5 FU)	Absorption von **5 FU** ↓ bei gleichzeitiger oraler Gabe von **Neomycin**
Furosemid	Gegens. Verstärkung d. oto- und nephrotox. WI[c]; Komb. möglichst vermeiden, sonst Kontrolle der Nierenfunkt. u. evtl. audiolog. Kontr.
Gallium	Gegenseitige Verstärkung der nephrotox. WI; Komb. vermeiden
H^{99}-Technetium	Anreicherung des Isotops in der Niere verändert (durch **Gentamicin**-bedingte Beeinflussung der Nierenfkt.) und so Produktion falsch-positiver Szintigramme
Ibuprofen	ANV unter **Ibuprofen** u. i.v.-**Aminoglykosiden**; 4 Einzelfallberichte[d]
Indometacin	Risiko UW/toxischer WI der **Aminoglykoside** bei Frühgeborenen ↑ (nach Gabe von **Indometacin** wegen eines persistierenden Ductus arteriosus); Empfehlung: **Aminoglykosiddosis** ↓ und TDM
Inhalations– anästhetika	Nephrotoxizität der **Aminoglykoside** evtl. ↑ (für **Enfluran** und **Methoxyfluran** beschrieben, Mechanismus unklar); Kombination möglichst vermeiden (v.a. bei Pat. mit Nierenfunktionsstörung)[b]
Lactulose	**Lactulose**-bedingte enterale Ammoniakentgiftung ↑ bei gleichzeitiger Gabe von **Neomycin**
Lorazepam	Verkürzung der Halbwertszeit von **Lorazepam** bei gleichzeitiger Gabe von **Neomycin** (wahrscheinlich Störung des enterohepatischen Kreislaufs des **Benzodiazepins**)
Magnesiumsulfat (MgSO$_4$)	Risiko einer neuromuskulären Blockade ↑ (additiver Effekt)[e]; Einzelfallbericht: Atemstillstand bei einem Neugeborenen (Behandlung der Mutter pränatal mit **MgSO$_4$**) nach Gabe von **Gentamicin**, reversibel nach Absetzen des **Aminoglykosids**
Malathion	Risiko einer Atemdepression[h] ↑
Methotrexat (MTX)	WI von **MTX** ↓ bei gleichzeitiger **oraler** Gabe von **Aminoglykosiden** (Absorption ↓); Kombination vermeiden

Methoxyfluran	Nephrotoxische WI von **Methoxyfluran** ↑ bei gleichzeitiger Gabe von einigen **Aminoglykosid–Antibiotika** (möglicherweise)
Miconazol	WI von **Tobramycin** ↓ bei gleichzeitiger Gabe von **Miconazol**, Einzelfallbericht; Kombination vermeiden
Muskelrelaxanzien	Neuromusk. Blockade ↑ (additive WI); klin. Monitoring empfohlen[h]
Pemetrexed	Verminderte Ausscheidung von **Pemetrexed** durch nephrotoxische Effekte der **Aminoglykoside** denkbar (theoretische Erwägung)
Penicilline	WI von **Aminoglykosiden**[h] ↓ bei hohen Konzentrationen von **Piperacillin** (Inaktivierung des **Aminoglykosids**)[i], TDM[j]; Absorption von **Penicillin V** ↓ durch gleichzeitige orale Gabe von **Neomycin**
Phytomenadion	Fallberichte über Nichtansprechen auf eine i.v. **Phytomenadion**-Gabe bei gleichzeitiger Gabe von **Gentamicin**, Kausalität unklar
Polygelin	Möglicherw. ↑ Risiko nephrotox. Effekte b. gleichzeitiger Gabe von **Gentamicin** (kann für andere **Aminoglykoside** nicht ausgeschlossen werden), Kontrolle der Nierenfunktionsparameter empfohlen
Polymyxine	Gegenseitige Verstärkung der nephrotoxischen WI und ↑ neuromuskuläre Blockade; Kombination möglichst vermeiden
Spironolacton	Absorptionsgeschwindigkeit (Cmax) v. **Spironolacton** ↓ b. oraler Gabe von **Neomycin**; Ausmaß d. Absorption unbeeinflusst (AUC), klin. Relevanz v.a. bei Dauerther. m. **Spironolacton** rel. unwahrscheinlich
Sucralfat	In vitro Bildung irreversibler Komplexe aus **Tobramycin** und **Sucralfat**, klin. Bedeutung unklar (möglicherweise jedoch WI einer selektiven Darmdekontamination durch orale **Aminoglykoside** ↓)
Tacrolimus	Additive Nephrotoxizität ↑ bei gleichzeitiger Gabe von **Tacrolimus** mit **Netilmicin** möglich (Herstellerinformation)
Vancomycin	Ggs. Verstärkung der oto-u./o. nephrotox. WI[k]; Komb. vermeiden
Vitamin A, B12	Absorption des **Vitamins** ↓ bei gleichz. oraler Gabe von **Neomycin**
Vitamin K	Keine WI von i.v. **Vitamin K** gegen Hypoprothrombinämie bei der Behandlung m. **Gentamicin** u. **Clindamycin** (7 Pat., Intensivstation)
Zalcitabin	Renale Exkretion v. **Zalcitabin** ↓ bei gleichz. Gabe v. **Aminoglykosiden**

[a] Interaktion auch für andere Vertreter der jeweiligen Substanzklasse nicht ausgeschlossen, auch wenn keine Fälle publiziert sind. Bei den Cephalosporinen sind v.a. ältere Verbindungen betroffen.
[b] Wahrscheinlich auch andere Inhalationsnarkotika von dieser Interaktion betroffen
[c] In pharmakokinetischen US Nachweis, dass die gleichz. Gabe v. Furosemid u. Gentamicin zu einer Verringerung d. Gentamicinclearance u. damit zu einer ↑ Gentamicinserumkonz. führt. Ursache ist wahrscheinlich die Furosemid-bedingte Verringerung der GFR (signifikant ↓ Inulinclearance).
[d] Kinder mit Mukoviszidose
[e] Beschrieben u.a. bei einem Neugeborenen, das mit einem Aminoglykosid behandelt wurde und dessen Mutter Magnesiumsulfat einnahm
[f] Interakt. bei top. Malathionanw. eher unwahrscheinl. (Malathion wird kaum über die Haut absorb.
[g] Die Wirkung von Atracurium wird möglicherweise nicht verändert.

h)Netilmicin möglicherweise nicht von dieser Interaktion betroffen
i Bei Patienten mit (chronischem) Nierenversagen beobachtet
j Die Proben sollten eingefroren werden, um eine In-vitro-Inaktivierung zu verhindern.
k Wahrscheinlich bei Kindern häufiger als bei Erwachsenen, aber widersprüchliche Daten (in einer kleinen Studie mit 14 Kindern kein Nachweis negativer Auswirkungen einer Komb. aus Amikacin u. Vancomycin auf die Nierenfkt.); Interaktion m. Teicoplanin kann nicht ausgeschlossen werden.

1.9   Chinolone (Gyrasehemmer)

1.9.1   Fluorierte Chinolone – Gruppe I

Empf.: Enterobakterien, Salmonellen, Shigellen, Gonokokken;
resist.: Anaerobier, Chlamydien, Mykoplasmen, E. faecium, Ureaplasmen;
UW: Leukopenie, Neutropenie, Eosinophilie, Erhöhung von GOT, GPT, aP; Kopfschmerzen, Benommenheit, Schwindel, Magenbeschwerden, Bauchschmerzen, Übelkeit, Exanthem;
KI: bekannte Überempfindlichkeit gegen Chinolone; Tendinitis oder Sehnenruptur durch Chinolone in der Vorgeschichte

Norfloxacin Rp	HWZ 2-4h, Q0 0.7, PPB < 15%, PRC C, Lact ?
Barazan Tbl. 400mg **NorfloHEXAL** Tbl. 400mg **Norflosal** Tbl. 400mg **Norfloxacin-ratioph.** Tbl. 400mg **Norfluxx** Tbl. 400mg	**Harnwegsinfektion, Prostatitis, bakterielle Enteritis:** 2 x 400mg p.o.; **Gonorrhoe:** 1 x 800mg p.o.; **Pro. gramnegative Infektion bei Neutropenie:** 2-3 x 400mg; **DANI** GFR < 30: 1 x 400mg

1.9.2   Fluorierte Chinolone – Gruppe II

Empf.: hohe Aktivität gegen Enterobakterien, Haemophilus influenzae, Legionella, unterschiedliche Aktivität gegen Pseudomonas aeruginosa, schwache Aktivität gegen Staphylo-, Pneumo-, Enterokokken, Mykoplasmen, Chlamydien;
UW (Ciprofloxacin): Übelkeit, Diarrhoe;
KI (Ciprofloxacin): bekannte Überempfindlichkeit gegen Chinolone; gleichzeitige Anwendung von Tizanidin

Ciprofloxacin Rp	HWZ 3-6h, Q0 0.5, PPB 20-30%, PRC C, Lact -
Ciprobay Tbl. 100, 250, 500, 750mg; Trockensaft (5ml = 250, 500mg); Inf.Lsg. 100mg/50ml, 200mg/100ml, 400mg/200ml **Ciprobeta** Tbl. 100, 250, 500, 750mg **Cipro HEXAL** Tbl. 100, 250, 500, 750mg; Inf.Lsg. 100mg/50ml, 200mg/100ml, 400mg/200ml **Ciprofloxacin-ratioph.** Tbl. 100, 250, 500, 750mg **Gyracip N** Tbl. 250, 500, 750mg **Keciflox** Tbl. 250, 500, 750mg	**HNO-, Atemwegs-, Urogenital-, abdominelle, Haut-, Weichteil-, Knocheninfektionen, Sepsis, Neutropenie:** 2 x 250-750mg p.o.; 2 x 200-400mg i.v.; **unkomplizierte Harnwegsinfektion:** 2 x 100mg p.o./i.v.; **DANI** GFR < 30: max. 500mg/d p.o., max. 400mg/d i.v.

Enoxacin Rp	HWZ 4.3-6.4h, Qo 0.2, PPB 30%, PRC C, Lact ?
Enoxor *Tbl. 200mg*	**HNO-, Atemwegs-, Hautinfektionen:** 2 x 400mg p.o.; **unkomplizierte Harnwegsinfektion:** 2 x 200mg für 3d; **DANI** GFR < 30: max. 2 x 200mg

Ofloxacin Rp	HWZ 5-7.5h, Qo 0.1, PPB 25%, PRC C, Lact -
OfloHEXAL *Tbl. 100, 200, 400mg* **Oflox ct** *Tbl. 200, 400mg* **Ofloxacin-ratioph.** *Tbl. 100, 200, 400mg* **Tarivid** *Tbl. 200, 400mg;* *Inf.Lsg. 200mg/100ml* **Uro-Tarivid** *Tbl. 100mg*	**HNO-, Atemwegs-, Urogenital-, abdominelle, Weichteil-, Haut-, Knocheninfektionen, Enteritis, Neutropenie:** 2 x 200mg p.o./i.v.; **unkomplizierte Harnwegsinfektion:** 2 x 100mg p.o./i.v. für 3d; **Gonorrhoe:** 1 x 400mg p.o.; **DANI** GFR 20-50: 100-200mg/d; < 20, HD: 100mg/d; **DALI** max. 400mg/d

1.9.3 Fluorierte Chinolone – Gruppe III

Empf.: zusätzlich Aktivität gegen Staphylokokken, Pneumokokken, Streptokokken, Chlamydien, Mykoplasmen;
UW: Schlaflosigkeit, Diarrhoe, Erbrechen, Übelkeit, Kopfschmerzen, Benommenheit, Phlebitis (bei i.v.-Gabe);
KI: bekannte Überempfindlichkeit gegen Chinolone, Epilepsie, anamnestisch bekannte Sehnenbeschwerden nach früherer Anwendung von Fluorchinolonen, Ki. u. Jugendl. in der Wachstumsphase, SS/SZ

Levofloxacin Rp	HWZ 7h, Qo 0.23, PPB 30-40%, PRC C, Lact -
Levoflox ct *Tbl. 250, 500mg* **Levofloxacin Actavis** *Tbl. 250, 500mg;* *Inf.Lsg. 250mg/50ml, 500mg/100ml* **Levofloxacin Hexal** *Tbl. 250, 500mg* **Tavanic** *Tbl. 250, 500mg;* *Inf.Lsg. 250mg/50ml, 500mg/100ml*	**Exazerbierte chronische Bronchitis, Sinusitis, komplizierte Harnwegs-infektionen, Prostatitis, Lungenmilzbrand:** 1 x 500mg p.o./i.v.; **ambulant erworbene Pneumonie, komplizierte Haut- und Weichteil-infektionen:** 1-2 x 500mg p.o./i.v.; **unkomplizierte Zystitis:** 1 x 250mg p.o. für 3d; **DANI** GFR 20-50: max. 2 x 250mg; 10-19: max. 2 x 125mg; < 10, HD: max. 1 x 125mg; **DALI** nicht erforderlich

1.9.4   Fluorierte Chinolone – Gruppe IV

Empf.: zusätzlich verbesserte Aktivität gegen Anaerobier;
UW: Superinfektionen durch resistente Bakterien oder Pilze; Übelkeit, Benommenheit, QT-Verlängerung bei Hypokaliämie, Übelkeit, Erbrechen, Bauchschmerzen, Diarrhoe;
KI: bekannte Überempfindlichkeit gegen Chinolone; anamnestisch bekannte Sehnenbeschwerden nach früherer Anwendung von Fluorchinolonen, Pat. < 18J; angeborene oder dokumentierte erworbene QT-Verlängerungen, unkorrigierte Hypokaliämie, klinisch relevante Bradykardie, klinisch relevante Herzinsuffizienz mit reduzierter LV-Auswurffraktion, symptomatische Herzrhythmusstrg. in der Vorgeschichte; gleichzeitige Anwendung von Arzneimitteln, die das QT-Intervall verlängern; eingeschränkte Leberfunktion (Child C, bzw. Transaminasen > 5 x oberer Normwert) SS/SZ

Moxifloxacin Rp	HWZ 12h, Q0 0.8, PPB 41%, PRC C
Actira Tbl. 400mg **Avalox** Tbl. 400mg; Inf.Lsg. 400mg/250ml	**Exazerbierte chronische Bronchitis, ambulant erworbene Pneumonie, Sinusitis, komplizierte Haut- und Weichteilinfektionen, Infektionen der weiblichen Beckenorgane:** 1 x 400mg p.o./i.v.; **DANI** nicht erforderlich; **DALI** Child-Pugh C: KI

Laborparameter-Veränderungen (fakultativ)

↑	SGPT , SGOT , AP, LDH, α-Amylase, INR (Levofloxacin), Gluc i.B., Hns-N, Crea, Hrs, Thrombozyten, Leukozyten, Eosinophile
↓	Thrombozyten, Leukozyten, Neutrophile, Gluc i.B.

Chemische Inkompatibilitäten mit Injektions-/Infusionslösungen

Ciprofloxacin	Lösungen mit instabilem pH-Wert (z.B. Penicilline, Heparin),
Levofloxacin	Lösungen mit alkalischem pH-Wert
Ofloxacin	Heparin

Wechselwirkungen

Sollten unter der Antibiotikatherapie Durchfälle auftreten, kann die Absorption oder der enterohepatische Kreislauf anderer AM gestört und damit deren WI beeinträchtigt werden.

Aktivkohle	WI ↓ von **Ciprofloxacin** durch Absorption ↓ bei gleichzeitiger Gabe von geringen Dosen **Aktivkohle**
Alkohol	Haut-UW von **Ciprofloxacin** durch **Alkohol**↑; Einzelfallbericht
Amiodaron	Gefahr ventrikulärer Arrhythmien bei gleichzeitiger Gabe von **Levofloxacin/Moxifloxacin** (additive WI auf das QTc-Intervall); Risiko UW/toxischer WI von **Amiodaron**↑ (Abbau von **Amiodaron** durch **Ciprofloxacin**↓, CYP3A4↓)

Antazida	Serumkonzentration vieler **Chinolon–Antibiotika** ↓ bei gleichz. Gabe von **Aluminium–/Magnesium–Antazida** (Ausmaß substanzabhängig, keine WW mit **Gatifloxacin**); zeitversetzte Einnahme empfohlen
Antibiotika, bakteriostatische	Antibakterielle WI **bakterizider Antibiotika** ↓ bei gleichzeitiger Gabe **bakteriostatischer Wirkstoffe**
Antidepressiva, trizyklische (TCA)	Gefahr ventrikulärer Arrhythmien nicht auszuschließen (additive WI auf das QTc-Intervall, v.a. **Moxifloxacin**), Risiko UW/tox. WI der **TCA** ↑ (Stoffwechsel über CYP1A2 und CYP3A4 ↓ bei gleichz. Gabe von **Fluorochinolonen**); klin. Überwachung und ggf. DA empfohlen
Antidiabetika, orale	Hyper- u. Hypoglykämien bei gleichz. Gabe v. **Gatifloxacin**, auch WW mit **Antidiabetika** beobachtet, BZ-Kontrolle empfohlen (bitte auch b. anderen **Fluorochinolonen** aus Sicherheitsgründen); Hypoglykämie b. gleichz. Gabe v. **Ciprofloxacin** u. **Glibenclamid/Glyburid** (Einzelfälle)
Antihistaminika, 2. Generation	Arrhythmierisiko ggf. ↑ durch Hemmung des Metabolismus der **Antihistaminika** oder additive WI auf das QTc-Intervall (**Moxifloxacin**); Kombination möglichst vermeiden
Antikoagulanzien, orale	**Acencoumarol/Phenprocoumon:** WI/Blutungsneigung ↑ bei gleichzeitiger Gabe von **Norfloxacin** (Einzelfälle), **Warfarin:** WI/Blutungsneigung ↑ bei gleichz. Gabe von **Cipro-/Levo-/Moxi-/Nor-/Ofloxacin** (Einzelfälle)[a]; INR-Kontrolle, ggf. DA
Antineoplastika, zytotoxisch	Resorption von **Ciprofloxacin/Ofloxacin** ↓ bei gleichz. Gabe von zytotoxischen **Antineoplastika**, klin. Bedeutung unwahrscheinlich
Antirheumatika, nichtsteroidal (NSAR)	Krämpfe bei gleichz. Gabe v. **Fenbufen** u. **Enoxacin** (eine Reihe von Fällen, japanische Pat.) o. **Ofloxacin** (1 möglicher Fall), gleichzeitige Gabe vermeiden; Krämpfe/neurologische Toxizität/Hautausschlag bei gleichzeitiger Gabe von **Ciprofloxacin** mit **Indometacin/Mefenaminsäure/Naproxen** (Einzelfälle), seltene Ereignisse
Betablocker	Risiko UW/tox. WI von **Metoprolol** ↑ bei gleichzeitiger Gabe von **Ciprofloxacin**[b] (**Metoprolol**-Abbau ↓); theoretisches Arrhythmierisiko ↑ bei Kombination von **Moxifloxacin**
Calcium	BV von **Ciprofloxacin/Norfloxacin** ↓ bei gleichzeitiger Gabe von **Calcium**, zeitversetzte Einnahme empfohlen
Chinidin	Arrhythmierisiko ↑ bei gleichzeitiger Gabe von **Moxifloxacin** (theoretische Erwägung zur additiven WI auf das QTc-Intervall), WW möglicherweise auch mit **Levofloxacin**, Kombination möglichst vermeiden; evtl. pharmakokinetische WW von **Chinidin** mit **Ciprofloxacin** und/oder **Metronidazol**, Einzelfallbericht

Ciclosporin (CyA)	Risiko toxischer WI von **CyA** ↑ bei gleichzeitiger Gabe von **Ciprofloxacin/Norfloxacin** (Abbau von **CyA** ↓, Studie, Einzelfallberichte)[c]; Abstoßungsrate bei Nierentransplantatträgern ↑ bei Kombination **CyA** und **Ciprofloxacin** (Immunsuppression u.U. ↓)[d]; TDM und Überwachung der Nierenfunktion empfohlen
Cinacalcet	Theoretische Erwägung: Konzentration von **Cinacalcet** ↑ bei gleichz. Gabe von starken **CYP1A2-Inhibitoren** wie **Ciprofloxacin**
Cisaprid	Arrhythmierisiko bei gleichzeitiger Gabe von **Moxifloxacin** (theoretische Erwägung zur additiven WI auf das QTc-Intervall)
Clindamycin	WI von **Ciprofloxacin** auf Staph. aureus kann durch **Clindamycin** antagonisiert werden
Clozapin	Risiko UW/toxischer WI von **Clozapin** ↑ bei gleichzeitiger Gabe von **Ciprofloxacin**[e] (CYP1A2 ↓)
Coffein	Abbau von **Coffein** ↓ (CYP1A2 ↓ durch **Gyrasehemmer**); **Enoxacin** vermutlich mit der **stärksten WW**; hohen **Coffein**-Konsum während einer Therapie meiden
Diazepam	Risiko UW/toxischer WI des **Benzodiazepins** ↑ bei gleichzeitiger Gabe von **Ciprofloxacin** (Abbau von **Diazepam** ↓)[b]
Didanosin	Absorption von **Ciprofloxacin** ↓ (u.a. **Fluorochinolone**) durch mehrwertige Kationen in der **Didanosin**-Formulierung; zeitversetzte Einnahme!
Digoxin	Risiko UW/toxischer WI von **Digoxin** ↑ bei gleichzeitiger Gabe von **Enoxacin**[b]; TDM und ggf. DA empfohlen
Duloxetin	Vorhersage: Konzentration von **Duloxetin** ↑ bei gleichzeitiger Gabe von **Ciprofloxacin/Enoxacin**
Eisen	Absorp. der **Fluorochinolone**[b] ↓; zeitversetzte Einnahme empfohlen[b]
Erythromycin	Arrhythmierisiko bei gleichzeitiger Gabe v. **Moxifloxacin** ↑ (additive WI auf QTc-Intervall); Kombination vermeiden
Fluvoxamin	Metabolismus von **Fluvoxamin** ↓ bei gleichzeitiger Gabe von **Enoxacin** (Studie mit gesunden Probanden)
Foscarnet	Krampfanfälle bei gleichz. Gabe von **Ciprofloxacin/Norfloxacin**; Einzelfallberichte bei Patienten ohne prädisponierende Faktoren
H₂-Rezeptor-Antagonisten	**Cimetidin:** Cl von **Levofloxacin/Pefloxacin** ↓[b,f], i.v. **Enoxacin** ↑ bei gleichzeitiger Gabe von **Cimetidin**, klinische Bedeutung unklar, **Famotidin:** Serumkonzentration von **Norfloxacin** ↓ bei gleichzeitiger Gabe von **Famotidin**, keine klinische Bedeutung, **Ranitidin:** Absorption von **Enoxacin** ↓ (um ca. 60%!); Kombination möglichst meiden

Imipenem	Gegenseitige Verstärkung der prokonvulsiven WI bei gleichzeitiger Gabe von **Imipenem/Cilastatin**; klinische Bedeutung unklar[d]
Isoniazid	BV von **Isoniazid** ↑ bei gleichzeitiger Gabe von **Ciprofloxacin**
Kontrazeptiva, oral	Plasmakonzentration von **Moxifloxacin** ↓ bei gleichzeitiger Gabe von **kombinierten oralen Kontrazeptiva**
Levothyroxin	Ungeklärter Hypothyreoidismus bei gleichzeitiger Gabe von **Levothyroxin** und **Ciprofloxacin** (2 Einzelfälle)
Lithium	**Lithium**-Toxizität bei gleichzeitiger Gabe von **Levofloxacin**, TDM empfohlen; Einzelfallbericht, WW auch mit **Ciprofloxacin** (möglicher Fall)
Mefloquin	**Cave:** gegenseitige Verstärkung der QT-verlängernden Effekte möglich, einschließlich der Auslösung klinisch relevanter Arrhythmien; möglicherweise auch erhöhte Krampfneigung (Einzelfälle, Kausalität unklar)
Methadon	Einzelfallbericht[9]: verstärkte zentralnervöse Dämpfung bei gleichzeitiger Gabe von **Methadon** und **Ciprofloxacin** (Wechselwirkung am **Methadon**-Abbau)
Methotrexat (MTX)	Risiko UW/toxischer WI von **MTX** ↑ bei gleichzeitiger Gabe von **Ciprofloxacin** (Elimination von **MTX** ↓); 2 Einzelfälle (schwere klinische **MTX**-Toxizität)
Metoclopramid	Absorption von **Ciprofloxacin** ↑ ohne Einfluss auf die AUC[h]
Mexiletin	Risiko UW/toxischer WI von **Mexiletin** ↑ bei gleichzeitiger Gabe von **Ciprofloxacin** (Abbau des **Antiarrhythmikums** ↓)[b]
Midazolam	Serumkonz. des **Benzodiazepins** ↑ bei gleichzeitiger Gabe von **Ciprofloxacin** (Abbau ↓); Einzelfallbericht
Milch/Milchprodukte	Absorption von **Chinolonen** ↓ (Ausmaß substanzabhängig); zeitversetzte Einnahme empfohlen
Morphin	Absorption v. **Ciprofloxacin** ↓ bei gleichz. i.m.-Gabe v. **Papaveretum**[i] (Risiko bei anderen **Fluorochinolonen** nicht bekannt)
Mycophenolat-Mofetil (MMF)	BV von **Mycophenolat-Mofetil** ↓ bei gleichzeitiger Gabe von **Norfloxacin**
Nahrungsmittel, enteral	Absorption von **Ciprofloxacin** ↓ bei gleichz. Gabe von **Sondennahrung (Ensure, Jevity, Osmolite, Pulmocare, Sustacal)**; Konzentration von **Ciprofloxacin/Levofloxacin/Ofloxacin** ↓ bei gleichz. Gabe von **Ensure** (1 In-vitro-Studie, weitere Studien zeigen geringere WW mit **Moxifloxacin/Ofloxacin**, wahrscheinlich von geringer klinischer Bedeutung); Absorption v. **Ciprofloxacin** ↓ bei gleichzeitiger Gabe von mit **Calcium** angereichertem **Orangensaft**
Nitrofurantoin	WI mit **Nitrofurantoin** wird durch **Chinolone** antagonisiert

NSAR	Risiko UW im ZNS ↑ bei gleichzeitiger Gabe von **NSAR** und **Chinolonen**; u.a. Krampfanfälle[j]
Olanzapin	Risiko UW/toxischer WI von **Olanzapin** ↑ bei gleichzeitiger Gabe von **Fluorochinolonen**, CYP1A2 ↓ (Abbau von **Olanzapin** ↓); Einzelfallbericht im Zusammenhang mit **Ciprofloxacin**
Pentamidin	Arrhythmierisiko ↑ bei gleichzeitiger Gabe von **Moxifloxacin/ Pentamidin** (additiver Effekt auf das QTc-Intervall, Abbau des **Chinolons** ↓ ?); Kombination möglichst vermeiden
Pentoxifyllin	Kopfschmerzen b. gleichzeitiger Gabe von **Pentoxifyllin** und **Ciprofloxacin** (Abbau von **Pentoxifyllin** ↓); Komb. möglichst vermeiden
Phenothiazine	Arrhythmierisiko ↑ b. gleichz. Gabe v. **Moxifloxacin** (additiver Effekt auf QTc-Intervall), theoret. Erwägung; Komb. mögl. vermeiden
Phenytoin (DPH)	Veränderte WI v. **DPH** (Serumkonz. ↑, aber auch Einzelfall m. **DPH** ↓ !) bei gleichz. Gabe mit **Ciprofloxacin**[k]; TDM von **DPH** u. ggf. DA
Piperacillin	Additiv ↑ antimikrobielle WI bei gleichzeitiger Gabe von **Piperacillin** (m./o. **Tazobactam**) und **Ciprofloxacin**[l]
Pirenzepin	Verzögerung der Absorption von **Ciprofloxacin/Ofloxacin** bei gleichzeitiger Gabe von 4 Dosen von 50mg **Pirenzepin** (10 gesunde Probanden), vermutlich ohne klinische Bedeutung
Probenecid	Renale Exkretion einiger **Fluorochinolone** ↓[m, b]; klinische Relevanz unklar
Procainamid	Risiko UW/tox. WI des **Antiarrhythmikums** ↑ bei gleichz. Gabe von **Ofloxacin/Levofloxacin** (Mechanismus unbekannt), klin. Überwachung empfohlen[b]; Arrhythmierisiko ↑ bei gleichz. Gabe von **Moxifloxacin** (additive WI auf das QTc-Intervall), Komb. vermeiden
Rasagilin	AUC von **Rasagilin** ↑ bei gleichzeitiger Gabe von **Ciprofloxacin**
Ropinirol	WI von **Ropinirol** ↑ bei gleichzeitiger Gabe von **Ciprofloxacin/ Enoxacin** (Abbbau ↓); Kombination möglichst vermeiden[n]
Ropivacain	Verminderte Clearance bei gleichz. Gabe m. **Ciprofloxacin**, Metabolismus v. **Ropivacain** ↓ möglicherw. bei gleichz. Gabe von **Enoxacin**
Sevelamer	BV von **Ciprofloxacin** ↓ (um 48%) bei gleichzeitiger Gabe von **Sevelamer** (eine Studie)
Sucralfat	Absorp. v. **Fluorochinolonen** ↓[o]; zeitversetzte Einnahme empfohlen
Supplemente (Magnesium, Calcium)	Absorp. von **Fluorochinolonen** ↓ bei Supplementation mehrwertiger Kationen; zeitversetzte Einnahme empfohlen
Tacrin	WI von **Tacrin** ↑ möglicherw. durch die gleichz. Gabe von **Enoxacin**
Tacrolimus	Erhöhte Serumkonzentration bei gleichzeitiger Gabe von **Levofloxacin**; TDM empfohlen

Theophyllin	Risiko UW/toxischer WI von **Theophyllin** ↑ (Abbau ↓)[p], Krampfneigung ↑ (additive neurotoxische WI); TDM und ggf. DA empfohlen, interagierende **Chinolone** vermeiden (ausgeprägteste WW für **Enoxacin** berichtet![q]); WW u.U. ↑, wenn gleichzeitig **Erythromycin/Clarithromycin** gegeben wird!
Tizanidin	UW/Konzentration v. **Tizanidin** ↑ bei gleichz. Gabe v. **Ciprofloxacin**
Ursodeoxycholsäure	Einzelfallbericht: verminderte Bioverfügbarkeit von **Ciprofloxacin**
Ursodiol	Absorption von **Ciprofloxacin** ↓
Wismut–Subsalicylat	Bioverfügbarkeit von **Enoxacin** ↓ (ca. 25%); zeitversetzte Einnahme
Zink	Absorption von **Chinolonen** ↓[b]; zeitversetzte Einnahme empfohlen[r]
Zolmitriptan	Abbau von **Zolmitriptan** ↓ bei gleichzeitiger Gabe von **Ciprofloxacin** (CYP1A2 ↓); Dosisreduktion empfohlen

[a] Enoxacin verändert die Clearance von R-Warfarin, aber nicht von S-Warfarin. Eine Veränderung der INR unter Warfarin/Enoxacin ist nicht bekannt.
[b] Basis: pharmakokinetische Untersuchungen an gesunden Probanden
[c] Wahrscheinlich keine Interaktion mit Enoxacin, Levofloxacin
[d] Basis: retrospektive Fall-Kontroll-Studie
[e] Bei anderen Gyrasehemmern, die ebenfalls CYP1A2 hemmen, nicht ausgeschlossen!
[f] Veränderungen der Levofloxacin-Verfügbarkeit wahrscheinlich klinisch nicht relevant
[g] Schwere zentrale Dämpfung, Verwirrtheit und Atemdepression bei einem Patienten, der stabil mit Methadon substituiert wurde (> 6 Jahre ohne Probleme), nach Beginn einer Ciprofloxacintherapie
[h] Die ↑ Absorption (ohne Einfluss auf das Ausmaß der Absorption) (AUC) ist in der Regel ohne klinische Relevanz
[i] Papaveretum = Gemisch aus 253 Teilen Morphin HCl, 23 Teilen Papaverin HCl und 20 Teilen Codein HCl (Dosis des Hauptbestandteils entspricht ca. 10mg Morphin wasserfrei)
[j] Fenbufen + Enoxacin (7 Fälle), auch für andere Kombinationen beobachtet, nicht jedoch für Acetylsalicylsäure
[k] Basis: Studie an 7 Patienten
[l] Basis: pharmakodynamische Studie an Probanden
[m] Ciprofloxacin, Ofloxacin (Ausmaß der Interaktion gering), Norfloxacin, Levofloxacin (Ausmaß klinisch nicht relevant)
[n] Andere Fluorochinolone interferieren vermutl. nicht in klin. relevantem Ausmaß mit Ropinirol
[o] Basis: Einzelfallberichte und Untersuchungen an gesunden Probanden
[p] Mit Levofloxacin (Vorsicht bei Levofloxacin + Clarithromycin, Einzelfallbericht!), Ofloxacin wahrscheinlich nicht zu erwarten
[q] Durch Enoxacin ↑ Serumkonz. um 260–350%!
[r] **Cave:** Viele Multivitaminpräparate enthalten auch Zink!

1.10 Folsäureantagonisten
1.10.1 Sulfonamide

Empf.: Toxoplasmen in Komb. mit Pyrimethamin; **UW:** Übelkeit, Erbrechen, allergische Reaktionen, Erythema exsudativum multiforme, Photosensibilisierung, Nierenschädigung, Blutbildveränderungen); **KI:** Sulfonamidüberempfindlichkeit, Erythema exsudativum in der Anamnese, schwere Leber- u. Nierenfktsstrg., SS (1. + 3. Trim.), strenge Ind.Stell. in der SZ

Sulfadiazin Rp	HWZ 7-16h, Qo 0.45, PPB 55%, PRC C, Lact -
Sulfadiazin-Heyl _Tbl. 500mg_	**Toxoplasmose:** 2-4g/d p.o. in 3-6ED; **Ki.** > 2M: 65-150mg/kg/d in 3-6ED; max. 1.5g/d; Kombination mit Pyrimethamin →89; **DANI** GFR < 25: KI; **DALI** KI bei schwerer Funktionsstrg.

Laborparameter-Veränderungen (fakultativ)

↑	SGPT, SGOT, Bili, Hns-N, Crea, Eosinophile
↓	Hb/Hk, Leukozyten (gesamt), Thrombozyten, Ery, Granulozyten, Glucose i.B.

Interferenzen mit Laboruntersuchungen

Wirkstoff	Laborparameter	Art der Interferenz
Sulfonamide	Glucose i.U. (Methode nach Benedikt), Proteine i.U. (Sulfosalicylmethode)	Falsch-positiv
	Crea i.S. (Methode nach Jaffé)	Falsch-positiv (10% zu hoch)
	Urobilinogen (Teststreifen)	Verfälschung

Wechselwirkungen

Sollten unter der Antibiotikatherapie Durchfälle auftreten, so kann die Absorption oder der enterohepatische Kreislauf anderer AM gestört und damit deren WI beeinträchtigt werden. Es sind eine Reihe von In-vitro-WW beschrieben, deren klinische Bedeutung jedoch unklar ist: Amiphenazol, Chloramphenicol, Chlorpromazin, Gentamicin, Hydralazin, Insulin, Kanamycin, Lincomycin, Methicillin, Methyldopa, Noradrenalin, Procain, Prochlorperazin, Promazin, Promethazin, Streptomycin, Tetracycline, Vancomycin.	
Ajmalin	Risiko lang anhaltender arzneimittelinduzierter Cholestasen ↑ bei gleichzeitiger Gabe von **Ajmalin** und **Sulfonamiden**, bei Kombination Leberwerte engmaschig kontrollieren; ähnliche WW mit anderen **Rauwolfiaalkaloiden** möglich
Antazida	Absorption der **Sulfonamide** ↓
Antibiotika, bakterizide	Antibakterielle WI von **bakteriziden Antibiotika** ↓ bei gleichzeitiger Gabe von **bakteriostatischen Wirkstoffen**
Antidiabetika, orale	Antidiabetische WI↑; Hypoglykämiegefahr ↑ (selten, aber schwere Verläufe beschrieben)

Antikoagulanzien, orale	Gerinnungshemmung ↑ (Verdrängung aus der PPB oder Abbau der **Antikoagulanzien** ↓); WI sehr variabel und substanzabhängig, INR-Kontrolle und ggf. DA empfohlen
Arzneimittel, hämatotoxische	Gegenseitige Verstärkung der hämatotoxischen WI nicht ausgeschlossen; Kombination möglichst vermeiden
Arzneimittel, hepatotoxische	Ggs. Verstärkung der hepatotox. WI nicht ausgeschlossen; Komb. möglichst vermeiden
Arzneimittel mit erhöhter PPB	Risiko UW/tox. WI der hoch an PPB gebundenen Arzneistoffe ↑ bei Komb. mit **Sulfonamiden**; bei Komb. klin./Laborüberwachung empfohlen
Ciclosporin (CyA)	Nephrotox. ↑; evtl. Metabol. von **CyA** ↓ (WW für **Sulfadiazin** belegt)
Folsäure	Hemmung der **Folsäure**-Absorption; Substitutionsbedarf ↑
Isoxazolylpenicilline	Absorption von **Dicloxacillin** ↓; durch einige **Sulfonamide** auch Verdrängung von **Dicloxacillin/Oxacillin** aus der PPB; klinisches Ausmaß nicht vorhersagbar, Kombination vermeiden
Kontrazeptiva, orale	Möglicherweise Störung des enterohepatischen Kreislaufs der **Estrogen**-Komponente; zusätzliche nichthormonale Verhütungsmethode empfohlen
Lokalanästhetika, p-Aminobenzoe-säure-Derivate (Benzocain, Procain, Tetracain)	WI der **Sulfonamide** möglicherweise ↓
Methenamin	Risiko einer Kristallurie ↑
Methotrexat (MTX)	Risiko UW/toxischer WI von **MTX** ↑ (Verdrängung aus der PPB)
NSAR	WI von **Sulfonamiden** u.U. ↑ bei gleichzeitiger Gabe von **Indometacin/Phenylbutazon/Salicylaten**
Paraldehyd	Abbau der **Sulfonamide** ↑
Phenelzin	Abbau ↓ bei gleichzeitiger Gabe von **Sulfonamiden** (für **Sulfisoxazol** beschrieben)
Phenytoin (DPH)	Risiko UW/toxischer WI von **DPH** ↑; TDM und ggf. DA empfohlen
Pyrimethamin	Schwerwiegende Panzytopenie/Megaloblastenanämie bei gleichzeitiger Gabe von **Pyrimethamin** und **Cotrimoxazol** (oder anderen **Sulfonamiden** bzw. weiteren Wirkstoffen, die in den **Folsäure**-Stoffwechsel eingreifen)
Thiopental	WI und UW ↑ (Verdrängung aus der PPB)
Vitamin K	Erhöhter **Vitamin-K**-Bedarf während einer **Sulfonamid**-Therapie

1.10.2 Trimethoprim und Sulfonamid-Kombinationen

Empf. (Cotrimoxazol): fast alle aeroben Bakterien; Pneumocystis jirovecii (carinii);
resist. (Cotrimoxazol): Pseudomonas aeruginosa, Treponema, Clostridien, Leptospiren, Rickettsien, Chlamydia psittaci, Mykoplasmen;
UW (Cotrimoxazol): allergische Reaktionen (z.B. Exantheme), Pruritus, Purpura, Photodermatose, Erythema nodosum, Glossitis, Gingivitis, Stomatitis, abnormer Geschmack, epigastrische Schmerzen, Appetitlosigkeit, Übelkeit, Erbrechen, Diarrhoe;
KI (Cotrimoxazol): bekannte Überempfindlichkeit, Erythema exsudativum multiforme (auch in der Anamnese), Thrombozytopenie, Granulozytopenie, megaloblastische Anämie, angeborener Glukose-6-Phosphat-Dehydrogenase-Mangel der Erythrozyten, Hämoglobinanomalien wie Hb Köln u. Hb Zürich, Nierenschäden oder hochgradige Niereninsuffizienz (GFR < 15 ml/min), schwere Leberschäden oder Leberfktsstr., akute Hepatitis, akute Porphyrie, Frühgeborene, Neugeborene mit Hyperbilirubinämie, Osteomyelitis

Trimethoprim Rp	HWZ 5-17h, Qo 0.5, PRC C, Lact +
Infectotrimet Tbl. 50, 100, 150, 200mg; Saft (5ml = 50, 100mg)	**Unkomplizierte Harnwegsinfektion:** 2 x 150-200mg p.o.; **Ki.** < 12J: 2 x 3mg/kg; **DANI** GFR: 15-25: 2 x 200mg für 3d, dann 1 x 100mg; 10-15: 2 x 100mg; < 10: KI; **Pro. rezidivierende Harnwegsinfektion:** 1 x 100mg; **Ki.** < 12J: 1 x 2mg/kg

Trimethoprim + Sulfamethoxazol Rp (Cotrimoxazol)	Qo (T/S) 0.5/0.8, PPB 65%/40%, PRC C, Lact ?
CotrimHEXAL Tbl. 160+800mg **Cotrim-ratioph.** Tbl. 80+400, 160+800mg; Saft (5ml = 40+200, 80+400mg); Amp. 80+400mg/5ml **Eusaprim** Tbl. 160+800mg; Saft (5ml = 40+200, 80+400mg) **Kepinol** Tbl. 20+100mg, 80+400, 160+800mg **Sigaprim** Tbl. 80+400, 160+800mg	**Atemwegs-, HNO-, Harnwegs-, Genital-traktinfektionen, bakterielle Enteritis, Salmonellose, Shigellose, Nocardiose:** 2 x 160+800mg p.o./i.v.; **Ki.** 6W-5M: 2 x 20+100mg; **6M-5J:** 2 x 40+200mg; **6-12J:** 2 x 80+400mg; **DANI** GFR > 30: 100%; 15-30: 50%; < 15: KI; **DALI** KI bei schwerer Fktsstr.; **Pneumocystis-jirovecii-Pneumonie:** **Ther.:** 20+100mg/kg/d p.o./i.v. in 4ED für 21d; **Pro.:** 160+800mg p.o. 3x/W

Laborparameter-Veränderungen (fakultativ)

Zum Sulfonamidanteil (→ 69)

↑	SGOT, SGPT, Bili, Hns-N, Crea i.S., Kalium i.S.
↓	Leukozyten (gesamt, Granulozyten), Thrombozyten

Interferenzen mit Laboruntersuchungen

Wirkstoff	Laborparameter	Art der Interferenz
Für den Sulfonamidanteil (→ 69)		
TMP	Creatininbestimmung nach Jaffé	Falsch-positive Ergebnisse (ca. 10% ↑)
	MTX im Serum (kompetitive Eiweißbindungsmethode), MTX-RIA wird nicht beeinflusst	Verfälschung der Ergebnisse

Chemische Inkompatibilitäten mit Injektions-/Infusionslösungen

Cotrimoxazol	Lösungen, die den pH-Wert unter 8 erniedrigen; zum Verdünnen nur die vom Hersteller angegebenen Infusionslösungen verwenden: Glucose 10%, Glucose 5%, Ringer-Lösung, NaCl 0.9%

Wechselwirkungen

Neben den hier aufgeführten WW bitte auch die WW der Sulfonamide (→ 69) beachten. Sollten unter der Antibiotikatherapie Durchfälle auftreten, kann die Absorption oder der enterohepatische Kreislauf anderer AM gestört und damit deren WI beeinträchtigt werden.

6-Mercaptopurin	Absorption von **6-Mercaptopurin**/klinische WI↓ bei gleichzeitiger Gabe von **Cotrimoxazol**; bei Kombination klin. Kontrolle empfohlen
ACE-Hemmer	Möglicherweise Risiko K$^+$↑ (Einzelfallbericht[a]) bei gleichzeitiger Gabe von **TMP**; **Kalium**-Konzentration überwachen
Alkohol	**Disulfiram**-ähnliche WI von **Cotrimoxazol**, 2 Einzelfallberichte; Patientenaufklärung empfohlen
Amantadin	Toxisches Delirium unter **Amantadin** nach Zugabe von **Cotrimoxazol** (renale Sekretion von **Amantadin**↓), vergleichbares Ereignis bei einem Pat. im Endstadium einer Nierenfunktionsstörung und **Amantadin/Cotrimoxazol** (Einzelfallberichte)
Antazida, magnesiumhaltige	Absorption von **TMP**↓
Antibiotika, bakteriostatische	Antibakterielle WI der **bakteriziden Antibiotika** ↓ bei gleichzeitiger Gabe von **bakteriostatischen Wirkstoffen**
Antidepressiva, trizyklische	Antidepressive WI↓ bei gleichzeitiger Gabe von **Cotrimoxazol** (Mechanismus unklar)
Antidiabetika	AUC v. **Repaglinid** ↑ bei gleichz. Gabe v. **Trimethoprim**, WI ↑ wird erwartet; AUC von **Rosiglitazon** ↑ (geringgradig) bei gleichzeitiger Gabe von **Trimethoprim**, klinische Relevanz wenig wahrscheinlich
Antihistaminika, 2. Generation	Arrhythmogene WI v. **Astemizol/Terfenadin** u. U.↑ bei gleichz. Gabe v. **TMP**; Komb. vermeiden, alternatives **Antihistaminikum** auswählen

Atovaquon	Konzentration von **Cotrimoxazol** ↓ (gering) bei gleichzeitiger Gabe von **Atovaquon**, keine klinische Relevanz
Azathioprin	Leuko ↓ bei gleichzeitiger Gabe von **Azathioprin** und **TMP**; 3 Einzelfallberichte, Blutbildkontrolle empfohlen, wenn es weitere Faktoren gibt, die zu Blutbildstörungen führen können
Barbiturate	Blutbildveränderungen ↑ bei gleichzeitiger Gabe von **TMP** (arzneimittelbedingter **Folsäure**-Mangel ↑); theoretische Erwägung, BB-Kontrolle empfohlen (v.a. bei Langzeitanwendung)
Ciclosporin (CyA)	B. Pat. nach Nierentransplantation vorübergehende Verschlechterung der Nierenfkt. (bei gleichz. Gabe von **TMP**[b]); Komb. vermeiden
Cidofovir	Konzentration von **Cotrimoxazol** ↓ bei gleichzeitiger Gabe von **Cidofovir/Probenecid**
Cimetidin	**Sulfamethoxazol**-Abbau ↓ (CYP3A4 ↓); klin. Bedeutung unklar[c]
Clozapin	Leukopenierisiko ↑ bei gleichz. Gabe von **Clozapin** u. **Cotrimoxazol**
Dapson	Plasmakonzentration von **Dapson** und **TMP** ↑ (Metabolismus ↓, Konkurrenz bei der renalen Elimination); UW-Risiko ↑ (Methämoglobinämie)
Dicumarol	Gerinnungshemmung/Blutungsneigung ↑ bei gleichzeitiger Gabe von **TMP**; INR-Kontrolle empfohlen
Digoxin	Risiko UW (tox.) von **Digoxin** ↑ (renale Exkretion o. Metabolismus ↓) bei gleichzeitiger Gabe von **TMP**; TDM und ggf. DA empfohlen
Diuretika	Potenzierung einer Hyponatriämie bei Kombination von **Amilorid** und **Thiaziden** und gleichzeitiger Gabe von **TMP**; Risiko: Thrombopenie (mit Purpura) bei älteren Patienten ↑ bei gleichzeitiger Gabe von **Thiaziden** und **Cotrimoxazol**
Dofetilid	Plasmakonzentration von **Dofetilid** ↑ bei gleichzeitiger Gabe von **TMP**, dadurch Risiko einer **Dofetilid**-induzierten QT-Verlängerung und Torsade de pointes ↑ (wahrscheinlich)
Folsäure	Dihydrofolatreduktase ↓ (**Folsäure**-Antagonismus) durch **TMP** und damit Antagonisierung der physiolog. (pharmakologischen) WI der **Folsäure**; statt **Folsäure** Substitution des Bedarfs mit **Folinsäure**
Kaolin-Pektin	Bioverfügbarkeit von **TMP** ↓ (AUC und Cmax); klin. Relevanz unklar
Kontrazeptiva, hormonale	Einfluss von **TMP** auf die Darmflora nicht ausgeschlossen und damit Störung des enterohepatischen Kreislaufs der „Pillenhormone" möglich[d]; aus Sicherheitsgründen zusätzliche nichthormonale Kontrazeption nötig

Lamivudin	Anreicherung im renalen Kortex bei gleichzeitiger Gabe von **TMP** (aktive Sekretion von **Lamivudin** ↓); klinische Bedeutung unklar[e]; Bioverfügbarkeit ↑ von **Lamivudin**, keine Veränderung der Kinetik von **Cotrimoxazol**
Lidocain/Prilocain	Risiko einer Methämoglobinämie ↑ bei gleichzeitiger Gabe von **Cotrimoxazol**; Einzelfallbericht (Säugling)
Lithium	**Lithium**-Toxizität ↑ bei gleichzeitiger Gabe von **Cotrimoxazol** (2 Berichte, 3 Pat.), bei 2 dieser Patienten: Serumkonzentration von **Lithium** ↓; Bericht: **Lithium**-Toxizität/Serumkonzentration von **Lithium** ↑ bei gleichzeitiger Gabe von **Trimethoprim**; insgesamt wenige und widersprüchliche Angaben, Therapiekontrolle empfohlen
Loperamid	Risiko UW/tox. WI von **Loperamid** ↑ bei gleichzeitiger Gabe von **Cotrimoxazol** (Metabolismus ↓); klinische Überwachung, ggf. DA
Methotrexat (MTX)	BB-Veränderungen ↑ bei gleichzeitiger Gabe von **TMP** (arzneimittelbedingter **Folsäure**-Mangel[f]); klinische Relevanz unklar, BB-Kontrolle empfohlen (v.a. bei Langzeitanwendung), **Leukovorin** kann therapeutisch hilfreich sein
Metronidazol	**Disulfiram**-ähnliche WI bei gleichzeitiger Gabe von **Metronidazol** und **Cotrimoxazol**; Einzelfallbericht
Nahrungsmittel	Absorption von **Trimethroprim**-Suspension ↓ geringfügig bei gleichzeitiger Gabe von **Nahrung/Guarkernmehl**
Nifedipin	Einzelfallbericht: **Nifedipin**-UW ↑ b. gleichzeitiger Gabe von **Cotrimoxazol** (Relevanz unklar, RR ↓ in kleiner Studie **nicht** verändert)
PAS	Risiko UW/toxischer WI von **TMP** ↑
Phenytoin (DPH)	BB-Veränderungen ↑ bei gleichzeitiger Gabe von **TMP** (AM-bedingter **Folsäure**-Mangel ↑), theoretische Erwägung, BB-Kontrolle empfohlen (v.a. bei Langzeitanwendung); Abbau von **DPH** ↓ (HWZ um 50% ↑) durch **TMP/Sulfamethoxazol** (CYP2C9 ↓), TDM und ggf. DA
Primidon	BB-Veränderungen ↑ bei gleichzeitiger Gabe von **TMP** (arzneimittelbedingter **Folsäure**-Mangel ↑); theoretische Erwägung, BB-Kontrolle empfohlen (v.a. bei Langzeitanwendung)
Protease-Inhibitoren	Geringe pharmakokinetische Veränderungen bei gleichzeitiger Gabe von **Cotrimoxazol** mit **Protease-Inhibitoren**, klinisch unbedeutend
Procainamid	Serumkonzentration von **Procainamid/N-Acetylprocainamid** ↑ bei gleichzeitiger Gabe von **TMP** (tubuläre Sekretion ↓); UW-Risiko ↑
Pyrimethamin	Risiko von BB-Störungen ↑ bei gleichzeitiger Anwendung von **TMP** und **Pyrimethamin** (Dosis > 25mg/W); BB-Kontrolle empfohlen
Rifampicin	HWZ von **TMP** ↓; Risiko UW/tox. WI von **Rifampicin** ↑ (Abbau ↓)

Salbutamol	Verstärkte Absorption von **Cotrimoxazol**, klinische Relevanz unklar
Spironolacton	Hyperkaliämierisiko↑ bei gleichzeitiger Gabe von **Cotrimoxazol** (additive WI); Einzelfallbericht
Viloxazin	Einzelfallbericht: Relaps einer mit **Viloxazin** behandelten Depression bei gleichzeitiger Gabe von **Cotrimoxazol** (Mechanismus unklar)
Warfarin	**Warfarin**-induzierte Gerinnungshemmung↑ durch Hemmung des Abbaus von **S-Warfarin** (CYP2C9 durch **TMP**↓ und Substrat-konkurrenz mit **Sulfamethoxazol**)[g]
Zidovudin	Renale Exkretion von **Zidovudin** ↓ bei gleichzeitiger Gabe von **Cotrimoxazol**[h], vermutlich nur klinisch relevant, wenn gleichzeitig Glukuronidierung von **Zidovudin** nicht ausreichend funktioniert; klinische Kontrolle und TDM von **Zidovudin**

[a] Patient nach Lungentransplantation
[b] Erklärung des Crea-Anstiegs durch Hemmung der aktiven Crea-Sekretion durch Trimethoprim
[c] Basis: pharmakokin. Untersuchung bei HIV-Patienten
[d] 2 Einzelfallberichte mit Trimethoprim und 5 mit Cotrimoxazol über ungewollte Schwangerschaften; aber andererseits Nachweis, dass TMP den Metabolismus von Ethinylestradiol hemmt und höhere Plasmakonzentrationen des Östrogens gemessen wurden
[e] Basis: Tierversuche
[f] Megaloblastenanämie, Panzytopenie
[g] Verdrängung aus der PPB eher unwahrscheinlich aufgrund der relativ niedrigen Plasmaproteinbindung von Trimethoprim und Sulfamethoxazol
[h] Hauptursache vermutlich Trimethoprim

1.11   Nitroimidazole

Empf.: obligat anaerobe Bakterien (u.a. Bacteroides, Clostridium), Campylobacter, Helicobacter, Gardnerella vaginalis; Protozoen: Trichomonas vaginalis, Giardia lamblia, Entamoeba histolytica;
resist.: alle aeroben u. fakultativ anaeroben Bakterien, Aktinomyceten, Propionibakterien;
UW: GI-Strg., bitterer Geschmack, ZNS-Strg., allergische Hautreakt. Alkoholunverträglichkeit;
KI: SS (1. Trim.), SZ

| Metronidazol Rp | HWZ 7 (10)h, Q0 0.85 (0.3), PPB < 20%, PRC B, Lact ? |

Arilin *Tbl.* 250, 500mg; *Vaginalsupp.* 100, 1000mg **Clont** *Tbl.* 250, 400mg **Flagyl** *Tbl.* 400mg **Metronidazol Fresenius** *Inf.Lsg.* 500mg **Metronidazol-ratioph.** *Tbl.* 400mg **Metronidazol Rotexmedica** *Inf.Lsg.* 500mg **Vagimid** *Tbl.* 250, 500mg; *Vaginaltbl.* 100mg	**Abdominelle, Genital-, Atemwegs-, Knochen-, Zahn-Mund-Kiefer-Infektionen, Sepsis, Endokarditis, Hirnabszess, Amöbiasis, Lambliasis:** 0.8-1g/d p.o., max. 2g/d in 2-3ED; 2-3 x 500mg i.v., Ther.dauer max. 10d; **Ki.:** 20-30mg/kg/d p.o./i.v.; **Trichomoniasis:** 1 x 100mg vaginal für 6d, Mitbehandlung des Partners: 1 x 2g p.o.; **DANI** GFR < 10: max. 1g/d

Laborparameter-Veränderungen (fakultativ)

↑	Transaminasen, Bili
↓	Leukozyten (gesamt, Granulozyten), Thrombozyten

Interferenzen mit Laboruntersuchungen

Wirkstoff	Laborparameter	Art der Interferenz
Metronidazol	Glucose (Hexokinase-Methode), LDH, Triglyceride	Falsch-negative Ergebnisse

Es können zu niedrige Werte gemessen oder Erhöhungen supprimiert werden, weil Metronidazol Methoden stört, deren Endpunkt auf der Messung der Abnahme von NADH beruht.

Chemische Inkompatibilitäten mit Injektions-/Infusionslösungen

Metronidazol	Sollte grundsätzlich nur in NaCl 0.9% verdünnt und appliziert werden; den Herstellerangaben ist zu folgen

Wechselwirkungen

Sollten unter der Antibiotikatherapie Durchfälle auftreten, kann die Absorption oder der enterohepatische Kreislauf anderer AM gestört und damit deren WI beeinträchtigt werden.

Alkohol	**Disulfiram**-artige Reaktionen bei gleichzeitiger Gabe von **5-Nitroimidazolen** (Intermediärstoffwechsel von **Alkohol** ↓), Kombination vermeiden; **Cave:** WW auch bei gleichzeitiger Gabe **Alkoholhaltiger AM** möglich
Amiodaron	QT-Intervall ↑ /Torsade de pointes bei gleichzeitiger Gabe von **Metronidazol** mit **Amiodaron** (Einzelfallbericht)
Antazida	Absorption von **Metronidazol** ↓ [a]
Antibiotika, bakteriostatische	Antibakterielle WI der **bakteriziden Antibiotika** ↓ bei gleichzeitiger Gabe von **bakteriostatischen Wirkstoffen**
Antikoagulanzien, orale	Gerinnungshemmung durch **Warfarin** ↑ (Metabolismus ↓); INR-Kontrolle empfohlen; für **Nimorazol/Tinidazol** kann diese WW nicht a priori ausgeschlossen werden
Carbamazepin (CBZ)	Risiko UW/toxischer WI von **CBZ** ↑ (Metabolismus ↓), Einzelfallbericht; TDM und ggf. DA empfohlen
Chloroquin	Akute dystone Reaktion bei gleichzeitiger Gabe von **Metronidazol** und **Chloroquin** (Mechanismus unklar); Einzelfallbericht
Ciclosporin (CyA)	Risiko UW/toxischer WI von **CyA** ↑ bei gleichzeitiger Gabe von **Metronidazol** (Metabolismus von **CyA** ↓), 4 Einzelfallberichte; TDM und ggf. DA empfohlen
Cimetidin	Risiko UW/toxischer WI von i.v.-appliziertem **Metronidazol** ↑ (Metabolismus ↓); Kombination möglichst vermeiden [b]; vergleichbare WW für **Tinidazol** bekannt
Colestyramin	Absorption v. **Metronidazol** ↓ [a]; zeitversetzte Einnahme empfohlen

Cyclophosphamid	Einzelfallbericht: Enzephalopathie bei einem Kind unter gleichz. Behandlung mit **Cyclophosphamid** und **Metronidazol**
Diosmin	Metabolisierung von **Metronidazol** ↓ durch die Gabe von **Diosmin**, klinische Bedeutung ist unwahrscheinlich
Disulfiram	Hirnorganisches Psychosyndrom bei gleichzeitiger Gabe von **Metronidazol** (Mechanismus unbekannt); Kombination vermeiden
Doxycyclin	In vitro gegenseitige Verstärkung (**Doxycyclin/Tinidazol**) der antimikrobiellen Aktivität bei einem kleinen Prozentsatz von Anaerobiern, einschließlich B. fragilis; klinische Bedeutung unklar
5-Fluorouracil (5 FU)	Risiko UW/toxischer WI von **Metronidazol**↑ (Metabolismus↓)
Kontrazeptiva, orale	Kontrazeptive Sicherheit bei gleichzeitiger Gabe von **Metronidazol**↓, 3 Einzelfallberichte; aus Sicherheitsgründen zusätzliche nichthormonale Verhütungsmethode empfehlenswert[c]
Lithium	Risiko UW/toxischer WI von **Lithium**↑ bei gleichzeitiger Gabe von **Metronidazol** (nephrotoxisch, Mechanismus unklar); TDM und klinischen Zustand überwachen, ggf. DA
Mebendazol	Erhöhtes Risiko schwerer Hautreaktionen (Stevens-Johnson-Syndrom) bei gleichzeitiger Gabe von **Metronidazol**
Mycophenolat-Mofetil (MMF)	BV von **Mycophenolat-Mofetil** ↓ bei gleichzeitiger Gabe von **Metronidazol**
Phenobarbital	WI von **Metronidazol** ↓ (Metabolismus↑)[d]
Phenytoin (DPH)	Risiko UW/toxischer WI von **DPH** ↑ bei gleichzeitiger Gabe von **Metronidazol** (Metabolismus ↓); TDM und ggf. DA
Prednison	WI von **Metronidazol** ↓ (Metabolismus ↓)
Rifampicin (Rifampin)	Clearance von **Metronidazol** ↑ durch **Rifampicin**, klinische Bedeutung unklar
Silymarin	Konzentration von **Metronidazol** ↓ bei gleichzeitiger Gabe von **Silymarin**, klinische Bedeutung unklar
Tacrolimus	Risiko UW/toxischer WI von **Tacrolimus** ↑ bei gleichzeitiger Gabe von **Metronidazol**[e], Einzelfallberichte; TDM und ggf. DA

[a] Basis: (kleine) pharmakokinetische Studie an gesunden Probanden
[b] Effekt tritt mehrere Tage nach Therapiebeginn mit Cimetidin auf.
[c] Nach dem derzeitigen Kenntnisstand gibt es außer für Rifampicin keine Hinweise darauf, dass Antibiotika die kontrazeptive Sicherheit von oralen Kontrazeptiva tatsächlich signifikant vermindern (Archer J.S., Archer D.F., Oral contraceptive efficacy and antibiotic interaction: a myth debunked, 2002: 46 (6) 917-923).
[d] Wenn Phenobarbital als Antikonvulsivum verwendet werden muss, muss die Metronidazoldosis annähernd verdoppelt werden.
[e] Hemmung von CYP3A4 oder von P-Glycoprotein durch Metronidazol

1.12 Nitrofurane

Empf.: Enterococcus faecalis, Staph. saprophyticus, E. coli; **resist.:** Proteus mirabilis, Proteus vulgaris, Pseudomonas aeruginosa; **UW:** Schwindel, Ataxie, Nystagmus, Arzneimittelfieber, Pruritus, Urtikaria, angioneurotisches Ödem, Kopfschmerzen, allergisches Lungenödem, interstitielle Pneumonie, Pleuritis, Atemnot, Husten, Thoraxschmerz, Appetitlosigkeit, Übelkeit, Erbrechen; **KI:** bekannte Überempfindlichkeit, Niereninsuffizienz jeden Grades, Oligurie, Anurie, pathologische Leberenzymwerte, Glukose-6-Phosphat-Dehydrogenase-Mangel, Polyneuropathien, SS im letzten Trimenon, FG u. Sgl. < 3M

Nitrofurantoin Rp	HWZ 20min–1h, Qo 0.7, PPB 50–60%, PRC B, Lact
Furadantin *Kps. 50, 100(ret.)mg* **Nifurantin** *Tbl. 50, 100mg* **Nifuretten** *Tbl. 20mg* **Nitrofurantoin retard-ratioph.** *Kps. 100(ret.)mg* **Uro-Tablinen** *Tbl. 50mg*	**Harnwegsinfektion**: 3-4 x 100mg p.o.; 2-3 x 100mg ret.; **Ki.:** 5mg/kg/d; **Langzeittherapie:** 2-3 x 50mg; 1-2 x 100mg ret.; **Ki.:** 2-3mg/kg/d; **DANI** KI

Laborparameter-Veränderungen (fakultativ)

↑	ASAT (SGOT), ALAT (SGPT), AP, Phosphat i.S., Eosinophile
↓	Leukozyten, Granulozyten, Thrombozyten

Interferenzen mit Laboruntersuchungen

Wirkstoff	Laborparameter	Art der Interferenz
Nitrofurantoin	Gluc i.U. (nicht-enzymatische Methoden, schlecht dokumentiert)	Falsch-positives Ergebnis

Wechselwirkungen

Aktivkohle	In-vitro-Adsorption von 99% der **Nitrofurantoin**-Menge an die **Kohle;** klinische Relevanz nicht ausgeschlossen
Antazida	Absorption von **Nitrofurantoin** ↓, zeitversetzte Einnahme! (Mindestabstand 6h)
Anticholinergika	C_{max}/Exkretion in den Urin von **Nitrofurantoin** ↓ bei gleichzeitiger Gabe von **Atropin** verzögert (klinische Bedeutung unklar); Absorption von **Nitrofurantoin** ↑ bei gleichzeitiger Gabe von **Propanthelin** (klinische Bedeutung unklar)
Clozapin	Granulozyten ↓ bei gleichzeitiger Gabe von **Nitrofurantoin** zu einer "stabilen" **Clozapin**-Therapie, Einzelfallbericht; Laborkontrolle empfohlen
Chinolone	WI von **Nitrofurantoin** wird durch **Chinolone** antagonisiert und umgekehrt, gleichzeitige Anwendung vermeiden, In-vitro-Antagonismus von **Nitrofurantoin/Nalidixinsäure**[b]; Kombinat. vermeiden

Diphenoxylat	Absorption von **Nitrofurantoin** ↑; klinische Bedeutung unklar[c]
Fluconazol	Einzelfallbericht: Leber- und Lungentoxizität bei gleichzeitiger Gabe von **Fluconazol** und **Nitrofurantoin** (klinische Bedeutung unklar, da nur dieser isolierte Bericht)
Kontrazeptiva, orale	Einzelfallbericht zum Versagen der kontrazeptiven Sicherheit für Nitrofurantoin in einem 10-Jahres-Zeitraum, Beratung zur zusätzlichen nichtmedikamentösen Kontrazeption empfohlen
Metoclopramid	Absorption von **Nitrofurantoin** ↓[d], klinische Bedeutung unklar, bisher keine Fallberichte
Phenytoin (DPH)	WI von **DPH** ↓ bei gleichzeitiger Gabe von **Nitrofurantoin**, Einzelfallbericht (möglicherweise Enzyminduktion durch **Nitrofurantoin**); klinische Relevanz fraglich, TDM empfohlen
Prilocain	Höheres Methämoglobinämierisiko bei gleichzeitiger Gabe von **Nitrofurantoin**[e]
Pyridoxin (Vitamin B₆)	Parästhesien in den Beinen bei gleichzeitiger Gabe von Nitrofurantoin und **Pyridoxin** (Einzelfallbericht)[f]
Urikosurika	Hemmung der renalen Ausscheidung von Nitrofurantoin durch **Probenecid/Sulfinpyrazon**, Wirkung bei HWI ↓, aber NW-Risiko ↑
Zalcitabine/ddC	Möglicherweise Neuropathierisiko ↑, Kombination vermeiden.

[a] V.a. auf ein ↑ Auftreten von unerwünschten Wirkungen achten!
[b] Soll auch für andere Chinolone gelten, klinische Relevanz unklar.
[c] Möglicherweise Wechselwirkung über P-Glycoprotein
[d] Basis: pharmakokinetische Untersuchungen an gesunden Probanden
[e] Quelle: Herstellerinformationen
[f] Beide Wirkstoffe können prinzipiell, v.a. bei Langzeitanwendung jeder für sich Neuropathien verursachen.

1.13 Carbapeneme

Empf.: fast alle grampositiven u. gramnegativen Bakterien; **resist.** (Doripenem): E. faecium, MRSA, Stenotrophomonas maltophilia; **resist.** (Ertapenem, Imipenem, Meropenem): MRSA, Burkholderia cepacia, Xanthomonas maltophilia, E. faecium;
UW (Doripenem): Kopfschmerzen, Übelkeit, Diarrhoe, Leberenzyme ↑, Pruritus, Hautausschlag, Phlebitis, orale Candidose, mykotische Vulva-Infektion, Überempfindlichkeitsreaktionen: Clostridium-difficile-Colitis, Neutropenie, Anaphylaxie, toxische epidermale Nekrolyse, Stevens-Johnson-Syndrom;
UW (Ertapenem, Imipenem, Meropenem): Erbrechen, Diarrhoe, Transaminasen ↑, allergische Reaktion, BB-Veränderungen, ZNS-Strg.;
KI (Doripenem): SS/SZ, Ki. und Jugendliche < 18J, Überempfindlichkeit gegen andere Antibiotika vom Carbapenem-Typ, schwere Überempfindlichkeit (z.B. anaphylaktische, schwere Hautreaktion) gegen jegliche Art eines Beta-Laktam-Antibiotikums (z.B. Penicilline oder Cephalosporine);
KI (Ertapenem, Imipenem, Meropenem): SS/SZ, Ki. < 3M

Doripenem Rp	HWZ 1h, PPB 8%, PRC C, Lact -
Doribax *500mg Pulver zur Herstellung einer Inf.Lsg.*	**Nosokomiale Pneumonie:** 500mg alle 8h über 1 oder 4h i.v.; **komplizierte intraabdominelle Infektion, komplizierte Harnwegsinfektion:** 500mg alle 8h über 1h i.v.; **DANI** GFR 51-79: 100%; 30-50: 250mg alle 8h; < 30: 250mg alle 12h; **DALI** nicht erforderlich

Ertapenem Rp	HWZ 4h, PPB 92-95% , PRC B, Lact ?
Invanz *Inf.Lsg. 1g*	**Abdominelle, akute gynäkologische Infektionen, ambulant erworbene Pneumonie:** 1 x 1g i.v.; **Ki. 3M-12J:** 2 x 15mg/kg/d i.v.; **DANI** GFR > 30: 100%; < 30, HD: KI; **DALI** nicht erforderlich

Imipenem + Cilastatin Rp	HWZ 0.9/1 h, Qo 0.3/0.1, PPB 20/35%, PRC C, Lact ?
Imipenem/Cilastatin Hexal *Inf.Lsg. 500+500mg/100ml* **Zienam** *Inf.Lsg. 500+500mg/100ml*	**Atemwegs-, Harnwegs-, abdominelle, Genital-, Haut-, Knochen-, Weichteil-infektionen, Sepsis, neutropenisches Fieber:** 3-4 x 500+500-1000+1000mg i.v., max. 50+50mg/kg/d bzw. max. 4+4g/d; **Ki.** < 3M: 50+50mg/kg/d in 2-3ED; > 3M: 60+60mg/kg/d i.v. in 4ED, max. 2+2g/d; **DANI** GFR 41-70: max. 3 x 750+750mg; 21-40: max. 4 x 500+500mg; 6-20: max. 2 x 500+500mg

Meropenem Rp	HWZ 1h, Qo 0.12, PPB 2%, PRC B, Lact ?
Meronem *Inf.Lsg. 500, 1000mg* **Meropenem Hexal** *Inf.Lsg. 500, 1000mg* **Meropenem Kabi** *Inf.Lsg. 500, 1000mg*	**Atemwegs-, Harnwegs-, abdominelle, Genital-, Haut-, Weichteilinfektionen, Sepsis, neutropenisches Fieber:** 3 x 0.5-1g i.v.; **Ki.** > 3M: 3 x 10-20mg/kg i.v.; **Meningitis:** 3 x 2g i.v.; **Ki.:** 3 x 40mg/kg i.v.; **DANI** GFR > 50: 100%; 26-50: 2 x 0.5-1g; 10-25: 2 x 250-500mg; < 10: 1 x 250-500mg

Laborparameter-Veränderungen (fakultativ)	
↑	Thrombozyten, SGOT, SGPT, Bili, Crea, Hns-N
↓	Leukozyten, Thrombozyten, Hb

Interferenzen mit Laboruntersuchungen

Wirkstoff	Laborparameter	Art der Interferenz
Imipenem	Direkter Coombs-Test	Falsch-positive Resultate
	Glucose i.U. (Teststreifen)	Falsch-negative Resultate (wahrscheinlich geringe klinische Bedeutung)

Chemische Inkompatibilitäten mit Injektions-/Infusionslösungen

Imipenem/Cilastatin	Laktat, Aminoglykoside, andere Antibiotika
Meropenem	Auflösung nur in den vom Hersteller angegebenen Infusionslsg., grundsätzlich nicht mit anderen Arzneimitteln mischen

Wechselwirkungen

Sollten unter der Antibiotikatherapie Durchfälle auftreten, kann die Absorption oder der enterohepatische Kreislauf anderer AM gestört und damit deren WI beeinträchtigt werden.

Antibiotika, bakteriostatische	Antibakterielle WI der **bakteriziden Antibiotika** ↓ bei gleichzeitiger Gabe von **bakteriostatischen Wirkstoffen**
Arzneimittel, nephrotoxische	**Cave:** bei gleichzeitiger Gabe mit **Meropenem**; Nierenfunktionskontrolle!
Aztreonam	Wirkung von Aztreonam ↓ wg. Induktion der Betalactamase-synthese (Abbau von Aztreonam ↑) durch Imipenem/Cilastatin
Ciclosporin (CyA)	ZNS-UW, Krampfanfälle, Tremor bei gleichz. Gabe von **Imipenem + Cilastatin** und **CyA** (Mechanismus unbekannt); Kombination bei Patienten mit eingeschränkter Nierenfunktion vermeiden
Cefotaxim	Auslösung einer 2. Episode einer toxischen Epidermolyse[a] nach Wechsel auf **Imipenem** (Ursache: gemeinsame strukturelle Merkmale = Betalaktamring); Einzelfallbericht mit fatalem Ausgang
Fluorochinolone	Ggs. Verstärkung der prokonvulsiven WI bei gleichzeitiger Gabe von **Imipenem**[b]; klin. Bedeutung unklar, klin. Überwachung empfohlen
Ganciclovir	Generalisierte Krampfanfälle bei gleichzeitiger Gabe von **Imipenem/Cilastatin**; Kombination vermeiden[c], **Ganciclovir** und **Imipenem** können auch einzeln zu Anfällen führen
Haloperidol	Möglicherweise hypotensive Episoden bei gleichzeitiger Gabe von **Imipenem** (Mechanismus unbekannt), 3 Einzelfallberichte; RR-Kontrolle kontrollieren
Probenecid	AUC/HWZ von **Doripenem** ↑ bei gleichz. Gabe von **Probenecid**; gleichzeitige Verwendung wird vom Hersteller nicht empfohlen; renale Ausscheidung von **Meropenem** ↓[d]; Komb. nicht empfohlen
Theophyllin	Krampfanfälle bei gleichz. Gabe von **Imipenem**; 3 Einzelfallberichte

Valproinsäure	Serumkonzentration von **Valproinsäure** ↓ bei gleichzeitiger Gabe von **Meropenem**[e], Absorption von **Valproinsäure** ↓ bei gleichzeitiger Gabe von **Imipenem**[b]; TDM/ggf. DA, Theoretische Erwägung: ähnliche WW auch mit **Ertapenem**

[a] Erste Episode durch Cefotaxim
[b] Basis: tierexperimentelle Untersuchungen
[c] Gilt auch für Valganciclovir
[d] Seit Imipenem m. Cilastatin komb. ist, wird die HWZ des Carbapenems kaum zusätzl. verlängert.
[e] Im Tierversuch wurde eine deutlich ↑ totale Clearance von Valproinsäureglukuronid und eine ↓ Hydrolyse des Glukuronids gesehen, die die klinische Beobachtung der ↓ Serumkonzentration von Valproinsäure erklären kann.

1.14 Glykopeptide

Empf.: an-/aerobe grampositive Bakterien, MRSA; **resist.:** alle gramnegativen Bakterien, Mykoplasmen, Chlamydien, Enterobakterien; **UW:** allergische Reaktionen, Thrombophlebitis, oto-/nephrotoxisch, Blutbildveränderungen; **KI:** SS/SZ

Teicoplanin Rp	HWZ 70-100h, Q0 0.3, PPB 90%
Targocid *Amp. 100/1.8ml, 200mg/3.2ml, 400mg/3.2ml*	**Atemwegs-, Harnwegs-, Magen-Darm-Trakt-, Haut-, Knochen-, Weichteilinfektionen, Sepsis, Endokarditis:** d1: 1 x 400mg, max. 800mg, dann 1 x 200-400mg i.v./i.m.; **Ki.** < 2M: d1: 16mg/kg i.v./i.m., dann 1 x 8mg/kg; **2M-12J:** d1: 10mg/kg alle 12h, dann 1 x 6-10mg/kg i.v./i.m.; **DANI** GFR 40-60: ab d4 50%; < 40: GFR/100 x normale Dosis; HD: ini 800mg, dann 1 x 400mg/W
Vancomycin Rp	HWZ 4-6(15)h, Q0 0.05, PPB 55%, ther. Serumspiegel (mg/l) min. 5-10, max. 30-40
Vanco Cell *Inf.Lsg. 0.5, 1g* **Vancomycin Enterocaps** *Kps. 250mg* **Vancomycin Hikma** *Inf.Lsg. 0.5, 1g* **Vancomycin-ratioph.** *Inf.Lsg. 0.5, 1g*	**Knochen-, Weichteilinfektionen, Pneumonie, Sepsis, Endokarditis:** 4 x 500mg oder 2 x 1g i.v.; **NG/Sgl.:** ini 15mg/kg/d, Erhaltungsdosis: 2-3 x 10mg/kg/d; **Ki.** < 12J: 4 x 10mg/kg i.v.; **DANI** GFR: 100: 100%; 70: 70%; 30: 30%; 10: 10%; HD: ini 1g, dann 1g alle 7-10d; **pseudomembranöse Enterocolitis:** 0.5-2g/d p.o. in 3-4ED; **Ki.:** 40mg/kg/d; Spiegelkontrollen bei längerer Anwendung, v.a. bei NI, gleichzeitiger Anwendung oto-/nephrotoxischer Substanzen

Laborparameter-Veränderungen (fakultativ)	
↑	Hns-N, Eosinophile, Teicoplanin: SGOT, SGPT, AP
↓	Neutrophile, Thrombozyten

Chemische Inkompatibilitäten mit Injektions-/Infusionslösungen	
Teicoplanin	Sollte nur in den vom Hersteller empfohlenen Infusionslösungen aufgelöst und verdünnt werden
Vancomycin	Aminophyllin, Barbiturate, Benzylpenicilline, Chloramphenicol, Chlorothiazid-Na, Heparin-Na, Hydrocortison-21-Succinat, Methicillin, Natriumbikarbonat, Nitrofurantoin, Novobiocin, Phenytoin, Sulfadiazin, Sulfafurazoldiethanolamin

Wechselwirkungen	

Sollten unter der Antibiotikatherapie Durchfälle auftreten, kann die Absorption oder der enterohepatische Kreislauf anderer AM gestört und damit deren WI beeinträchtigt werden. Bei Pat. mit entzündlichen Darmerkrankungen können nach oraler Gabe von Vancomycin klinisch bedeutsame Serumkonzentrationen gemessen werden. Hier ist mit den für die intravenöse Anwendung bekannten WW zu rechnen.

Aminoglykoside	Ggs. Verstärkung der nephro- und ototoxischen WI möglich; **Cave:** bei Patienten mit vorbestehenden Nierenschäden u./o. Erkrankung des Innenohrs, wenn die Kombination nicht vermieden werden kann
Amphotericin B (AmB)	Gegenseitige Verstärkung der nephrotoxischen WI bei gleichzeitiger Gabe von Glycopeptidantibiotika
Antibiotika, bakteriostatische	Antibakterielle WI der **bakteriziden Antibiotika** ↓ bei gleichzeitiger Gabe von **bakteriostatischen Wirkstoffen**
Antikoagulantien	Blutungsneigung ↑ bei gleichzeitiger Gabe von **Vancomycin** und **Acenocoumarol/Phenprocoumon** (prospektive Studie)
Arzneimittel, nephrotoxische	Gegenseitige Verstärkung der WI nicht ausgeschlossen; Komb. vermeiden, sonst engmaschige klinische und Laborkontrolle
Arzneimittel, ototoxische	Gegenseitige Verstärkung der WI nicht ausgeschlossen; Kombination vermeiden; **Cave:** bei Patienten mit vorbestehenden Schädigungen des Hör-/Gleichgewichtsorgans
Ciclosporin (CyA)	Verschlechterung der Nierenfkt. b. gleichz. Gabe v. **Vancomycin**, aber wahrscheinlich nicht durch **Teicoplanin**; TDM empfohlen
Digoxin	Absorption von **Digoxin** ↓ bei gleichzeitiger Gabe von **Vancomycin**; TDM empfohlen
Dobutamin, Dopamin, Furosemid	Fallserie: verminderte Serumkonzentration von **Vancomycin** bei Intensivpatienten nach kardiochirurgischen Eingriffen (HZV ↑ ⇒ Ausscheidung von **Vancomycin** ↑)

Indometacin	Risiko UW/toxischer WI von **Vancomycin** bei Neugeborenen ↑ (nach **Indometacin**-Gabe)
Ketorolac	Einzelfall: akutes Nierenversagen u. gastrointestinale Blutung bei gleichzeitiger Gabe v. **Vancomycin**; Kontrolle Nierenfkt. empfohlen
Methotrexat (MTX)	Ausscheidung von **MTX** ↓ bei gleichzeitiger Gabe von **Vancomycin** (Risiko UW/toxischer WI von **MTX** ↑), 2 Einzelfallberichte; Therapiekontrolle empfohlen
Muskelrelaxanzien	Verlängerte Relaxation durch **Vecuronium/Succinylcholin** bei gleichzeitiger Gabe von **Vancomycin**; Einzelfallberichte
Polymyxin	Gegenseitige Verstärkung d. nephrotoxischen WI; Komb. vermeiden
Silikonöl[a]	(Retinale) Tox. ↑ nach intravitrealer Injektion von **Vancomycin**[b]; klin. Bedeutung unbekannt (Erniedrigung der Dosis empfohlen)
Warfarin	**Warfarin**-Resistenz (= Gerinnungshemmung ↓) bei gleichz. Gabe von **Teicoplanin** (**Warfarin**-Clearance u.U. ↑, aber kein eindeutiger Beleg vorhanden), Einzelfallbericht; ggf. Verstärkung der Gerinnungshemmung bei gleichz. Gabe von **Vancomycin**, klinische Relevanz unklar, Kontrolle der Gerinnungsparameter empfohlen
Zidovudin	Fallberichte über klinisch relevante Neutropenien bei HIV-Patienten bei gleichzeitiger Gabe mit **Vancomycin**, BB-Kontrolle empfohlen

[a] Nach Vitrektomie als Tamponade
[b] Basis: Tierversuch, bei Senkung der Dosis auf 25% kein Nachweis toxischer Effekte

1.15 Lipopeptide

Empf.: Staph. aureus, alle anderen grampositiven Keime incl. multiresistente Keime; **resist.:** alle gramnegativen Keime; **UW:** Pilzinfektionen, Kopfschmerzen, Übelkeit, Erbrechen, Durchfall, Exanthem, Reaktion an Infusionsstelle, Leberenzyme ↑ (GOT, GPT, AP), CK ↑, Geschmacksstrg., supraventrikuläre Tachykardie, Extrasystolie, Flush, RR ↑/RR ↓, Obstipation, Bauchschmerzen, Dyspepsie, Glossitis, Ikterus, Pruritus, Urtikaria, Myositis, Muskelschwäche, Muskelschmerzen, Arthralgie, Vaginitis, Pyrexie, Schwäche, Erschöpfung, Schmerzen, Elektrolytstrg., Kreatinin ↑, Myoglobin ↑, LDH ↑; **KI:** bekannte Überempfindlichkeit, SS/SZ

Daptomycin Rp	HWZ 8-9h, PPB 90% PRC B, Lact ?
Cubicin *Inf.Lsg. 350, 500mg*	**Komplizierte Haut-/Weichteilinfektionen:** 1 x 4mg/kg i.v. für 10-14d; **Staph.-aureus-Bakteriämie, rechtsseitige Endokarditis mit Staph. aureus:** 1 x 6mg/kg i.v.; **DANI** GFR > 30: 100%; < 30, HD: 4mg/kg alle 48h; **DALI** Child-Pugh A, B: 100%; C: keine Daten

Wechselwirkungen	
NSAR	Exkretion von **Daptomycin** ↓ durch die Gabe von **NSARs**; Risiko einer Einschränkung der Nierenfunktion ↑ bei gleichzeitiger Gabe von **Daptomycin** mit **NSARs**
Statine/Fibrate	Risiko einer Muskel-Toxizität ↑ bei gleichzeitiger Gabe von **Daptomycin** mit **Statinen/Fibraten** (möglich), die Verwendung von **Statinen/Fibraten** sollte während der Einnahme von **Daptomycin** ausgesetzt werden

1.16 Oxazolidinone

Empf.: alle grampositiven Keime; **resist.:** alle gramnegativen Keime; **UW:** Kopfschmerzen, Juckreiz, Übelkeit, Erbrechen, Diarrhoe, Candidiasis, Mykosen, metallischer Geschmack, Blutbildveränderungen, Transaminasen ↑, aP ↑, LDH ↑, Harnstoff ↑, Lipase ↑, Amylase ↑, CK ↑, Glukose ↑, Gesamteiweiß ↓, Albumin ↓, Na ↓, Ca ↓, Kalium ↑ ↓, Bicarbonat ↑ ↓ ;
KI: bekannte Überempfindlichkeit, unkontrollierbare Hypertonie, Phäochromozytom, Karzinoid, Thyreotoxikose, bipolare Depression, schizoaffektive Psychose, akute Verwirrtheitszustände, gleichzeitige Anwendung von Serotonin-Wiederaufnahmehemmer, trizyklische Antidepressiva, Serotonin-5HT1-Rezeptor-Agonisten (Triptane), direkt oder indirekt wirkende Sympathomimetika incl. adrenerger Bronchodilatatoren, Pseudoephedrin, Phenylpropanolamin, Adrenalin, Noradrenalin, Dopamin, Dobutamin

Linezolid Rp	HWZ 5h, PPB 31%, PRC C, Lact ?
Zyvoxid *Tbl. 600mg; Gran. (5ml = 100mg); Inf.Lsg. 600mg/300ml*	**Nosokomiale, ambulant erworbene Pneumonie, schwere Haut-, Weichteilinfektionen:** 2 x 600mg p.o./i.v. für 10-14d, max. 28d, nach 14d Blutbildkontrolle; **DANI, DALI** nicht erforderlich

Laborparameter-Veränderungen (fakultativ)	
↑	Eosinophile, AP, SGOT, SGPT, LDH, Lipase, Glucose i.B. (nicht nüchtern), Kalium, Natrium, Calcium, Bili, Crea, Chlorid, Thrombozyten, Retikulozyten
↓	Leukozyten (gesamt, Neutrophile), Thrombozyten, Gesamteiweiß, Albumin, Natrium, Calcium, Kalium, Glucose i.B. (nüchtern), Chlorid, Hb, Hk, Ery

Chemische Inkompatibilitäten mit Injektions-/Infusionslösungen	
Linezolid	Amphotericin B, Chlorpromazin, Diazepam, Pentamidin, Isothionat, Erythromycinlaktobionat, Natriumphenytoin, Cotrimoxazol, Ceftriaxon

Wechselwirkungen

Sollten unter der Antibiotikatherapie Durchfälle auftreten, kann die Absorption oder der enterohepatische Kreislauf anderer AM gestört und damit deren WI beeinträchtigt werden.

Antibiotika, bakteriostatische, bakterizide	Antibakterielle WI der **bakteriziden Antibiotika** ↓ bei gleichzeitiger Gabe von **bakteriostatischen Wirkstoffen**
Antidepressiva, trizyklische	Theoretische Erwägung: Serotoninsyndrom bei gleichz. Gabe von **Linezolid** und **trizyklischen Antidepressiva** nicht ausgeschlossen
Dextromethorphan	Serotoninsyndrom b. gleichz. Gabe v. **Linezolid** u. **Dextromethorphan** (Einzelfall), keine wichtigen pharmakokinetischen WW
MAO–Hemmer	Ggs. Verstärkung der erwünschten/unerwünschten WI, da **Linezolid** selbst die MAO reversibel hemmt; Komb. möglichst vermeiden
Pseudoephedrin/ Phenylpropanolamin	RR ↑ bei gleichzeitiger Gabe von **Linezolid**; klinische Relevanz für andere **Sympathomimetika** ungeklärt
Rifampicin	Serumkonzentration von i.v.-**Linezolid** ↓ bei gleichzeitiger Gabe von i.v.-**Rifampicin**
SSRI	Fallberichte über Auftreten eines Serotoninsyndroms in Zusammenhang mit einer **Linezolid**-Therapie bei Patienten unter **SSRI** (u.a. für **Citalopram, Paroxetin, Sertralin**), Einzelfallbericht im Zusammenhang umstritten, weil nicht alle Kriterien für ein Serotoninsyndrom erfüllt waren
Tyraminhaltige Nahrungsmittel	Übermäßigen Verzehr während einer Therapie mit **Linezolid** vermeiden
Venlafaxin	Einzelfall: Serotoninsyndrom bei 85-jährigem Mann bei gleichzeitiger Gabe v. **Venlafaxin** und **Linezolid**, reversibel nach dem Absetzen
Warfarin	INR ↓ bei gleichzeitiger Gabe von **Linezolid**; klinische Bedeutung noch unklar; INR-Kontrolle und ggf. DA

1.17   Intestinale Antibiotika

Empf. (Colistin): gramnegative Bakterien (außer Proteus spp.) incl. Pseudomonas; **empf.** (Fidaxomicin): Clostridium difficile; **empf.** (Rifaximin): E. coli (ETEC, EAEC), Salmonella spp., Shigella spp., Non-V Vibrio cholerae, Plesiomonas spp., Aeromonas spp., Campylobacter spp.; **Wm/Wi** (Fidaxomicin): lokal wirksames Antibiotikum aus der Klasse der Makrozykline, bakterizid und Hemmung der RNA-Polymerase; **UW** (Colistin): Übelkeit, Erbrechen, Magenschmerzen, Diarrhoe; **UW** (Fidaxomicin): Erbrechen, Übelkeit, Obstipation; **UW** (Paromomycin): Diarrhoe, Appetitlosigkeit, Übelkeit, Erbrechen, Bauchschmerzen; **UW** (Rifaximin): Benommenheit, Kopfschmerz, Blähungen, Bauchschmerzen, Stuhldrang, Übelkeit, Erbrechen, Tenesmus ani, Erschöpfung, Pyrexie; **KI** (Colistin): bekannte Überempfindlichkeit, geschädigte Darmmukosa, FG- und NG; **KI** (Fidaxomicin): bekannte Überempfindlichkeit; **KI** (Paromomycin): bekannte Überempfindlichkeit, Myasthenia gravis, Obstipation, Ileus, Vorschädigung des Vestibular- oder Cochleaorgans, SS; **KI** (Rifaximin): Überempfindlichkeit gegen Rifaximin bzw. andere Rifamycinderivate

Colistin Rp

Colistin *Tbl. 25mg* **Diaroent Mono** *Tbl. 95mg;* *Trockensaft (1ml = 5.95mg)*	**Selektive Darmdekontamination:** 4 x 400mg p.o.; **Schulki.:** 4 x 300mg; **Jugendl.:** 4 x 300mg

Fidaxomicin Rp   HWZ 8-10h, PRC B, Lact ?

Dificlir *Tbl. 200mg*	**Clostridium-difficile-Infektion:** 2 x 200mg p.o. für 10d; **DANI, DALI** nicht erforderlich

Paromomycin Rp

Humatin *Kps. 250mg; Pulver (1Fl. = 1g)*	**Präcoma/Coma hepaticum:** 35-75mg/kg/d p.o.; **Pro. portosystemische Enzephalopathie:** 1-2g/d; **Darmdekontamination präoperativ:** 4g/d p.o. für 2d; **nichtinvasive Amöbenenteritis:** 15-100mg/kg/d p.o. für 5d; **DANI** vorsichtig dosieren

Rifaximin Rp

Rifax *Tbl. 200mg* **Rifaxan** *Tbl. 200mg* **Xifaxan** *Tbl. 200, 550mg*	**Reisediarrhoe:** 3 x 200mg p.o. für 3d, max. 2 x 400mg/d; **Hepatische Enzephalopathie:** 2 x 550mg p.o.

Wechselwirkungen

Es kann nicht ausgeschlossen werden, dass oral applizierte Aminoglykoside (incl. Paromomycin) die Absorption oder den enterohepatischen Kreislauf von Arzneimitteln, einschließlich hormonaler Kontrazeptiva, negativ beeinflussen können, die auf eine intakte Darmflora angewiesen sind, selbst wenn es keine Fallberichte darüber gibt.

Cefalotin	Nierenversagen durch gleichzeitige Gabe von **Colistin**
Digoxin	Absorption (AUC, Cmax) ↓ von **Digoxin** bei gleichz. Gabe von 1–3 g **Neomycin** (**Cave:** Keine Änderung der Situation durch zeitversetzte Gabe)[a], gleiche WW mit **Paromomycin** nicht ausgeschlossen
Fluorouracil (5 FU)	Verzögerte Absorption von **5 FU** bei gleichz. Gabe von **Neomycin** ohne Beeinflussung der therapeutischen Wirkung (12 Patienten), gleiche WW mit **Paromomycin** nicht ausgeschlossen
Methotrexat (MTX)	Absorption von **MTX** ↓ bei gleichz. Gabe von **Paromomycin/ Neomycin** (10 Pat., Mechanismus: Beeinflussung der Darmflora)
Mycophenolat-Mofetil (MMF)	AUC von **MPA**[b] ↓ bei Darmdekontamination mit **Nystatin/ Tobramycin/Cefuroxim** (6 Patienten) durch Störung des enterohepatischen Kreislaufs von **MPA**, gleiche WW mit **Paromomycin** nicht ausgeschlossen
Kohle, medizinische	Zeitversetzte Einnahme: **Rifamixin** frühestens 2h nach einer **Kohle**-Gabe
Kontrazeptiva, hormonale	Beeinflussung des enterohepatischen Kreislaufs von **Östrogenen** durch **Kohle** denkbar, bisher keine klinisch relevanten Probleme bekannt, dennoch zweite nicht hormonale Verhütungsmethode empfohlen
Muskelrelaxantien	Einzelfallbericht über verlängerte Relaxation/Atemdepression für **Pancuronium/Colistin**, Verlängerung der Erholungszeit bei gleichz. Gabe von **Pipecuronium/Colistin** (Placebo-kontrollierte Studie); Inzidenz unbekannt, sorgfältige postnarkotische Überwachung
Penicillin V	Serumkonz. des **Penicillins** ↓ (> 50%) bei gleichz. Gabe von **Neomycin**, gleiche WW mit **Paromomycin** nicht ausgeschlossen.
Sucralfat	Bildung unlöslicher Verbindungen beider Wirkstoffe bei oraler Gabe von **Colistin** zur Darmdekontamination, möglicherweise **Colistin**-Effekt ↓ (In-vitro-Daten), klin. Monitoring
Typhus-Lebendimpfstoff	Impferfolg ↓ bei gleichz. Gabe mit **Antibiotika** beobachtet, gleiche WW mit **Paromomycin** nicht ausgeschlossen.
Vancomycin	Gegenseitige Verstärkung nephrotoxischer Effekte (**Colistin-Vancomycin**) möglich, Komb. meiden (Herstellerempfehlung)

[a] Basis: pharmakokinet. Untersuchung an Gesunden, sowohl Einmal- als auch wiederholte Gabe.
[b] MPA = Mycophenolsäure (aktiver Metabolit von MMF)

1.18   Antiprotozoenmittel

Empf. (Atovaquon): Pneumocystis jirovecii; **empf.** (Pentamidin): Pneumocystis jirovecii, Leishmania, Trypanosoma; **empf.** (Pyrimethamin): Malariaplasmodien, Toxoplasma gondii; **UW** (Atovaquon): Übelkeit, Exanthem, Juckreiz, Durchfall, Erbrechen, Kopfschmerzen, Schlaflosigkeit, erhöhte Leberenzyme, Anämie, Neutropenie, Hyponatriämie, Überempfindlichkeitsreaktionen incl. Angioödem, Bronchospasmus, Enge im Rachen, Urtikaria, Fieber; **UW** (Pentamidin): i.v: Azotämie, akutes Nierenversagen, Hämaturie, lokale Reaktionen am Verabreichungsort wie Schwellung, Entzündung, Schmerz, Induration, Abszeß, Muskelnekrose, Anämie, Leukopenie, Thrombopenie, Hypoglykämie, Hyperglykämie, Diabetes mellitus, Hypermagnesiämie, Hyperkaliämie, Hypokalzämie, Hypertonie, Hypotonie, Kollaps, Hitzegefühl, Nausea, Erbrechen, Geschmacksstrg., Leberenzymem, Exanthem; inhalativ: Husten, Dyspnoe, Bronchospasmus, Giemen, Geschmacksstrg., Übelkeit; **UW** (Pyrimethamin): Übelkeit, Erbrechen, Diarrhoe, Exanthem, Kopfschmerzen, Schwindel, Anämie, Leukopenie, Thrombopenie; **KI** (Atovaquon, Pentamidin): bekannte Überempfindlichkeit; **KI** (Pyrimethamin): bekannte Überempfindlichkeit, SZ

Atovaquon Rp	HWZ 50-84h, PPB 99%, PRC C, Lact ?
Wellvone *Susp. (5ml = 750mg)*	**Pneumocystis-jirovecii-Pneumonie:** 2 x 750mg p.o.

Pentamidin Rp	HWZ 6-9h, Qo 0.95, PPB 70%, PRC C, Lact -
Pentacarinat *Inf.Lsg. 300mg*	**Pneumocystis-jirovecii-Pneumonie: Ther.:** für 14d 4mg/kg i.v. oder 300-600mg/d inhalieren; **Pro.:** 200mg über 4d, dann 300mg alle 4W inhalieren; **Leishmaniasis:** 3-4mg/kg alle 2d i.m., 10 x; **Trypanosomiasis:** 4mg/kg alle 2d i.v./i.m., 7-10 x; **DANI** s. FachInfo; **DALI** nicht erforderlich

Pyrimethamin Rp	HWZ 80-96h, Qo 1.0, PPB 80%, PRC C, Lact +
Daraprim *Tbl. 25mg*	**Toxoplasmose:** d1 100mg p.o., dann 1 x 25-50mg; **Ki.: < 3M:** 6.25mg alle 2d; **3-9M:** 1 x 6.25mg; **10M-2J:** 1 x 1mg/kg/d, max. 25mg; **3-6J:** d1 2mg/kg, dann 1mg/kg; Kombination mit Sulfadiazin! →69

Laborparameter-Veränderungen (fakultativ)

↑	**Alle Wirkstoffe außer Pyrimethamin:** SGOT, SGPT; **Atovaquon, Pentamidin:** AP; **Atovaquon:** Amyl, MetHb; **Atovaquon, Pentamidin:** Glucose i.B.; **Atovaquon, Pentamidin:** Crea i.S.
↓	Hb/Hk, Ery, Retikulozyten, Leukozyten, Granulozyten, Thrombozyten; **Atovaquon:** Natrium; **Atovaquon, Pentamidin:** Glucose i.B.

Interferenzen mit Laboruntersuchungen		
Wirkstoff	**Laborparameter**	**Art der Interferenz**
Pyrimethamin	Vitamin B12	Falsch-negatives Ergebnis
Chemische Inkompatibilitäten mit Injektions-/Infusionslösungen		
Pentamidin	Nur in Wasser zur Injektion, Glucoselösungen, NaCl 0.9% lösen	
Wechselwirkungen		
Aciclovir	Serumkonzentration von **Atovaquon** ↓; klinische Bedeutung unklar[a]	
Amiodaron	QT-Zeit ↑ bei i.v.-Gabe von **Pentamidin**	
Amphotericin B (AmB)	Risiko eines ANV bei gleichzeitiger Gabe von **Pentamidin**[c], 4 Einzelfallberichte nach parenteraler Gabe, Kontrolle der Nierenfunktion empfohlen	
Antazida	Absorption von **Pyrimethamin** ↓, zeitversetzte Einnahme! (Mindestabstand 4h); In-vitro-Adsorption von > 30% der **Pyrimethamin**-Menge an Mg^{2+}-/Ca^{2+}-haltige **Antazida**, klinische Bedeutung unklar[d]	
Antidiabetika, orale	Glucose i.B. kontrollieren und ggf. DA, lebensbedrohliche Hypoglykämie 90 min nach Einnahme von **Sulfadoxin-Pyrimethamin** (Einzelbericht, 3 Jahre alter Junge)	
Antidiarrhoika	Serumkonzentration von **Atovaquon** ↓; klinische Bedeutung unklar[a]	
Arthemeter	Cmax v. **Pyrimethamin** ↑ u. Verteilungsvolumen ↓ ohne vermehrte UW; klinische Bedeutung unklar (hohe interindividuelle Variabilität)	
Azithromycin	AUC/Cmax im Steady-State von **Azithromycin** ↓ bei gleichzeitiger Gabe von **Atovaquon**[e]; klinische Bedeutung unklar	
Benzodiazepine	Serumkonzentration v. **Atovaquon** ↓; klinische Bedeutung unklar[a]	
Cephalosporine	Serumkonzentration von **Atovaquon** ↓; klinische Bedeutung unklar[a]	
Chlorpromazin	Risiko UW/toxischer WI von **Chlorpromazin** ↑ bei gleichzeitiger Gabe von **Pyrimethamin**; klinisches Monitoring empfohlen	
Cisaprid	Arrhythmierisiko ↑ bei gleichzeitiger Gabe von **Pentamidin** (QTc-Verlängerung verstärkt ausgeprägt); klinische Bedeutung unklar	
Cotrimoxazol	Megaloblastenanämie/Panzytopenie (reversibel!!) unter gleichzeitiger Gabe von **Pyrimethamin** und **Cotrimoxazol**, Einzelfallbericht; Kombination möglichst vermeiden, sonst BB-Kontrollen empfehlen; Konzentration von **Cotrimoxazol** ↓ (geringfügig) bei gleichzeitiger Gabe von **Atovaquon**, wahrscheinlich ohne klinische Relevanz	
Dapson	Agranulozytose bei gleichzeitiger Gabe von **Dapson/Pyrimethamin**, Kombination vermeiden	

Didanosin	Verteilungsvolumen und mittlere Verweildauer von **Didanosin** ↑ / Cl$_{ren}$ von **Pentamidin** ↑ bei gleichzeitiger Gabe von **Didanosin** und **Pentamidin** (**Cave**: Tierversuche); klinische Bedeutung unklar, AUC von **Didanosin** ↑ bei gleichzeitiger Gabe von **Atovaquon**
Eisen	Antimalaria-WI der Komb. **Pyrimethamin/Sulfadoxin** ↓ bei gleichzeitiger Gabe von **Eisen**, **Eisen**-Supplement erst nach abgeschlossener Malariatherapie empfohlen
Erythromycin	Einzelfälle von Torsades de pointes bei gleichzeitiger i.v.-Gabe von **Pentamidin** u. **Erythromycin**, Kombination vermeiden
Etoposid	AUC von **Etoposid/Etoposidcatechol** ↑ bei gleichzeitiger Gabe von **Atovaquon** (P-Glycoprotein durch **Atovaquon** ↓); **Cave** bei Gabe dieser Kombination[f]
Fluconazol	Serumkonzentration von **Atovaquon** ↑; klinische Bedeutung unklar[a]
Fluorochinolone	Gegenseitige Verstärkung der QTc-Verlängerung bei gleichzeitiger Gabe von **Pentamidin** und QTc-verlängernden **Chinolonen**[g]; klinische Bedeutung unbekannt[h]
Folsäure	Dihydrofolatreduktase ↓ (**Folsäure**-Antagonismus) durch **Pyrimethamin** und damit Antagonisierung der physiologischen (pharmakologischen) WI der **Folsäure**; statt **Folsäure** Substitution des Bedarfs mit **Folinsäure**
Foscarnet	Schwere Hypokalzämie möglich bei gleichzeitiger Gabe von **Foscarnet** und i.v.-**Pentamidin**, Einzelfallberichte; Laborkontrollen und ggf. Supplementierung empfohlen
Halofantrin	Konzentration von **Halofantrin** ↑ bei gleichzeitiger Gabe von **Pyrimethamin**
Kalium (Supplemente)	**Kalium**-Bedarf u.U. ↑; Dosis des **Kalium**-Supplements nach Serum-**Kalium**-Kontrolle anpassen
Kaolin/Kaolin–Pektin	Absorption von **Pyrimethamin** ↓; zeitversetzte Einnahme empfohlen (Mindestabstand 4h)
Laxanzien	Serumkonzentration v. **Atovaquon** ↓; klinische Bedeutung unklar[a]
Levacetylmethadol	Arrhythmierisiko u.U. ↑ bei gleichzeitiger Gabe von **Pentamidin**; Kombination vermeiden
Mahlzeit, fettreiche	Mindestens Verdopplung der AUC von **Atovaquon** nach Einnahme mit einer **fettreichen Mahlzeit**
Mefloquin	Akute neurologische Symptome (bis hin zu Krampfanfällen) bei gleichzeitiger Einnahme von **Mefloquin** und **Pyrimethamin/Sulfadoxin**, Einzelfallbericht[i]; HWZ/mittlere Verweildauer von **Mefloquin** ↑ bei gleichzeitiger Gabe von **Pyrimethamin/Sulfadoxin**[b] (asiatische Population!); AUC von **Pyrimethamin** ↓ bei gleichzeitiger Gabe von **Mefloquin** (**Cave**: Tierversuche)

Metoclopramid	Serumkonzentration von **Atovaquon** ↓, klinische Auswirkungen nicht ausgeschlossen[j]
Opioide	Serumkonzentration von **Atovaquon** ↓; klinische Bedeutung unklar[a]
Paracetamol	Serumkonzentration von **Atovaquon** ↓, klinische Bedeutung unklar[a]
Penicilline	PPB ↓ von **Aztreonam** (5%) bei gleichzeitiger Gabe von **Nafcillin**[b], klinisch vermutlich wenig relevant
Prednison	Serumkonzentration von **Atovaquon** ↑; klinische Bedeutung unklar[a]
Protease-Inhibitoren	Cmin von **IDV** ↓ (geringgradig) durch die Gabe von **Atovaquon**; Konzentration von **Atovaquon** ↓ bei gleichzeitiger Gabe von **RTV** (allein)/**Ritonavir-verstärkten Protease-Inhibitoren**
Rifabutin	AUC von **Atovaquon** ↑ und AUC von **Rifabutin** ↓ bei gleichzeitiger Gabe von **Atovaquon/Rifabutin**[k]; klinisches Monitoring empfohlen
Rifampicin	AUC/Cmax von **Atovaquon** ↑ und AUC von **Rifampicin** ↓ bei gleichzeitiger Gabe von **Atovaquon/Rifampicin**[l], klinisches Monitoring empfohlen; WI von **Chloramphenicol** ↓ (Serumkonzentration ↓[m], Metabolismus ↑); Kombination vermeiden
Sulfonamide	Risiko von Anämien/Zytopenien ↑ bei gleichzeitiger Gabe von **Pyrimethamin**; Einzelfallberichte für **Sulfafurazol**, Kombination möglichst vermeiden, sonst BB-Kontrollen empfohlen; Stoffwechsel von **Sulfamethoxazol** ↓ über CYP2C9 durch **Atovaquon**, vermutlich ohne klinische Bedeutung
Terfenadin	Arrhythmierisiko ↑ bei gleichzeitiger Gabe von **Pentamidin** (gegenseitige Verstärkung der QTc-Verlängerung); klinische Bedeutung unklar, Kombination vermeiden
Tetracycline	Verminderung der Serumkonzentration von **Atovaquon** bei gleichzeitiger Gabe mit **Tetracyclin**[n], in vitro: Verstärkung der antiparasitären Wirkung von **Atovaquon** durch **Doxycyclin**
Trimethoprim (TMP)	Risiko von BB-Störungen ↑ bei gleichzeitiger Anwendung von **TMP** und **Pyrimethamin** (Dosis > 25mg/W); BB-Kontrolle empfohlen
Zalcitabin	Fatale fulminante Pankreatitis bei gleichzeitiger Gabe von **Zalcitabin** und **Pentamidin** i.v.; Einzelfallbericht, Kombination vermeiden
Zidovudin	Risiko UW/toxischer WI von **Zidovudin** ↑ bei gleichzeitiger Gabe von **Atovaquon** (Glukuronidierung von **Zidovudin** ↑, AUC um 31% ↑, Cl um 25% ↓), klinische Kontrolle empfohlen; Antagonisierung der WI von **Pyrimethamin** durch **Zidovudin** (**Cave**: Toxoplasmose-Infektionsmodell), klinische Bedeutung unklar

a Aus US bei AIDS-Patienten: Erhöhung/Erniedrigung der Konz. um < 7µg/ml wahrscheinlich klin. ohne Auswirkungen

b Basis: pharmakokinetische Untersuchung an gesunden Probanden

c Nach inhalativer Gabe von Pentamidin nicht beobachtet, wahrscheinlich sind die nach Inhalation erreichten Serumkonz. zu niedrig, um einen solchen Effekt auszulösen.

d Zeitversetzte Einnahme aus Sicherheitsgründen sinnvoll

e Basis: kleine pharmakokinetische Studie an HIV-infizierten Kindern

f Die Entwicklung einer etoposidinduzierten sekundären myeloischen Leukose hängt von kleinen Veränderungen im Dosierungsschema und von Komedikationen ab. Das ist insbesondere bei Komedikation von Arzneimitteln zu bedenken, die Substrate von CYP3A4 oder P-Glycoprotein sind.

g Moxifloxacin

h Vermutl. nur von theoret. Interesse, aber Monitoring bei vorbestehenden Veränderungen im Erregungsbildungs- und -leitungssystem empfohlen, wenn derartige Komb. nicht vermieden werden können

i Es handelt sich um einen Fallbericht eines Pat., der die Dosierung seiner zur Prophylaxe verordneten Malariamittel eigenmächtig verändert hat.

k Konz. um mehr als 7µg/ml ↓ (durchschnittliche Steady-State-Konz.: 14.8µg/ml)

k Veränderungen: Atovaquon ca. 34% ↓, Rifabutin nur geringgradig ↑

l Veränderungen: Atovaquon ca. 50% ↓, Rifampicin ca. 30%↑

m Serumkonz. um mehr als 75% ↓!

n Unklar, ob auch Doxycyclin auf die Kinetik von Atovaquon wirkt

1.19   Weitere Antibiotika

empf. (Fosfomycin): Staphylokokken, Streptokokken, Escherichia coli, Enterobacter, Proteus, Pseudomonas aeruginosa, Neisseria, Haemophilus influenzae, Citrobacter, Serratia;
resist. (Fosfomycin): Morganella, Bacteroides

Fosfomycin Rp	HWZ 2h, Qo 0.1, keine PPB, PRC B, Lact ?
Infectofos *Inf.Lsg.* 2, 3, 5, 8g **Monuril** *Btl.* 3g	**Atemwegs-, HNO-, Harnwegs-, Gallenwegs-, Haut-, Weichteil-, Knocheninfektionen, Meningitis, Sepsis, Endokarditis:** 2-3 x 3-5g i.v., max. 20g/d; **Ki < 4W:** 100mg/kg/d in 2ED i.v.; **5W-1J:** 200-250mg/kg/d in 3ED; **1-12J:** 100-200mg/kg/d in 3ED, max. 300mg/kg/d; **DANI** GFR 45: 80%; 8: 40%; 2: 20%; 0.5: 10%; **unkomplizierte Harnwegsinfektion:** 1 x 3g p.o.; **DANI** GFR < 80: KI

Laborparameter-Veränderungen (fakultativ)

↑ ↑	SGOT, SGPT; Natrium, Eisen
↓ ↓	Hb/Hk, Ery, Retikulozyten, Leukozyten, Granulozyten, Thrombozyten, Kalium

Chemische Inkompatibilitäten mit Injektions-/Infusionslösungen

Fosfomycin	Nur in Wasser zur Injektion, Glucose 5% oder Glucose 10% lösen

Wechselwirkungen	
Aminoglykoside	Nephrotoxizitiät von **Amikacin**↓ bei gleichzeitiger Gabe von **Fosfomycin** (**Cave:** Tierversuche), klinische Bedeutung unklar
Amphotericin B (AmB)	Nephrotoxizität von **AmB**↓ bei gleichzeitiger Gabe von **Fosfomycin** (Verlust von Tubuluszellen↓; **Cave:** Tierversuche), klinische Bedeutung unklar
Metoclopramid	WI von **Fosfomycin**↓ (Mechanismus: GI-Motilität↑), für die Anwendung bei unkompliziertem HWI wahrscheinlich nicht relevant[a]
Probenecid	Cl_{ren} von **Fosfomycin**↑ bei gleichzeitiger Gabe von **Probenecid** (tubuläre Sekretion↑)[b], klinische Bedeutung unklar
Vancomycin	Unterdrückung der **Vancomycin**-induzierten Nephrotox. durch **Fosfomycin** (Mechanismus?; **Cave:** Tierversuche); klinische Bedeutung unklar

[a] Urinkonzentrationen trotz reduzierter Absorption höher als die MHK empfindlicher Erreger
[b] Basis: pharmakokinetische Untersuchung an gesunden Probanden

2   Tuberkulostatika

2.1   Monopräparate

Empf. (EMB): M. tuberculosis, M. kansasii, M. avium-intracellulare;
empf. (INH): M. tuberculosis, M. kansasii; **empf.** (PTH): M. tuberculosis, M. kansasii, M. leprae;
empf. (PZA): M. tuberculosis; **empf.** (RMP): M. tuberculosis, grampositive Kokken,
Legionellen, Chlamydien, M. leprae, Meningokokken, Gonokokken, Haemophilus influenzae,
Bacteroides; **empf.** (SM): M. tuberculosis, Brucellen, Yersinia pestis, Francisella tularensis;
UW (EMB): N.-opticus-Schädigung, Transaminasen↑, allergische Reaktionen;
UW (INH): periphere Neuropathie, Transaminasen↑, Akne, Leukopenie, Mikrohämaturie;
UW (PTH): gastrointestinale Strg., Transaminasen↑, allergische Reaktionen;
UW (PZA): Hyperurikämie, Transaminasen↑, Erbrechen, Strg. der Hämatopoese;
UW (RMP): Transaminasen↑, Cholestase, Rotfärbung des Urins, Neutro- und Thrombopenie,
Nierenversagen; **UW** (SM): Schädigung des N. vestibularis, Nephrotoxizität;
KI (EMB): Vorschädigung des N. opticus; **KI** (INH): akute Lebererkrankung, periphere
Neuropathien; **KI** (PTH): schwere Leberfunktionsstrg., SS; **KI** (PZA): schwere
Leberfunktionsstrg.; **KI** (RMP): schwere Leberfunktionsstrg., SZ; Cave in SS;
KI (SM): schwere Niereninsuffizienz, Innenohrschädigung, SS/SZ

Ethambutol (EMB) Rp	HWZ 2.5-4h, Q0 0.8, PPB 10-20%, PRC B, Lact +
EMB-Fatol Tbl. 100, 250, 400, 500mg; Inf.Lsg. 1000mg/10ml **Myambutol** Tbl. 400mg; Amp. 400mg/4ml	**TBC:** 1 x 25mg/kg p.o./i.v./i.m., nach 2-3M 1 x 20mg/kg; **DANI** GFR 40-75: 1 x 15mg/kg; 30-39: 15mg/kg alle 2d; < 30: nach Serumspiegel

Isoniazid (INH) Rp	HWZ 0.7-4h, Q0 0.6, PPB 30%, PRC C, Lact +
Isozid Tbl. 50, 100, 200mg; Inf.Lsg. 0.5g **tebesium-s** Inf.Lsg. 100, 250mg	**TBC: Therapie:** 1 x 5mg/kg p.o./i.v.; 15mg 2-3 x/W; **Ki.:** 1 x 200mg/m² KOF; **Pro.:** 500mg p.o./i.v. für mindestens 6-9M; **Ki.:** 15mg/kg 3 x/W p.o., 5mg/kg/d i.v.; **DANI** nicht erforderlich, evtl. 1-2d/W Pause; **DALI** max. 100-200mg/d

Protionamid (PTH) Rp	HWZ 1-2h, keine PPB
Peteha Tbl. 250mg	**TBC:** 10-15mg/kg p.o. in 1-3ED; **Ki.** < **4J:** 25mg/kg p.o.; **5-8J:** 20mg/kg; > **9J:** 15mg/kg; **DANI** 2-3 x/W 1g p.o.; **DALI** KI

Pyrazinamid (PZA) Rp	HWZ 9-23h, Q0 1.0, PPB 50%, PRC C, Lact ?
Pyrafat Tbl. 500mg **Pyrazinamid** Tbl. 500mg	**TBC:** 1 x 20-30mg/kg p.o., max. 2.5g/d für 2-3M; **Ki.** 1 x 30mg/kg p.o., max. 1.5g/d; **DANI** 2 x/W 3g; **DALI** KI bei schwerer Fktsstrg.

Rifampicin (RMP) Rp	HWZ 2-3h; Q₀ 0.85, PPB 90%, PRC C, Lact -
Eremfat Tbl. 150, 300, 450, 600mg; Saft (5ml = 100mg); Inf.Lsg. 300, 600mg **Rifampicin Hefa** Tbl. 450mg	**TBC:** 1 x 10mg/kg p.o./i.v., max. 750mg/d; **Ki.** < 2M: 10mg/kg; 2M–6J: 15mg/kg; > 6J: 10-20mg/kg, max. 450mg/d; **andere Infektionen:** 600-1200mg/d p.o./i.v. in 2-3ED; **Meningokokken-Pro.:** 2 x 600mg p.o. für 2d; **Ki. 3–11M:** 2 x 5mg/kg für 2d; **1–12J:** 2 x 10mg/kg für 2d; **DANI** nicht erforderlich; **DALI** KI bei schwerer Funktionsstrg.
Streptomycin (SM) Rp	HWZ 2.5h, Q₀ 0.04, PPB 32-35%, PRC D, Lact +
Strepto-Fatol Inj.Lsg. 1g **Strepto-Hefa** Inj.Lsg. 1g	**TBC, Brucellose, Tularämie:** 1 x 15mg/kg i.m.; > 50J: 1 x 0.5g/d; **Ki.** < 3M: 1 x 10mg/kg, max. 50mg/d; 3–6 M: 1 x 15-25mg/kg; 0.5–12J: 1 x 20-30mg/kg, max. 1g/d; **Enterokokken-Endokarditis:** 1 x 2g für 10-14d; **DANI** GFR 50-60: 1g alle 40h; 40-50: 1g alle 60h; 30-40: 1g alle 72h; < 30: KI; HD: zusätzlich 3.5-5mg

Laborparameter-Veränderungen (fakultativ)

Für Ethambutol

↑	Crea i.S., Harnstoff i.S., Eiweiß i.U., Harnsäure i.S.
↓	Leukos, Neutrophile, Thrombos

Für INH/Pyrazinamid

↑	Leberfunktionsparameter

Für Rifampicin

↑	Crea i.S., Leberfunktionsparameter
↓	Blutbild, Thrombos

Für Streptomycin

↑	SGOT, SGPT, Bili i.S., Eiweiß i.U., Harnsäure i.S., Glucose i.B., Leuko, Eos
↓	Hb/Hk, Leukos, Thrombos, Prothrombin, Fibrinogen, Glucose i.B.

Interferenzen mit Laboruntersuchungen

Wirkstoff	Laborparameter	Art der Interferenz
RMP	Vitamin B12, Folsäure (mikrobiol. Bestimmungsmethoden)	Ergebnis nicht verwertbar

| SM | Aminosäuren i.U. (Ninhydrin-Reaktion), Glucose i.U. (Kupferoxid-Methode oder mit Benedikt-Reagens) | Falsch-positive Ergebnisse |
| | Harnsäure-N i.S. (Berthelot-Reaktion) | Falsch-negative Ergebnisse |

Chemische Inkompatibilitäten mit Injektions-/Infusionslösungen

INH	Kann mit allen gängigen Basisinfusionslösung, sowie anderen Tuberkulostatika (SM, PTH, PAS) gemischt bzw. gemeinsam appl. werden, inkompatibel mit RMP, Mischung mit EMB Kompatibilität abhängig von den Bedingungen (Vorsicht)
PTH	Rifampicin, PAS; Mischung mit EMB und INH möglich
RMP	Diltiazem[c], EMB, Isoniazid, Minocyclin-HCl, Streptothenat, Tramadol[c]
SM	Calciumglukonat, NaHCO₃, Heparin-Na, Procain-HCl, Riboflavin, Barbiturate, Nitrofurantoin, Sulfonamide, Penicilline (In-vitro-Inaktivierung), Rifampicin, Isoniazid

[c] Nicht über das gleiche Y-Stück applizieren.

Wechselwirkungen

Sollten unter der Antibiotikatherapie Durchfälle auftreten, kann die Absorption oder der enterohepatische Kreislauf anderer Arzneimittel gestört und damit deren WI beeinträchtigt werden. Bei Gabe von Streptomycin ist im Wesentlichen mit den gleichen WW zu rechnen, die bei parenteraler Anwendung von Aminoglykosiden bekannt sind (→ S. 56).

Abführmittel	INH-Absorption ↓ bei Na₂SO₄/Ricinusöl als Abführmittel, klin. Bedeutung fraglich
ACE-Hemmstoffe	Antihypertensive WI von Enalapril ↓ bei gleichzeitiger Gabe von RMP (Konzentration von Enalaprilat ↓), Einzelfallbericht; RR-Kontrolle empfohlen; reduzierte Plasmakonzentrationen der aktiven Metabolite von Imidapril und Spirapril bei gleichzeitiger Gabe von RMP (s. Enalapril)
Acetylsalicylsäure	Halbwertszeit der Salicylsäure ↑ bei gleichz. Gabe von INH (kl. Studie, möglicherweise höchstens für thrombozyten-aggregationshemmende Dosierungen von Bedeutung)
Aliskiren	Aliskiren-Konz./Wirkung ↓ bei gleichz. Gabe von RMP (WW über pGP, klin. Studie), klin. Kontrolle und ggf. DA

Alkohol	Inzidenz der arzneimittelbedingten Hepatitis ↑ bei INH + Alkohol (Mechanismus und Häufigkeit von SUE unbekannt); WI von INH u.U.↓ bei Alkoholikern (Metabolismus von INH↑), dazu Risiko von Neuropathien/Leberschäden↑; ANV (Einzelfallbericht, bei Alkoholikern grundsätzlich keine INH-Monotherapie; Alkoholtoleranz↓ bei gleichzeitiger Gabe von PTH; u.U. Risiko ophthalmologischer Komplikationen unter EMB↑ bei Alkoholkonsum, Einzelfallbericht; psychotische WI unter Etionamid bei exzessivem Alkoholkonsum (wegen chemischer Verwandtschaft auch bei PZA möglich); Risiko hepatotoxischer Effekte↑ auch für RMP denkbar
Allopurinol	Versagen der Allopurinoltherapie (Gicht) bei gleichzeitiger Gabe von PZA (Pyrazinsäure-Kumulation, Harnsäureexkretion somit gehemmt); Kombination vermeiden
Aminosalicylsäure (PAS)	WI von RMP↓ (Absorption↓)[b]; Kombination vermeiden, sonst zeitversetzte Einnahme[a] empfohlen; Serumkonzentration von INH ↑ bei gleichzeitiger Gabe von PAS (evtl. Verdrängung aus der PPB)
Amiodaron	WI von Amiodaron↓ bei gleichzeitiger Gabe von RMP (Metabolismus von Amiodaron↑); Einzelfallbericht
Antazida	Eventuell Absorption von EMB/RMP/PZA↓; Bedeutung fraglich, für PZA ohne Bedeutung
Antazida, Al-haltige	Absorption von INH↓ (widersprüchliche Befunde); zeitversetzte Einnahme!
Antidepressiva (SSRI)	Therapieabbruchrate bei Komb. SSRI/INH höher als bei Gabe von SSRI oder INH allein (klin. Studie an HIV-Pat.), vermutlich Risiko UW ↑ (Basis: evtl. MAO ↓ durch INH o. Metabolismus der SSRI↓); SSRI-Entzugssyndrom bei einem Pat. unter Sertralin nach Beginn einer RMP-Therapie (Einzelfall); verminderte Wirkung von Citalopram bei gleichz. Gabe von RMP; für Paroxetin vorhergesagt
Antidepressiva, trizyklische	WI von Amitriptylin/Nortriptylin ↓ bei gleichzeitiger Gabe von RMP (Abbau von TCA u.U.↑), 2 Einzelfallberichte, klinische Therapiekontrolle und TDM; Risiko UW der TCA ↑ bei gleichzeitiger Gabe von INH (Basis: MAO-Hemmung durch INH), klinische Bedeutung unklar, klinische Überwachung empfohlen
Antidiabetika, orale (A10BX)[b]	Ausscheidung von Repaglinid ↑ unter gleichzeitiger Gabe von RMP (Metabolismus↑); Therapiekontrolle empfohlen; veränderte Kinetik von Nateglinid bei gleichzeitiger Gabe von RMP, Auswirkung auf die Glucosekontrolle unklar
Antidiabetika, orale (Glitazone)	AUC und Cmax ↓ von Pio- und Rosiglitazon bei gleichzeitiger Gabe von RMP[j], Ausscheidung des aktiven Pioglitationmetaboliten↑, Konzentration↑ des aktiven Metaboliten von Rosiglitazon

Antidiabetika, orale (Sulfonylharnstoffe)	WI von **Glyburid/Glimepirid/Glibenclamid/Gliclazid/Tolbutamid** ↓ bei gleichzeitiger Gabe von **RMP** (Metabolismus ↑); Kontrolle der Glucose i.B. und ggf. DA; Auswirkungen von **INH** auf die Glucosekonzentrat. möglich (Einzelfälle), Kontrollen notwendig
Antiepileptika (Hydantoin-Derivate)	**Mephenytoin**: WI von **Mephenytoin** ↓ bei gleichzeitiger Gabe von **RMP** (Metabolismus ↑); TDM empfohlen; **Phenytoin**: Risiko UW/ toxischer WI von **DPH** ↑ bei gleichzeitiger Gabe von **INH**[d] (Metabolismus von **DPH** evtl. ↓); WI von **DPH** ↓ bei gleichzeitiger Gabe von **RMP** (Metabolismus ↑) bei Kombinationstherapien aus **INH** und **RMP** überwiegt der pharmakokinetische Effekt von **RM**; TDM und ggf. DA empfohlen
Antiestrogene	**Tamoxifen**[i]: WI von **Tamoxifen** ↓ bei gleich. Gabe von **RMP** (Metabolismus ↑); **Toremifen**: WI von **Toremifen** ↓ bei gleich. Gabe von **RMP** (Metabolismus ↑); Kombination möglichst vermeiden
Antihistaminika	Konz. von Ebastin ↓ bei gleich. Gabe von RMP/(WW über CYP3A4); orale Verfügbarkeit von **Fexofenadin** ↓ bei gleichzeitiger Gabe von **RMP** (Ursache: Induktion des intestinalen P-Glykoproteins)
Antihypertensiva	Parästhesien, Unruhezustände, hypotone Krisen bei gleichzeitiger Gabe von **SM** möglich[d]
Antikoagulanzien, orale	Gerinnungshemmung durch **Warfarin** ↑ bei gleich. Gabe von **INH**, Einzelfallbericht und Tierversuche, Überwachung der Gerinnungsparameter empfohlen; Gerinnungshemmung ↓ bei gleich. Gabe von **RMP** (Metabol. der Antikoagulanzien[e] ↑), Kontrolle der Gerinnungsparameter und ggf. DA, u.U. Gerinnungshemmung ↑ bei gleich. Gabe von Streptomycin (dynam. WW)
Antimykotika (Azole)	WI von **Fluconazol/Itraconazol** ↓ bei gleichzeitiger Gabe von **RMP** (Metabolismus ↑), Kombination möglichst vermeiden; verminderte Bildung eines toxischen **Dapson**metaboliten, möglicherweise weniger **Dapson**-UW bei gleichzeitiger Gabe von **Fluconazol**
Antineoplastische Mittel, andere Bexaroten, Irinotecan	**Bexaroten**: Plasmakonz. ↓ bei gleichzeitiger Gabe von **RMP**; **Irinotecan**: Bildung zweier aktiver Metabolite ↓ bei Anwesenheit von **RMP** (Einzelfallbericht), klinische Bedeutung unklar
Aprepitant	AUC ↓ bei gleichzeitiger Gabe von **RMP**, mangelnde Wirksamkeit wahrscheinlich
Atovaquon	Serumkonzentration von Atovaquon ↓, aber von **RMP** ↑, klinische Bedeutung unklar, Therapiekontrolle empfohlen

Barbiturate	WI der Barbiturate ↓ bei gleichzeitiger Gabe von **RMP** (Metabolismus der Barbiturate ↑); bei Verwendung als Antikonvulsivum (Phenobarbital) TDM und DA, sonst Kombination vermeiden; **RMP**-Spiegel ↓ bei gleichzeitiger Gabe von **Phenobarbital**, wahrscheinlich ohne klinische Bedeutung
Bedaquilin	Bedaquilin-Konz. ↓ bei gleichz. Gabe von **RMP**, klin. Bedeutung unklar
Benzodiazepine	Risiko UW/toxischer WI von **Diazepam** (nach i.v.-Gabe)/**Midazolam** ↑ bei gleichzeitiger **INH**-Therapie (Abbau der Benzodiazepine ↓); wahrscheinlich auch **Triazolam**; WI von **Diazepam** (i.v. und oral)/**Triazolam/Nitrazepam/Midazolam** (oral) ↓ bei gleichzeitiger Gabe von **RMP** (Metabolismus der Benzodiazepine ↑)[n]
Betarezeptoren-blocker	WI von **Propranolol/Metoprolol** ↓ bei gleichzeitiger Gabe von **RMP** (Metabolismus des Betablockers ↑), analoges Verhalten denkbar für **Bisoprolol, Carvedilol, Celiprolol** und **Talinolol**, Kontrolle der kardiovaskulären Situation empfohlen; WI von **Atenolol** ↓ bei gleichzeitiger Gabe von **RMP** (Einzelfallbericht); Ausscheidung von **INH** ↓ bei gleichzeitiger Gabe von **Propranolol**
Bortezomib	Konz. ↓ bei gleichz. Gabe von **RMP**, aber ohne klin. Auswirkungen (kl. Studie)
Bunazosin	Antihypertensive WI von **Bunazosin** stark ↓ (Abbauinduktion) bei gleichzeitiger Gabe von **RMP**
Bupropion	AUC von Bupropion/Hydroxybupropion ↓ bei gleichz. Gabe von **RMP**, klin. Kontrolle empfohlen, ggf. DA
Buspiron	WI von **Buspiron** ↓ bei gleichzeitiger Gabe von **RMP** (Abbau von **Buspiron** ↑, Induktion von CYP3A4)[j]; Kombi. möglichst vermeiden
Calciumantagonisten (Dihydropyridine)	Blutdrucksenkende WI von **Nifedipin/Nisoldipin** ↓ bei gleichz. Gabe von **RMP**, Einzelfallserien (**Nifedipin**), Einzelfallbericht (**Nisoldipin**)[j]; RR-Kontrolle empfohlen; Achtung: möglicherweise auch bei weiteren Dihydropyridinen
Carbamazepin (CBZ)	Risiko UW/toxischer WI ↑ bei Kombination **INH/CBZ** (gegenseitige Beeinflussung des Metabolismus), Kombination möglichst vermeiden, sonst Leberfunkt. überwachen u. TDM von **CBZ**, WW mit **RMP** möglich, Richtung abhängig von Begleitmedikation, TDM von **CBZ**
Caspofungin	Talspiegel von **Caspofungin** ↓ bei gleichzeitiger Gabe von **RMP** (Einzelfallbericht über Therapieversagen von **Caspofungin**)
Chinidin	WI von **Chinidin** ↓ bei gleichzeitiger Gabe von **RMP** (Metabolismus ↑); Therapiekontrolle empfohlen
Chinin	WI von Chinin ↓ bei gleichzeitiger Gabe von **RMP** (Metabolismus ↑)[j]; Therapiekontrolle empfohlen

Chinolone	Zunahme der BV von INH bei gleichz. Gabe von Ciprofloxacin; Absorption und Exkretion von INH ↑ bei gleichz. Gabe von **Pefloxacin**, klinische Bedeutung beider Beobachtungen unklar; **RMP** beeinflusst u.a. Cipro-, Gati-, Moxi- und Pefloxacin, aber ohne klin. Auswirkungen
Chloramphenicol	Serumkonzentration ↓, bei gleichzeitiger Gabe von **RMP** (4 Einzelfälle, Kinder); möglicherweise antibakt. Antagonismus bei gleichz. Gabe von Chloramphenicol/**Streptomycin**
Chlorpromazin	Abbau von INH ↓
Chlorzoxazon	Risiko UW/toxischer WI von **Chlorzoxazon** ↑ bei gleichzeitiger Gabe von INH (Clearance ↓, Symptomatik: Kopfschmerzen, Übelkeit, Sedierung)[k]
Ciclosporin	WI von CyA ↓ bei gleichzeitiger Gabe von **PZA** (möglicherweise Metabolismus ↑), Einzelfallbericht; akute Myopathie (evtl. additiv) bei Kombination von **CyA/PZA**, Einzelfallbericht; WI von CyA ↓ bei gleichzeitiger Gabe von **RMP** (intestinaler/hepat. Metabolismus von CyA ↑, CYP3A4), Kombination vermeiden, sonst Anpassung der CyA-Dosis bis zur gewünschten klinischen WI[q]; TDM empfohlen; CyA/EMB wahrscheinlich keine klinisch relevante WW; INH: widersprüchliche Datenlage, TDM von CyA empfohlen
Cimetidin	WI von **Cimetidin** ↓ bei gleichzeitiger Gabe von **RMP**; Bedeutung fraglich
Cinacalcet	Plasmakonzentration ↓, bei gleichzeitiger Gabe von **RMP**
Clofibrat	WI von **Clofibrat** ↓ bei gleichzeitiger Gabe von **RMP** (Metabolismus ↑); Überwachung durch Kontrolle der Fettstoffwechselparameter empfohlen
Clopidogrel	Bioaktivierung/Wirkung von Clopidogrel ↑ bei gleichz. Gabe von **RMP**, Ausmaß nicht bekannt
Clozapin	WI von **Clozapin** ↓ bei gleichzeitiger Gabe von **RMP** (Metabolismus ↑, Induktion von CYP1A2, CYP3A); Einzelfallbericht[l]
Coffein	Renale Exkretion von PZA ↑ bei gleichzeitiger Gabe von Coffein[n]; klinische Bedeutung unklar
Corticosteroide	WI der **Corticoide** ↓ (Metabolismus ↑) bei gleichzeitiger Gabe von **RMP**, Kombination möglichst vermeiden, sonst Anpassung der Corticoiddosis bis zur gewünschten klinischen WI[p]; renale Clearance von INH ↑ bei gleichzeitiger Gabe von **Prednisolon** (bei Langsamacetylierern Acetylierung ↑)[i]; klinische Bedeutung unklar
Cotrimoxazol	Risiko UW/tox. WI von **RMP** ↑ (Metabolismus ↓ oder Verdrängung aus der PPB); klinische Therapiekontrolle empfohlen, Serumkonzentration von **Cotrimoxazol** ↓ bei HIV-Pat. unter **RMP**

Cyclooxygenase-II-Hemmer	Beeinflussung des Stoffwechsels der Wirkstoffe (u.a. **Celecoxib**, **Etoricoxib**, **Valdecoxib**[m]) durch **RMP** (entweder beschleunigter Abbau oder verstärkte Bioaktivierung); **Rofecoxib**: WI von **Rofecoxib** ↓ bei gleichz. Gabe von **RMP** (Metabolismus↑); DA
Cycloserin	ZNS-UW↑ bei Kombination mit **INH** (v.a. Schwindel, Benommenheit, Krampfbereitschaft); Therapiekontrolle! Information des Pat.: Fahrtüchtigkeit ↓
CYP3A4-Induktoren	Vorsicht bei gleichz. Gabe von **RMP**, möglicherweise Plasmakonz. von **RMP** ↓
CYP3A4-Substrate	Vorsicht bei gleichzeitiger Gabe von **RMP** entweder Abbau ↑ oder Bioaktivierung ↓ je nach Wirkstoff
Dabigatran	AUC/C_{max} von Dabigatran ↓ bei gleichz. Gabe von **RMP**, Therapiekontrolle empfohlen
Dapson	WI von **Dapson**↓ bei gleichzeitiger Gabe von **RMP** (Metabolismus↑), **Cave:** bei der Prophylaxe und Therapie von **Pneumocystis-carinii**-Infektionen, für die Lepratherapie wahrscheinlich ohne Bedeutung[r]
Deferasirox	AUC↓, bei gleichzeitiger Gabe von **RMP**
Diclofenac	Serumkonzentration von **Diclofenac** ↓ bei gleichzeitiger Gabe von **RMP**, Bedeutung unklar
Dihydralazin	WI-Verstärkung von **Dihydralazin** bei gleichz. Gabe von **INH** infolge konkurrier. Abbauwege (N-Acetylierung); RR-Kontrolle empfohlen
Diltiazem	WI von **Diltiazem**↓ bei gleichz. Gabe von **RMP**, Einzelfallbericht und Studie an gesunden Probanden; klinische Kontrolle empfohlen
Disopyramid	WI von **Disopyramid** ↓ bei gleichzeitiger Gabe von **RMP** (Metabolismus↑); Kombination möglichst vermeiden
Disulfiram	Psychotische Episoden, Ataxie bei gleichzeitiger Gabe von **INH** (veränderter Dopaminstoffwechsel); Kombination vermeiden
Docetaxel	Plasmakonzentration von **RMP** ↑ bei gleichzeitiger Gabe von **RMP**
Eltrombopag	UW-Risiko von **RMP** ↑ bei gleichz. Gabe vom Eltrombopag (WW durch Hemmung des Transporters OATP1B1, theoret. Erwägung), klin. Kontrolle empfohlen
Endothelinrezeptorantagonisten	Zu Beginn der gleichz. Gabe von **RMP** deutlicher Anstieg der Konz. von Ambrisentan/Bosentan, unter steady state-Bedingungen deutliche Reduktion der **Bosentan**konz., DA empfohlen, **Ambrisentan** im steady state wenig betroffen
Etanercept	Optikusneuritis bei gleichz. Gabe von **INH** und Etanercept (Einzelfallbericht)

Ethionamid	Bei Kombination mit **INH** psychot. Reaktionen möglich, klinische Bedeutung unklar
Ethosuximid	Risiko UW/toxischer WI von **Ethosuximid** ↑ bei gleichzeitiger Gabe von **INH** (Plasmakonz. ↑); Einzelfallbericht mit psychotischen Symptomen (Rückbildung nach Absetzen von **INH**)
Exemestan	Plasmakonzentration ↓ bei gleichzeitiger Gabe von **RMP**
Ezetimib	**Ezetimib**-Konzentration ↓ bei gleichzeitiger Gabe von **RMP** (Einzeldosis **RMP** ohne Auswirkungen auf **Ezetimib**-WI, wiederholte Gabe von **RMP** Auslöschen der **Ezetimib**-WI); Therapiekontrolle empfohlen
Fenyramidol	Abbau von **INH** ↓
Fesoterodin	AUC/C_{max} des akt. Metaboliten von Fesoterodin ↓ bei gleichz. Gabe von **RMP**
Gestagene	Kontrazeptive Sicherheit ↓ bei gleichzeitiger Gabe von **RMP**, zusätzliche nichthormonale Verhütungsmethode notwendig; für andere Indikationen Hormondosis anpassen
Haloperidol	Risiko UW/toxischer WI von **Haloperidol** ↑ bei gleichzeitiger Gabe von **INH** (möglicherweise Metabolismus von **Haloperidol** ↓); WI von **Haloperidol** ↓ bei gleichzeitiger Gabe von **RMP** (Metabolismus ↑), klinische Therapiekontrolle empfohlen
Herzglykoside	WI v. **Digitoxin** (Metabolismus ↑) u. **Digoxin** ↓ (Bioverfügbarkeit ↓ aufgrund der Induktion des P-Glykoproteins durch **RMP**) bei gleichzeitiger Gabe v. **RMP**; TDM, klin. Überwachung u. ggf. DA empfohlen
HIV-Integrasehemmer	Konz. von **Raltegravir** ↓ bei gleichz. Gabe von **RMP**, DA empfohlen; ähnl. WW für **Elvitegravir** zu erwarten
HMG-CoA-Reduktase-Hemmer	WI von **Atorvastatin/Fluvastatin/Lovastatin/Simvastatin** ↓ bei gleichzeitiger Gabe von **RMP** (Metabolismus ↑); klinische Relevanz der WW nicht eindeutig bestimmt, Therapiekontrolle über Fettstoffwechselparameter empfohlen[s]
5HT3-Antagonisten	WI von **Dolasetron/Ondansetron** ↓ bei gleichzeitiger Gabe von **RMP** (Metabolismus ↑), klinische Effektkontrolle empfohlen; für **Granisetron/Tropisetron** nicht ausgeschlossen[i]
Hydroxychloroquin	WI von Hydroxychloroquin ↓ bei gleichzeitiger Gabe von **RMP** (Metabolismus ↑); Einzelfallbericht
Hypnotika/Sedativa (Benzodiazepin-verwandte Mittel)	**Zaleplon:** WI von **Zaleplon** ↓ bei gleichz. Gabe von **RMP** (Metabolismus ↑)[ab], Therapiekontrolle empfohlen; **Zolpidem:** WI von **Zolpidem** ↓ bei gleichz. Gabe von **RMP** (Metabolismus ↑)[f]; Kombination möglichst vermeiden; **Zopiclon:** WI von Zopiclon ↓ bei gleich. Gabe v. **RMP** (Metabolismus ↑); Komb. möglichst vermeiden

Immunsuppressiva, selektive	**Everolimus**: WI von **Everolimus** ↓ bei gleichz. Gabe von **RMP** (Metabolismus ↑; Transport über P-Glykoprotein ↑), theoretische Erwägung, Therapiekontrolle empfohlen; **Leflunomid**: Risiko UW/ toxischer WI von **Leflunomid** ↑ bei gleichzeitiger Gabe von **RMP** (Bioaktivierung ↑ mit Kumulation des aktiven Metaboliten)[u]; klinische Bedeutung noch unklar; **Mycophenolat Mofetil** (MMF): MPA[v] ↓ bei gleichzeitiger Gabe von **RMP**, aber gleichzeitig Metabolite von **MMF** ↑, die für UW verantwortlich gemacht werden, Therapiekontrolle empfohlen; **Sirolimus**[n]: WI von **Sirolimus** ↓ bei gleichzeitiger Gabe von **RMP** (Metabolismus ↑)[ae]; Komb. möglichst vermeiden, sonst TDM u. DA empfohlen
Inhalations- anästhetika	Möglicherweise nephrotoxische WI (Fluoridanfall aus dem **Enfluran**abbau ↑) bei gleichzeitiger Gabe von **INH**; Kombination vermeiden, große interindividuelle Variabilität; auch für Iso- und Sevofluran diskutiert, klinische Bedeutung unklar, möglicherweise vom Acetylierungstyp abhängig; Laborkontrollen sinnvoll; Lebertox. von **Halothan** ↑ bei gleichz. Gabe von **RMP** (Einzelfallbericht); Nephrotox. V. **Methoxyfluran** ↑ bei gleichz. Gabe von **Streptomycin** (theoret. Erwägung)
Insulin	Absorption von **INH** ↑, Veränderung der **INH**-Gewebekonzentration; Wirksamkeit von Insulin ↓ bei gleichz. Gabe von **INH** (wahrscheinlich wg. hyperglykäm. Wirkung von INH), BZ-Kontrolle, ggf. DA; **Insulin**bedarf ↑ bei gleichz. Gabe von **RMP** (Einzelfallbericht), BZ-Kontrolle, ggf. DA
Isoniazid (INH)	Gegenseitige Verstärkung der hepatotoxischen WI bei Kombination **INH/RMP**, Leberfunktion überwachen; Serumkonzentration von **PTH** ↑ bei gleichz. Gabe von **INH** (um ca. 70% ↑); DA zur Vermeidung von UW empfohlen; evtl. erhöhtes Risiko für **Ethambutol**-induzierte Optikusneuropathien bei gleichzeitiger Gabe von **INH**
Ivabridin	Metabolismus ↑, bei gleichzeitiger Gabe von **RMP**
Kohle, medizinische	Absorption von **RMP** ↓ bei gleichzeitiger Gabe von Aktiv**kohle**
Kontrastmittel	Möglicherweise Hemmung der biliären Exkretion von Kontrastmitteln bei gleichz. Gabe vom **RMP**
Kontrazeptiva, orale	Kontrazeptive Sicherheit ↓ bei gleichz. Gabe von **RMP** (Metabolismus der Hormone ↑); zusätzliche nichthormonale Kontrazeptionsmethode **zwingend** notwendig[t]; kontrazeptive Sicherheit ↓ bei gleichzeitiger Gabe von **INH** (1 Einzelfall) und **Streptomycin** (2 Einzelfallberichte)
Lamotrigin	WI von **Lamotrigin** ↓ bei gleichzeitiger Gabe von **RMP** (Metabolismus ↑); Einzelfallbericht, TDM und klinische Überwachung empfohlen; mögliche Hemmung des **Lamotrigin**-Stoffwechsels durch **INH**

Levodopa	Verschlechterung der **Levodopa**-induzierten Symptomkontrolle bei gleichzeitiger Gabe von **INH**, außerdem Einzelfallbericht (Hypertonie, Erregungszustände, Tachykardie, schwerer, nicht Parkinson-bedingter Tremor)
Lidocain	Verminderte Serumkonz. von i.v. appliziertem **Lidocain** bei Anwesenheit von **RMP**
Linezolid	Plasmakonzentrationen von **Linezolid** ↓ bei gleichzeitiger Gabe von **RMP** (Achtung: i.v.-Gabe beider Wirkstoffe), Relevanz unklar
Lomitapid	Lomitapid ↓ bei gleichz. Gabe von **RMP** (CYP3A4-Induktion) oder bei gleichz. Gabe von **INH** (CYP3A4-Hemmung), theoretische Erwägung
Losartan	Blutdrucksenkende WI von **Losartan** ↓ bei gleichzeitiger Gabe von **RMP** (Metabolismus ↑)^W; RR-Kontrolle empfohlen
Mahlzeit, gleich-zeitige Einnahme	Verzögerte und verminderte Absorption von **INH/RMP**, Bedeutung unklar
Makrolide	Abbau von **Clarithromycin** ↑ bei gleichz. Gabe von **RMP** (Clarithromycin-Serumkonzentration um 40% ↓, Konzentration von 14-OH-Clarithromycin um den gleichen Betrag ↑), aufgrund der unterschiedl. Empfindlichkeit von Bakterien gegenüber **Clarithromycin** und **14-OH-Clarithromycin** kann die antimikrobielle WI des Makrolids beeinträchtigt sein; **Telithromycin**-Konzentration ↓ bei gleichzeitiger Gabe von **RMP**, Kombination vermeiden
Maraviroc	Plasmakonzentration ↓ bei gleichzeitiger Gabe von **RMP**
Mefloquin	Serumkonz. von **Mefloquin** ↓ bei gleichzeitiger Gabe von **RMP**; klinische Relevanz unklar, Vermeidung der Kombination empfohlen
Metamizol	Cmax von **RMP** ↑, Bedeutung unklar
Metformin	AUC von Metformin ↑ bei gleichz. Gabe von **RMP**, klin. Auswirkungen unwahrscheinlich
Methotrexat (MTX)	Lebertox. ↑ bei gleichz. Gabe von MTX und **INH** (widersprüchliche Datenlage), Laborkontrolle empfohlen; Vorsicht auch bei anderen potentiell hepatotoxischen Tuberkulostatika
Metronidazol/Tinidazol	Plasmakonzentrationen der Antibiotika ↓ bei gleichzeitiger Gabe von **RMP** (Metabolismus ↑)^I, klinisch wenig relevant
Mexiletin	Ausscheidung von **Mexiletin** ↑ bei gleichzeitiger Gabe von **RMP**
Mirtazapin	Beschleunigte Ausscheidung von **Mirtazapin** bei gleichzeitiger Gabe von **RMP**, Dosisanpassung notwendig
Muskelrelaxanzien	Muskelrelaxation ↑ (Dauer, Stärke) bei gleichzeitiger Gabe von **Streptomycin**

Nahrungsmittel/ Getränke, tyraminreiche	Palpitationen, Tachypnoe, Schwitzen, Urtikaria, Kopfschmerz, Erbrechen bei Pat. unter INH, die derartige Lebensmittel/Getränke zu sich genommen haben (Überangebot an Histamin, Histaminase durch INH ↓)
Nichtnukleosidale Inhibitoren der reversen Trans-kriptase (NNRTI)	WI von **Delavirdin/Efavirenz/Nevirapin**↓ bei gleichzeitiger Gabe von RMP (Metabolismus über CYP3A4↑); Kombination möglichst vermeiden
Novobiocin	Halbwertszeit von Novobiocin↓ und Ausscheidung↑ bei gleichz. Gabe von **RMP** (Studie an Gesunden)
Nukleosidale und nukleotidale Inhibitoren der reversen Transkriptase (NRTI)	WI von **Zidovudin**↓ bei gleichz. Gabe von RMP (Metabolismus↑), klinische Bedeutung unklar; Plasmakonzentrationen↓ von **Abacavir** bei gleichz. Gabe von RMP (WW UDP-Glucuronosyltransferase, Herstellerinformation); Konzentration von **PZA**↓ bei gleichz. Gabe von **Zidovudin**; 4 Einzelfälle (HIV-Pat.), klin. Bedeutung unklar; Clearance von INH↑ (Verdoppelung) bei gleichz. Gabe von **Zalcitabin**; Cave: Wirkstoffe verursachen Neuropathien
Opioide	Entzugssympt. unter **Methadon**therapie (Metabolismus↑ bei gleichz. Gabe von RMP), bei Methadonsubstitution auf Entzugs-symptome achten; WI v. **Morphin/Codein** und **Alfentanil/Fentanyl**↓ b. gleichz. Gabe v. RMP (Mechanismus unklar)[W]; Kombination möglichst meiden; Einzelfallbericht: Hypotonie u. Bewusstseins-einschränkung bei gleichz. Gabe von **Pethidin** und **INH**, klin. Bedeutung unklar
Paracetamol	Risiko toxischer WI v. **Paracetamol**↑ (Anfall toxischer Metabolite↑) bei gleichz. Gabe von **INH**[ab]; Komb. möglichst vermeiden; Einzel-fallbericht über akutes Leberversagen unter **Paracetamol/RMP**[X], Kombination möglichst vermeiden, Leberfunktion überwachen
Penicilline, β–Lac-tamase-resistentes Dicloxacillin	**Dicloxacillin**: Plasmaspiegel↓, enterale Clearance↑ bei gleichz. Gabe von **RMP**; **Oxacillin**: gegenseitige Verstärkung der antibak-teriellen WI bei gleichzeitiger Gabe von RMP und Oxacillin möglich
pGP-Substrate	Vorsicht bei gleichz. Gabe solcher Substrate mit RMP (Induktor).
Pirmenol	AUC↓/Clearance↑ bei gleichz. Gabe von RMP (Studie an gesunden Probanden), Wirkverlust nicht ausgeschlossen
Praziquantel	Serumkonz. von **Praziquantel**↓ bei gleichzeitiger Gabe von **RMP**[i]
Primidon	Risiko UW/toxischer WI von **Primidon**↑ bei gleichzeitiger Gabe von **INH**; Therapiekontrolle und ggf. DA empfohlen
Procainamid	Veränderte Plasmakonz. von INH bei gleichz. Gabe von **Procain-amid** (WW an der Acetylierung); wahrscheinlich nicht klin. relevant
Propafenon	WI von **Propafenon**↓ bei gleichz. Gabe von RMP (Metabol.↑), Ein-zelfallbericht; Therapiekontrolle empfohlen (TDM, wenn möglich)

Protease-Inhibitoren, antivirale	WI von **Amprenavir**[ad]/**Indinavir/Nelfinavir/Ritonavir/Saquinavir** ↓ bei gleichzeitiger Gabe von **RMP** (Virostatikametabolismus ↑); Kombination vermeiden
Protionamid	Serumkonzentration von **PTH** ↑ bei gleichzeitiger Gabe von **INH** (um ca. 70% ↑); DA zur Vermeidung von UW empfohlen; Vorsicht bei gleichz. Gabe mit anderen potentiell hepatotoxischen antimykobakteriellen Wirkstoffen, Laborkontrolle empfohlen
Quetiapin	WI von **Quetiapin** ↓ bei gleichzeitiger Gabe von **RMP** (Metabolismus ↑); Therapiekontrolle empfohlen
Ramelteon	Konz. von Ramelteon und seinem akt. Metaboliten ↓ (80%) bei gleichz. Gabe von **RMP** (WW über CYP3A4), Kombination vermeiden, sonst DA
Ranolazin	Steady state-Konz. ↓ (95%) bei gleichz. Gabe von **RMP**, Wirkverlust wahrscheinlich, Kombi meiden
Rifampicin	Gegenseitige Verstärkung der hepatotoxischen WI bei Kombination INH/RMP bzw. RMP/PTH; Leberfunktion überwachen
Risperidon	Konz. von Risperidon und seinem aktiven Metaboliten ↓ bei gleichz. Gabe von **RMP** (WW über CYP3A4 und pGP)
Rivaroxaban	Rivaroxaban-Konz. ↓ bei gleichz. Gabe von **RMP**, klin. Bedeutung unklar
Roflumilast	Metabolismus vom Roflumilast ↑, aber gleichz. BV des so entstehenden aktiven Metaboliten ↓ bei gleichz. Gabe von **RMP**, Wirkverlust befürchtet
Ropivacain	Exkretion von Ropivacain ↑ bei gleichzeitiger Gabe von RMP (Metabolismus ↑)
Schilddrüsenhormone	WI der Hormone ↓ bei gleichz. Gabe von **RMP** (Metabolismus ↑), Einzelfallbericht; klinischer Zustand und TSH kontrollieren
Schlafmittel	Toleranz ↓ bei gleichzeitiger Gabe von **PTH**
Schleifendiuretika	Gegenseitige Verstärkung nephro- und ototox. WI bei gleichz. Gabe von **Etacrynsäure/Streptomycin**, Funktionskontrolle empfohlen
Solifenacin	WI ↓ bei gleichzeitiger Gabe von RMP
Sulfasalazin	Reduktion der Freigabe von **5-Aminosalicylsäure** im Darm bei gleichzeitiger Gabe vom **RMP/EMB** (Auslöser vermutlich RMP)
Tacrolimus	WI von **Tacrolimus** ↓ bei gleichz. Gabe von **RMP** (Metabolismus ↑; Transport über P-Glykoprotein ↑); Komb. vermeiden, sonst TDM und DA; gegenseitige Verstärkung nephrotox. Effekte bei gleichz. Gabe von **Tacrolimus/Streptomycin**, Nierenfunktion kontrollieren

Tadalafil	Verstärkter Metabolismus von Tadalafil bei gleichzeitiger Gabe von **RMP**, Wirksamkeitsverlust zu erwarten; aus theoretischen Erwägungen können auch andere Mitglieder der Gruppe betroffen sein[aa]
Terbinafin	Verstärkter Metabolismus bei gleichzeitiger Gabe von **RMP**
Tetracycline	WI von **Doxycyclin** ↓ bei gleichzeitiger Gabe von **RMP** (Metabol. ↑)
Theophyllin	Risiko UW/toxischer WI von **Theophyllin** ↑ bei gleichzeitiger Gabe von **INH**[af] oder INH/RMP, 2 Einzelfallberichte; WI von **Theophyllin** ↓ bei gleichz. Gabe von **RMP** (Metabol. ↑); Ther.-Kontrolle empfohlen
Tibolon	WI ↓, bei gleichzeitiger Gabe von **RMP**
Ticragrelor	AUC/C$_{max}$ ↓ bei gleichz. Gabe von **RMP**, Kombi. meiden, sonst Therapiekontrolle empfohlen
Tiotixen	Vorsicht bei gleichz. Gabe mit Enzymhemmern wie **INH**, Bedeutung unklar
Tizanidin	Plasmakonzentration ↓ bei gleichzeitiger Gabe von **RMP**
Tocainid	WI von **Tocainid** ↓ bei gleichzeitiger Gabe von **RMP** (Metabolismus ↑)[i]; Therapiekontrolle empfohlen
Tolvaptan	AUC/C$_{max}$ von Tolvaptan ↓ (> 80%) bei gleichz. Gabe von **RMP**, dadurch Wirkung ↓ (klin. Studien)
Trimethoprim (TMP)	HWZ von **TMP** ↓; Risiko UW/toxischer WI von **RMP** ↑ (Abbau ↓)
Tyrosinkinasehemmer	Plasmakonz. von **Dasatinib/Gefitinib/Imatinib/Nilotinib/Sunitinib** ↓ bei gleichz. Gabe von **RMP**; AUC von **Erlotinib/Sorafenib** ↓ bei gleichzeitiger Gabe von **RMP**; vorhergesagt auch für **Lapatinib/ Pazopanib**
Urikosurika	Dosis ↑ bei Pat., die **Ethambutol/PZA** erhalten (Konkurrenz bei aktiver Sekretion der Tuberkulostatika und Harnsäure zu Lasten der Harnsäureexkretion); renale Exkretion von **PZA** ↓ bei gleichz. Gabe von **Probenecid/Benzbromaron**; möglicherw. Ausscheidungsstörung von **RMP** durch **Probenecid**, widersprüchliche Datenlage[ac]
Valproinsäure	Leber- und ZNS-Toxizität ↑ bei gleichzeitiger Gabe von **INH** (möglicherweise additiv und Metabolismus ↓), 2 Einzelfallberichte; TDM/Leberwerte, klinische Kontrolle
Verapamil	WI von oralem **Verapamil** ↓ bei gleichz. Gabe von **RMP** (**intestinaler** Metabolismus ↑); enge Therapie-Überwachung empfohlen
Vincaalkaloide	Neurotoxizität ↑ bei Kombination von **Vincristin/INH** (u.U. additiv und/oder Metabolismus von **Vincristin** ↓); mehrere Einzelfallberichte, Kombination vermeiden; **Vinorelbin**-Konz. ↓ bei gleichz. Gabe von **RMP** (Tierversuch)

Vitamin B6	Auslösung einer Anämie oder einer peripheren Neuritis bei gleichzeitiger Gabe mit **Vitamin B6**[ag]; Bedarf an Vitamin B6 ↑
Vitamin D	**Vitamin-D**-Konzentration i.B. ↓ bei gleichzeitiger Gabe von RMP; Bedeutung unklar
Vitamin K	Vit.-K-Mangelblutungen bei Neugeborenen, deren Mütter während der SS mit **INH** (Mechanismus unklar)/**RMP** behandelt wurden
Zolmitriptan	Metabolismus des **Triptans** ↑ bei gleichz. Gabe von RMP, klin. Bedeutung unklar
Zytostatika (Stickstofflostanaloga)	Metabolismus von **Cyclophosphamid/Ifosfamid** ↑ bei gleichzeitiger Gabe von RMP, Therapiekontrolle

a   Intervall mindestens 8 Stunden
b   Wahrscheinlich nur bei PAS-Formulierungen, die Bentonit als Hilfsstoff enthalten.
c   A10BX= andere Antidiabetika, exkl. Insuline
d   Vorsicht bei Langsamacetylierern von INH
e   Acenocoumarol, Phenprocoumon, Warfarin
f   Herstellerangabe
g   Nur bei Pat., nicht jedoch bei gesunden Probanden beobachtet
h   Bei Kombinationstherapien aus INH und RMP überwiegt der pharmakokinetische Effekt von RMP demjenigen Einfluss von INH.
i   Basis: pharmakokinetische US an gesunden Probanden
j   Auch für Isradipin und Lacidipin berichtet
k   Ausmaß: Langsamacetylierer > Schnellacetylierer; nach Absetzen von INH Rebound-Phänomen
l   Clozapinkonz. signifikant ↓
m   Einschließlich seines Prodrugs Parecoxib
n   Gilt auch für das Prodrug Temsirolimus
o   Basis: Tierversuch
p   Es können erhebliche Dosissteigerungen nötig sein.
q   Die Dosis kann um das 2,5-3fache gesteigert werden müssen. Zwei bis vier RMP-Dosen können ausreichen, um die CyA-Konz. in den subtherapeutischen Bereich zu drücken.
r   Gegenwärtig wird bei Lepra RMP nur einmal monatlich zu Dapson dazugegeben. Bei dieser Variante sind Auswirkungen von RMP auf die Dapson-Kinetik unwahrscheinlich.
s   Pravastatin wird nicht über CYP3A4 verstoffwechselt, so dass dieser CSE-Hemmer für Patienten unter RMP als Alternative in Frage kommt.
t   Im Gegensatz zu anderen Antibiotika ist bei RMP **belegt**, dass die Wirksamkeit der oralen Kontrazeptiva beeinträchtigt ist!
u   Basis: Studie nach Einmalgabe
v   MPA = Mycophenolsäure (aktiver Metabolit von MMF)
w   Basis: Studie an gesunden Probanden
x   Beleg durch kinetische Daten, dass der PCM-Metabolit, der über das Glutathionsystem entgiftet wird, bei Kombi-nation mit RMP verstärkt gebildet wird
y   Verminderte Wirkung von Fentanyl auch bei transdermaler Gabe
z   Basis: **In-vitro**-US bei hohen Antibiotikakonz., in niedrigen Konz. eher indifferent

aa Sildenafil, Vardenafil
ab Möglicherweise ist die Interaktion häufiger/schwerer, wenn Paracetamol 12 h nach INH eingenommen wird, als nach simultaner Einnahme.
ac Probenecid sollte nicht routinemäßig zur Ausscheidungsverzögerung von RMP verwendet werden, da es keinen eindeutigen Beleg für das Vorkommen und den therapeutischen Nutzen dieser Kombination gibt.
ad Basis: Studie an 11 Patienten, ↓ der Amprenavirkonzentration um 90%
ae Basis: Studie an 14 gesunden Probanden, ↑ der Clearance von Sirolimus um das 5fache, ↓ der AUC und Cmax um ca. 82% bzw. 71%
af Möglicherweise erst bei Tagesdosierungen > 300 mg INH
ag Entweder durch Wirkung als Pyridoxinantagonist oder durch ↑ renale Exkretion von Pyridoxin
ah Basis: Studie an gesunden Probanden, Serumkonz. um 80% ↓

2.2 Kombinationspräparate

Rifampicin + Isoniazid Rp

Iso-Eremfat *Tbl. 150+100mg, 300+150mg* Rifinah *Tbl. 300+150mg*	**TBC:** 1 x 10+5mg/kg p.o.

Isoniazid + Pyridoxin Rp

Isozid compositum *Tbl. 100+20mg,* *200+40mg, 300+60mg, 400+80mg*	**TBC:** 1 x 5mg/kg INH p.o.

2.3 Reservemittel

Empf. (Capreomycin): M. tuberculosis, auch streptomycinresistente Stämme;
empf. (Dapson): M. tuberculosis, M. leprae, Pneumocystis jirovecii (carinii);
empf. (Rifabutin): M. tuberculosis, M. marinum, M. kansasii, M. leprae, M. avium intracellulare, grampositive Kokken, Legionellen, Chlamydien;
UW (Rifabutin): rotorange Färbung des Urins, Übelkeit, Erbrechen, Leberenzyme ↑, Gelbsucht, Leukopenie, Eosinophilie, Thrombopenie, Anämie, Fieber, Hautrötung, Bronchospasmen, Schock, reversible Uveitis, Wirkung hormoneller Kontrazeptiva u.a. ↓;
KI (Rifabutin): Überempfindlichkeit gegen andere Rifamycine, Verschlussikterus, Leberzirrhose, akute Hepatitis, Cave in SS/SZ

Capreomycin

Ogostal *(Int. Apotheke) Inj.Lsg. 1g*	**TBC:** 1 x 1g i.m. für 1-2M, dann: 1g 2-3 x/W

Dapson Rp — HWZ 10-50h, PPB 70-90%, PRC C, Lact -

Dapson-Fatol *Tbl. 50mg*	**TBC:** 50-200mg p.o.; **Lepra:** 1 x 50-100mg p.o.

4-Aminosalicylsäure Rp — HWZ 26min, PPB 50-70%

PAS-Fatol N *Inf.Lsg. 13.5g*	**TBC:** 1 x 10-15g i.v., max. 40g/d; **Ki. < 6J:** 200-300mg/kg/d; **> 6J:** 200mg/kg/d; **Ki. > 14J:** s. Erw.

Rifabutin Rp	HWZ 45h, Qo 0.9, PPB 91-94%, PRC B, Lact ?
Mycobutin *Kps. 150mg*	**TBC:** 1 x 150mg für 6-9M; vorbehandelte und immunsupprimierte Patienten: 1 x 300-450mg p.o.; **Mycobacterium-avium-Infektion: Ther.:** 1 x 450-600mg p.o.; **Pro.:** 1 x 300mg; **DANI** GFR < 30: 50%; **DALI** Dosisreduktion, KI bei schwerer Leberfktsstrg.

Laborparameter-Veränderungen (fakultativ)

↑	MetHb, Eos, Mono, Retikulozyten, Lympho, Hns-N, Crea i.S., AP, SGOT, SGPT
↓	Hb, Granulozyten (gesamt), Leuko (gesamt), Neutro, Thromb

Interferenzen mit Laboruntersuchungen

Wirkstoff	Laborparameter	Art der Interferenz
PAS	Glucose i.U. (nichtenzymatische Methoden), Urobilinogen i.U.	Falsch-positive Ergebnisse

Chemische Inkompatibilitäten mit Injektions-/Infusionslösungen

Capreomycin	Gemtuzumab (nicht im gleichen Y-Stück appliziert)
PAS	Rifampicin, Protionamid

Wechselwirkungen

Sollten unter der Antibiotikatherapie Durchfälle auftreten, kann die Absorption oder der enterohepatische Kreislauf anderer AM gestört und damit deren WI beeinträchtigt werden.

Aminoglykoside	Wegen gegenseitiger Verstärkung der oto-, nephrotoxischen und neuromuskulär blockierenden WI Kombination parenteraler **Aminoglykoside** mit **Capreomycin** vermeiden
Antimykotika (Azole)	Uveitis bei Kombination von **Rifabutin** mit **Fluconazol/Itraconazol** (Metabolismus von **Rifabutin** ↓)[a]; 2 Einzelfallberichte; verminderte Bildung eines toxischen **Dapson**metaboliten bei gleichz. Gabe von **Fluconazol**, möglicherweise weniger **Dapson**-UW
Arzneimittel, hämatotoxische	Gegenseitige Verstärkung der hämatotoxischen WI bei gleichz. Gabe von **Dapson** möglich; Kombination vermeiden, sonst engmaschige BB-Kontrolle
Arzneimittel, hepatotoxische	Gegenseitige Verstärkung hepatotox. Effekte nicht ausgeschlossen, Überwachung der Leberfunktion empfohlen
Arzneimittel, MetHB-bildende	Vorsicht bei gleichzeitiger Gabe von **Dapson/PAS** (theoret. Erwägung)

Arzneimittel, nephrotoxische	Gegenseitige Verstärkung der nephrotoxischen WI bei gleichzeitiger Gabe von **Capreomycin** möglich; Kombination vermeiden, sonst engmaschige Kontrolle der Nierenfunktionsparameter
Arzneimittel, ototoxische	Gegenseitige Verstärkung der ototoxischen WI bei gleichzeitiger Gabe von **Capreomycin** möglich; Kombination vermeiden, sonst vor, während und nach Therapie audiometrische US
Atovaquon	Konz. ↓ bei gleich. Gabe von **Rifabutin** (weniger ausgeprägt als für RMP)
Cimetidin	Erhöhte Serumkonzentrationen von **Dapson**, vermindertes MetHb-Risiko
Clofazimin	Antientzündl. Wirkung ↓ bei gleich. Gabe von **Dapson** (Fallserie)
CYP(3A4)-Substrate	WW mit **Rifabutin** (schwacher Induktor) nicht ausgeschlossen
Dapson	Clearance von Dapson ↑ (ggf. auch Toxizität) bei gleichz. Gabe von **Rifabutin** (klin. Studien)
Didanosin	Absorption von **Dapson**↓[b]; zeitversetzte Einnahme bis zum Vorliegen verlässlicher Daten empfohlen
Digoxin	Renale Ausscheidung ↓ bei gleichz. Gabe von **PAS**, Ausmaß wahrscheinlich zu gering für klin. Auswirkungen, ggf. Vorsicht bei Patienten mit eingeschränkter Nierenfunktion
Diphenhydramin	Absorption von **PAS** ↓ bei gleichz. Gabe von Diphenhydramin, klin. Bedeutung unklar
Disulfiram	Beeinflussung des Metabolismus von **Dapson** bei Langzeittherapie mit **Disulfiram** (CYP2E1 ↓[c]); klinische Bedeutung unbekannt
Etacrynsäure	Cochlearisschäden bei gleichzeitiger Gabe von **Capreomycin** (Risiko ↑); Kombination möglichst vermeiden
HIV-Proteasehemmer	Vorsicht bei gleichz. Gabe von **Rifabutin** und CYP3A-hemmenden Proteasehemmern, Verfügbarkeit von **Rifabutin** u.U.↑ ; umgekehrt Konz. von CYP3A-verstoffwechselten Proteasehemmern ↓ bei gleichz. Gabe von **Rifabutin** (Enzyminduktion), klin. Bedeutung in beiden Fällen unklar, Therapiekontrolle empfohlen
Isoniazid (INH)	Serumkonz. v. **INH** ↑ bei gleichzeitiger Gabe v. **PAS** (u.U. Verdrängung aus der PPB); möglicherweise erhöhtes Risiko Ethambutol-induzierter Optikusneuropathien bei gleichz. Gabe von **INH**
Kontrazeptiva, orale	Möglicherweise kontrazeptive Sicherheit ↓ bei gleichzeitiger Gabe von **Rifabutin** (Metabolismus der Hormone ↑[d]); Verwendung einer zusätzlichen, nichthormonalen Kontrazeptionsmethode empfohlen
Mahlzeit, fettreich	AUC von **PAS** ↑ (Studie an Gesunden)

Makrolide	Risiko UW/toxischer WI^e von **Rifabutin** ↑ bei gleichzeitiger Gabe von **Clarithromycin** (Metabolismus ↓); gleichzeitig WI von **Clarithromycin** ↓ (Metabolismus ↑); Komb. möglichst vermeiden; Neutropenierisiko ↑ bei gleichz. Gabe von **Rifabutin** und Makroliden, Komb. meiden, sonst BB-Kontrolle
Methadon	Metabolismus ↑/Wirkung ↓ bei gleichz. Gabe von **Rifabutin** (kl. Studie, DA nur bei 3/18 Pat. nötig), Pat.Info sinnvoll
Methotrexat	Toxizität von **MTX** ↑ bei gleichzeitiger Gabe von **PAS** (Folatresorption durch PAS ↓)
Methoxyfluran	Neuromuskuläre Blockade ↑ bei gleichzeitiger Gabe von **Capreomycin**; Komb. (auch sequentielle Gabe) möglichst vermeiden
Muskelrelaxanzien	Muskelrelaxation ↑ (Dauer, Stärke) bei gleichzeitiger Gabe von **Capreomycin**
Nichtnukleosidale Inhibitoren der reversen Transkriptase (NNRTI)	WI von **Delavirdin/Efavirenz/Etravirin** ↓ bei gleichzeitiger Gabe von **Rifabutin** (Metabolismus über CYP3A4 ↑); Komb. möglichst vermeiden; Risiko UW/toxischer WI von **Rifabutin** ↑ bei gleichzeitiger Gabe von **Nevirapin** (Metabolismus ↓)
Nichtsteroidale Antirheumatika (NSAR)	Serumkonzentration von **PAS** ↑ bei gleichzeitiger Gabe von Wirkstoffen, die hoch an Plasmaproteine gebunden sind (Verdrängung aus der PPB)
p-Aminobenzoesäure (PABA)	Antagonisierung der antimykobakteriellen WI von **Dapson** (bevorzugte Aufnahme von **PABA** durch Bakterien und Störung der WI von Dapson)
Phenytoin (DPH)	Serumkonzentration von **DPH** ↑ bei gleichzeitiger Gabe von **PAS**; TDM empfohlen
Polymyxine	Neuromuskuläre Blockade ↑ bei gleichz. Gabe von **Capreomycin**; Komb. (auch sequentielle Gabe) möglichst vermeiden
Primaquin	Risiko einer Methämoglobinämie ↑ bei gleichzeitiger Gabe von **Primaquin/Dapson** (additiver Effekt); bei HIV-positiven Pat. beobachtet
Probenecid	Ausscheidung von **Dapson/PAS** ↓ (UW u.U. ↑); Komb. vermeiden
Proteaseinhibitoren, antivirale	Risiko UW/toxischer WI von **Rifabutin** ↑ bei gleichz. Gabe von **Amprenavir/Indinavir/Nelfinavir/Ritonavir** (Metabolismus ↓), DA von **Rifabutin** empfohlen; Serumkonz. von **Indinavir/Saquinavir** ↓ (Metabolismus ↑) bei gleichz. Gabe von **Rifabutin**; Komb. vermeiden
Pyrimethamin	Beeinflussung der Pharmakokinetik von **Dapson**, Bedeutung unbek.; Risiko hämatologischer UW ↑; Komb. möglichst vermeiden

Rifamycine	Biologische HWZ von **Dapson** ↓ (Metabolismus ↑); Absorption von **RMP** ↓ bei gleichzeitiger Gabe von **PAS**, Komb. möglichst vermeiden, sonst zeitversetzte Einnahme (Intervall: 8 Stunden); Clearance von **Dapson** ↑ (ggf. auch Toxizität) bei gleichz. Gabe von **Rifabutin** (klin. Studien)
Tacrolimus	Metabolismus ↓ bei gleichz. Gabe von **Dapson** (in vitro-Daten, klin. Bedeutung unklar)
Trimethoprim[f]	Methämoglobinämie-Risiko ↑ bei gleichzeitiger Gabe von **Trimethoprim/Dapson** (vermutl. Metabolismus↓), MetHb-Bestimmung empfohlen; Serumkonzentration von **Trimethoprim** ↑ (nach dem 7. Behandlungstag) bei gleichzeitiger Gabe von **Dapson**; Bedeutung unklar
Ursodeoxycholsäure	Einzelfallbericht: verminderte Wirksamkeit von **Dapson** bei Dermatitis herpetiformis bei gleichzeitiger Gabe der **Gallensäure**[g]
Vitamin B12	Möglicherweise verminderte enterale Absorption bei gleichz. Gabe von **PAS**, klin. Bedeutung unklar, bei parenteraler Gabe WW ausgeschlossen

[a] Diese Interaktion kann theoretisch auch mit Ketoconazol auftreten. In jedem Fall sollte der Patient auf das Auftreten von Augenproblemen kontrolliert werden.

[b] Die Pufferung der Didanosinformulierungen hebt den Magen-pH an, während Dapson im sauren Milieu am besten absorbiert wird. Diese Interaktion scheint es bei der Verwendung von Didanosin**kau**tabletten **nicht** zu geben.

[c] Über diesen Weg entsteht das toxische Dapsonhydroxylamin, was im Wesentlichen für die MetHb-Bildung verantwortlich ist.

[d] Nachweis erniedrigter Serumkonzentration sowohl von Ethinylestradiol als auch Norethindron bei gesunden Frauen

[e] Uveitis, Neuropenie, Symptomenkomplex mit Polyarthralgie und Arthritis, v.a. bei HIV-positiven Patienten beobachtet; theoretisch auch mit anderen Makroliden möglich (v.a. Erythromycin, Troleandomycin)

[f] Bitte auch bei Gabe von Cotrimoxazol beachten

[g] Durch Reexposition bestätigt

3 Virustatika

3.1 Herpes-Präparate

Wm (Aciclovir): Hemmung der viralen DNA-Polymerase; **Wm** (Brivudin): Nukleosidanalogon, Replikationshemmung des Varizella-Zoster-Virus; **Wm** (Famciclovir): Hemmung der viralen DNA-Polymerase; **Wm** (Valaciclovir): bessere Resorption als Aciclovir;
UW (Aciclovir): Nierenfunktionsstrg., Exanthem, Blutbildveränderungen; **UW** (Brivudin): Übelkeit, Kopfschmerzen, Erbrechen, Diarrhoe, Schwindel, Pruritus; **KI** (Aciclovir): SS/SZ; **KI** (Brivudin): bereits voll ausgeprägte Hautmanifestation, Immundefizienz, Kinder, SS/SZ, Einnahme von 5-FU oder anderen 5-Fluoropyrimidinen (Abstand zur Brivudineinnahme muss > 4W sein)

Aciclovir Rp	HWZ 3h, Qo 0.25, PPB 9-33%, PRC B, Lact ?
Acic Tbl. 200, 400, 800mg; Inf.Lsg. 250, 500mg **Aciclostad** Tbl. 200, 400, 800mg **Aciclovir-ratioph.** Tbl. 200, 400, 800mg; Inf.Lsg. 250, 500mg **Virzin** Tbl. 200, 400, 800mg **Zovirax** Susp. (5ml = 200mg)	**Herpes zoster:** 5 x 800mg p.o.; 3 x 5mg/kg i.v. (5-7d); immunsupprimierte Patienten: 3 x 10mg/kg i.v.; **Herpes genitalis:** 5 x 200mg p.o.; 3 x 5mg/kg i.v. (5d); **Herpes-Enzephalitis:** 3 x 10mg/kg i.v. für 10d; **Ki.** < 3M, > 12J: s. Erw. (mg/kg); **3M-12J:** 3 x 250-500mg/m² KOF i.v.; **DANI** GFR: > 50: 100%; 25-50: Dosisintervall 2 x i.v.; 10-25: Dosisintervall 1 x i.v.; < 10, HD: 50% 1 x i.v., nach Dialyse

Brivudin Rp	HWZ 16h, PPB > 95%
Zostex Tbl. 125mg	**Herpes zoster** (immunkompetente Patienten): 1 x 125mg p.o. für 7d; **DANI** nicht erforderlich

Famciclovir Rp	HWZ 2.2h, Qo 0.14, PPB < 20%, PRC B, Lact ?
Famvir Tbl. 125, 250, 500mg **Famvir Zoster** Tbl. 250mg	**Herpes genitalis:** Ersterkrankung: 3 x 250mg p.o. für 5d, immunsupprimierte Pat.: 2 x 500mg; Frührezidiv: 2 x 125mg; **Herpes zoster:** 3 x 250mg für 7-10d; bei immunsupprimierten Patienten oder Zoster ophthalmicus: 3 x 500mg; **DANI** GFR > 40: 100%; 30-39: 2 x 250mg; 10-29: 1 x 250mg; **DALI** nicht erforderlich

Valaciclovir Rp	HWZ 3h, Qo 0.25
Valaciclovir 1A Pharma Tbl. 250, 500, 1000mg **Valaciclovir Hexal** Tbl. 500, 1000mg **Valtrex** Tbl. 500mg	**Herpes zoster:** 3 x 1g p.o. für 7d; **DANI** GFR 15-30: max. 2 x 1g; < 15, HD: max. 1 x 1g nach Dialyse; **Herpes genitalis:** 2 x 500mg p.o. für 10d; **DANI** GFR < 15: 1 x 500mg

Wechselwirkungen

Adriamycin	Additive Toxizität bei gleichzeitiger Gabe von **Ganciclovir**
Amphotericin B	Additive Toxizität bei gleichzeitiger Gabe von **Ganciclovir**
Antiepileptika	Serumkonzentration von **Phenytoin/Valproat** ↓ bei gleichz. Gabe von **Aciclovir** (Kinder, 2 Einzelfallberichte), Anfallshäufigkeit ↑
Arzneimittel, nephrotoxische	Gegenseitige Verstärkung nephrotoxischer Effekte
Azidothymidin	Additive WI (Anti-HIV-WI); gegenseitige Verstärkung der ZNS-UW/ Neutropenie
Betalactam-Antibiotika	Auftreten von Krampfanfällen bei hochdosierter Gabe der **Betalactame** und gleichzeitiger Anwendung von **Ganciclovir**
Cephalosporin	Renale Toxizität von i.v. **Aciclovir** ↑ bei gleichzeitiger Gabe von **Ceftriaxon** (retrospektive Daten von Kindern)
Ciclosporin (CyA)	Nephrotoxizität/Konzentration von **CyA** ↑ bei gleichzeitiger Gabe von **Aciclovir** (Einzelfallberichte!), **Valaciclovir** (Prodrug von **Aciclovir**) interagiert wahrscheinlich ähnlich
Cimetidin	AUC von **Aciclovir/Valaciclovir** ↑ bei gleichzeitiger Gabe von **Cimetidin** (Einzeldosis-Studie), klinische Bedeutung unklar
Cotrimoxazol	Additive Toxizität bei gleichzeitiger Gabe von **Ganciclovir**
Dapson	
Didanosin	AUC von Didanosin bei gleichzeitiger Gabe von **Ganciclovir** ↑; evtl. toxische Didanosineffekte ↑
Flucytosin	Additive Toxizität bei gleichzeitiger Gabe von **Ganciclovir**
Imipenem	Auftreten von Krampfanfällen bei gleichzeitiger Anwendung mit **Ganciclovir**
Lithium	**Lithium**-Toxizität durch eine hohe Dosis i.v. **Aciclovir** (Einzelfallbericht)
Mycophenolat-Mofetil	Risiko von Neutropenien ↑ bei gleichzeitiger Gabe von **Mycophenolat Mofetil** und **Valaciclovir**, (Herstellerinformation: Vorsicht bei Patienten mit Nierenfunktionsstörungen)
Nukleosidale und nukleotidale Reverse-Transkriptase-Inhibitoren (NRTI)	Exzessive Müdigkeit durch gleichzeitige Gabe von **Zidovudin** und **Aciclovir** (Einzelfallbericht, allgemein wenig wahrscheinlich)
Pentamidin	Additive Toxizität bei gleichzeitiger Gabe von **Ganciclovir**
Pethidin	**Pethidin**-Toxizität durch gleichzeitige Gabe einer hohen Dosis **Aciclovir**

Probenecid	Renale Ausscheidung ↓ und Plasmakonzentration von **Aciclovir/Valaciclovir** ↑ durch gleichzeitige Gabe von **Probenecid**; theoretisch vergleichbare Interaktion mit **Famciclovir** denkbar
Theophyllin	Serumkonz. von **Theophyllin** ↑ durch gleichz. Gabe von Aciclovir
Vincaalkaloide	Additive Toxizität bei gleichzeitiger Gabe von **Ganciclovir**
Zidovudin	= **Azidothymidin**, s.o.
Zytostatika	Additive Toxizität bei gleichzeitiger Gabe von **Ganciclovir**

3.2 CMV-Präparate

Wm (Cidofovir): Nukleosidanalogon, Hemmung der DNS-Polymerase; **Wm** (Foscarnet): Hemmung viraler Polymerasen; **Wm** (Ganciclovir): Nukleosidanalogon, Hemmung der DNA-Synthese; **Wm** (Valganciclovir): Prodrug von Ganciclovir; **UW** (Cidofovir): Proteinurie, Kreatinin ↑, Neutropenie, Fieber, Dyspnoe, Übelkeit, Diarrhoe, Alopezie, Hautausschlag; **UW** (Ganciclovir): Neutropenie, Thrombopenie, Fieber, Kopfschmerzen, Nausea; **KI** (Cidofovir): Krea > 1.5mg/dl bzw. Krea-Clearance < 55ml/min, Proteinurie > 100mg/dl, SS/SZ; **KI** (Ganciclovir): schwere Leuko- bzw. Thrombopenie, SS/SZ, Kinder < 18J

Cidofovir Rp	HWZ 2.2h, Q0 0.13, PPB bis 10%, PRC C, Lact?
Vistide Inf.Lsg. 375mg	**CMV-Retinitis:** 5mg/kg i.v. d1 und 8, dann alle 14d, nur in Kombination mit Probenecid; **DANI** GFR < 55: KI

Foscarnet Rp	HWZ 3-6h, Q0 0.1, PPB < 20%, PRC C, Lact?
Foscavir Inf.Lsg. 6g	**CMV-Infektion:** W1-3: 3 x 60mg/kg i.v., dann: 1 x 90-120mg/kg; **Herpesinfektion (Aciclovir-resistent):** 3 x 40mg/kg i.v.; **DANI** s. FachInfo

Ganciclovir Rp	HWZ 2.5-5h, Q0 0.05, PPB 2%, PRC C, Lact?
Cymeven Inf.Lsg. 500mg	**CMV-Retinitis:** W1-2: 2 x 5mg/kg i.v., dann 1 x 5mg/kg i.v.; **DANI** GFR 50-69: 2 x 2.5mg/kg i.v.; 25-49: 1 x 2.5mg/kg; 10-24: 1 x 1.25mg/kg; < 10: 1.25mg 3 x/W

Valganciclovir Rp	HWZ 3 h
Valcyte Tbl. 450mg; Trockensaft (1ml = 50mg)	**CMV-Retinitis:** 2 x 900mg p.o. für 21d, dann 1 x 900mg/d; **DANI** GFR > 60: 100%; 40-59: ini 2 x 450mg, dann 1 x 450mg; 25-39: ini 1 x 450mg, dann 450mg alle 2d; 10-24: ini 450mg alle 2d, dann 450mg 2 x/W; < 10, HD: KI

Wechselwirkungen	
Antibiotika	Konzentration von **Trimethoprim/Sulfamethoxazol** (**Cotrimoxazol**) ↓ bei gleichzeitiger Gabe von **CDF** mit **Probenecid**
Ciclosporin (CyA)	Akute, aber reversible Niereninsuffizienz bei gleichzeitiger Gabe von **Foscarnet** und **CyA** (2 Einzelfallberichte); akute, aber reversible Augenbewegungsstörung bei gleichzeitiger Gabe von **CyA** und **Ganciclovir** (4 Einzelfallberichte)
Ciprofloxacin	Risiko tonisch-klonischer Anfälle ↑ bei gleichzeitiger Gabe von **Foscarnet** und **Ciprofloxacin**
Didanosin	Konzentration von **Didanosin** ↑ bei gleichzeitiger Gabe von **Cidofovir**
Imipenem	Generalisierte Krampfanfälle bei der gleichzeitiger Gabe von **Ganciclovir** und **Imipenem-Cilastatin** (2 Einzelfallberichte, Herstellerempfehlung: Kombination meiden mit der Ausnahme Nutzen > Risiko)[a]
Mycophenolat-Mofetil	Risiko von Neutropenie ↑ bei gleichzeitiger Gabe von **Mycophenolat-Mofetil** und **Ganciclovir** (Herstellerempfehlung: Vorsicht bei Patienten mit Nierenfunktionsstörungen), möglicherweise auch für **Valaciclovir** gültig
Nukleosidische und nukleotidische Reverse-Transkriptase-Inhibitoren (NRTI)	**Tenofovir/CDF**: gemeinsame Gabe nicht empfohlen, sonst nur unter wöchentl. Monitoring der Nierenfunktion, Wirkstoffkonzentrationen ↑; **Adefovir**: Ausscheidung ↓ bei gleichz. Gabe von **CDF/Foscarnet**; **Zidovudin/Ganciclovir**: Hämatotoxizität ↑; **Didanosin/Ganciclovir**: Serumkonzentration von **Didanosin** ↑, **Ganciclovir**wirkung ↓; **Lamivudin/Ganciclovir** i.v.: Kombination vermeiden (Herstellerempfehlung)
Pentamidin	Risiko von Hypokalzämie ↑ bei gleichzeitiger Gabe von **Foscarnet** und i.v. **Pentamidin** (4 Einzelfallberichte, davon 1 Todesfall)
Probenecid	**Ganciclovir**: renale Ausscheidung ↓/Plasmakonzentration ↑ bei gleichzeitiger Gabe von **Probenecid**[b]; **CDF**: Nephrotoxizität ↓ bei gleichzeitiger Gabe von **Probenecid** (Kombination empfohlen)[c]

[a] Ganciclovir und Imipenem können auch einzeln zu Anfällen führen.
[b] Möglicherweise vergleichbare Wechselwirkung zwischen Valganciclovir und Probenecid
[c] Zidovudin: Unterbrechung der Therapie oder Dosishalbierung bei gleichzeitiger Gabe von CDF/Probenecid

3.3 Influenza-Präparate

Wm (Amantadin): verhindert Uncoating und Reifung von Influenza-Viren;
Wm (Oseltamivir, Zanamivir): Hemmung der viralen Neuraminidase, Hemmung der Freisetzung neu gebildeter Influenza-A- und -B-Viren; **UW** (Amantadin): Schlafstrg., motorische und psychische Unruhe, Ataxie, Angstzustände, Livedo reticularis, Gedächtnis- und Konzentrationsstrg.; **UW** (Oseltamivir): Kopfschmerzen, Übelkeit, Erbrechen, Husten, verstopfte Nase, Bronchitis, Herpes simplex, Nasopharyngitis, Infektionen der oberen Atemwege, Sinusitis, Schlaflosigkeit, Husten, Halsentzündung, Rhinorrhoe, Schmerzen, Bauchschmerzen, Dyspepsie, Benommenheit, Abgeschlagenheit, Fieber, Gliederschmerzen, Otitis media, Kopfschmerzen, Konjunktivitis, Ohrenschmerzen; **KI** (Amantadin): HF ↓, Hypokaliämie, Hypomagnesiämie, Long-QT-Syndrom; **KI** (Oseltamivir): bekannte Überempfindlichkeit

Amantadin Rp	HWZ 10–14h, Q0 0.1, keine PPB, PRC C, Lact -
Adekin *Tbl. 100mg* **Amantadin HEXAL** *Tbl. 100, 200mg* **Amantadin-ratioph.** *Tbl. 100mg*	**Influenza-A-Virusgrippe:** 2 x 100mg p.o. für 10d; > 65J: 1 x 100mg; **Ki. 5–9J:** 1 x 100mg; > **10J:** 2 x 100mg; **DANI** GFR 50–60: 1 x 150mg; 30–49: 1 x 100mg; 20–29: 200mg 2 x/W; 10–19: 100mg 3 x/W; < 10, HD: 100mg 1 x/W

Oseltamivir Rp	HWZ 6–10h, Q0 0.01, PPB 3%
Tamiflu *Trockensaft (1ml = 6mg);* *Kps. 30, 45, 75mg*	**Influenza: Ther.:** 2 x 75mg p.o. (5d); **Pro.:** 1 x 75mg (7d); **Ki.** > **1J: Ther.:** < 15kg: 2 x 30mg; 15–23kg: 2 x 45mg; 23–40kg: 2 x 60mg; > 40kg: 2 x 75mg; **DANI** GFR > 30: Ther./Pro.: 2 x 75mg/1 x 75mg; 10–30: 1 x 75mg/75mg alle 2d oder tgl. 30mg; < 10, HD: nicht empfohlen; **DALI** nicht erforderlich

Zanamivir Rp	HWZ 1.6–5.1h, PRC B, Lact ?
Relenza *Diskhaler (ED = 5mg)*	**Influenza A, B:** 2 x 10mg inhalieren für 5d; **DANI, DALI** nicht erforderlich

Wechselwirkungen	
Antikoagulantien, orale	INR↑ bei gleichzeitiger Gabe von **Oseltamivir/Warfarin** (Einzelfallberichte, in Studie an 20 Patienten nicht bestätigt), INR-Kontrolle empfohlen
Bupropion	UW[d] ↑ bei gleichz. Gabe von **Bupropion** und **Amantadin** (Herstellerinformation)
Chinin und Chinidin	Renale Cl von **Amantadin** ↓ (Single-Dose-Studie, geschlechtsspezifischer Effekt [nur Männer!]), ggf. UW-Risiko von **Amantadin** ↑
Cotrimoxazol	UW-Risiko von **Amantadin** ↑ (Konkurrenz mit **Trimethoprim** bei der renalen Ausscheidung, 2 Einzelfallberichte)[c]

Hydrochlorthiazid-Triamteren	Renale CI von **Amantadin** ↓, UW-Risiko ↑ (Einzelfallbericht)
Influenza-Lebendimpfstoffe	Replikation der **Impfviren** und damit Impferfolg[f] ↓
Memantin	Kombination mit **Amantadin** vermeiden wegen Risiko ZNS-UW ↑, theoretische Erwägung (Herstellerinformation)
Monoaminooxidase-Inhibitor (MAOI oder MAO-B-Inhibitoren)	Blutdruck ↑ innerhalb von 72h nach der Einnahme von **Phenelzin** während einer **Amantadin**-Therapie (Einzelfallbericht); UW ↑ bei gleichz. Gabe von **Selegilin** u. **Amantadin** (Herstellerinformation)
Phenylpropanolamin	Einzelfallberichte über psychiatrische UW[g] bei gleichz. Einnahme von **Amantadin** und **Phenylpropanolamin**
Pramipexol	Ausscheidung von **Pramipexol** ↓ durch gleichz. Gabe von **Amantadin**, klin. Bedeutung unklar
Probenecid	Renale Sekretion des aktiven Metaboliten von **Oseltamivir** ↓/ Plasmakonz. ↑ durch gleichz. Gabe von **Oseltamivir** und **Probenecid**, klin. Bedeutung unklar
Sotalol	QT-Verlängerung und TdP bei gleichzeitiger Gabe von Sotalol (stabile Einstellung) und **Oseltamivir** (Einzelfallberichte), Mechanismus unklar

[d] Übelkeit, Erbrechen, Erregung/Unruhe, posturaler Tremor
[e] Fall 1: 84-jähriger Mann, akute Verwirrtheit und Aggressivität, reversibel; Fall 2: 27-jährige Frau, keine Angabe zur Art de UE
[f] Frühester Impfzeitpunkt: 48h nach der letzten Gabe des Virustatikums, früheste Gabe des Virustatikums: 2 W nach der Impfung
[g] Schwere Psychose, intensive und wiederkehrende Déjà-vue-Erlebnisse

3.4 Nukleosidische und nukleotidische Reverse-Transkriptase-Inhibitoren (NRTI) Reverse-Transkriptase-Inhibitoren (NRTI)

Wm/Ind: Blockade der Umwandlung von RNA in DNA durch ein chemisch verändertes Nukleosid; **UW** (Abacavir): Übelkeit, Müdigkeit, Fieber, Kopfschmerzen, Diarrhoe, Anorexie; **UW** (Adefovir): Asthenie, Bauchschmerzen, Kopfschmerzen, Übelkeit, Diarrhoe, Krea ↑; **UW** (Didanosin, Stavudin): Polyneuropathie, Pankreatitis, Diarrhoe, Exanthem; **UW** (Emtricitabin): Kopfschmerzen, Übelkeit, Diarrhoe, CK↑, Exanthem; **UW** (Lamivudin): Kopfschmerzen, Übelkeit, Pankreatitis; **UW** (Tenofovir): Diarrhoe, Übelkeit, Erbrechen, Hypophosphatämie, Flatulenz; **UW** (Zidovudin): Anämie, Leuko ↓, Myopathie, Übelkeit, Kopfschmerzen; **KI** (Abacavir): schwere Leberfunktionsstrg.; **KI** (Adefovir): bekannte Überempfindlichkeit; **KI** (Didanosin): akute Pankreatitis, SS/SZ; **KI** (Emtricitabin): bekannte Überempfindlichkeit; **KI** (Lamivudin, Stavudin): SS/SZ; **KI** (Tenofovir): schwere Nierenfunktionsstrg.; **KI** (Zidovudin): Leukozyten ↓ < 750/µl, Hb < 7.5g/dl, SS/SZ

Abacavir (ABC) Rp	HWZ 1-2h, Qo 0.95, PPB 50%, PRC C, Lact -
Ziagen *Tbl. 300mg; Saft (1ml = 20mg)*	**HIV-Infektion:** 2 x 300mg p.o.; **Ki. 3M-12J:** 2 x 8mg/kg, max. 600mg/d; **DANI** nicht erforderlich; **DALI** Anwendung nicht empfohlen

Abacavir + Lamivudin Rp	PRC C, Lact -
Kivexa *Tbl. 600+300mg*	**HIV-Infektion:** 1 x 600+300mg p.o.; **DANI** GFR < 50: Anwendung nicht empfohlen; **DALI** Anwendung nicht empfohlen

Adefovir Rp	HWZ 1-2h, PPB < 4%, PRC C, Lact -
Hepsera *Tbl. 10mg*	**Chronische Hepatitis B:** 1 x 10mg p.o.; **DANI** GFR > 50: 100%; 20-49: 10mg alle 48h; 10-19: 10mg alle 72h; HD: 10mg alle 7d

Didanosin (DDI) Rp	HWZ 1.3-1.5h, Qo 0.5, PPB < 5%, PRC B, Lact ?
Videx *Kps. 125, 200, 250, 400mg;* *Trockensaft (10ml = 200mg)*	**HIV-Infektion:** < 60kg: 250mg/d p.o.; > 60kg: 400mg/d in 1-2ED; **Ki. > 3M:** 240mg/m² KOF p.o. in 1-2ED, 180mg/m² bei Kombination mit Zidovudin; **DANI** GFR > 60: 100%; 30-59: ≥ 60kg: 200mg/d, < 60kg: 150mg/d; 10-29: ≥ 60kg: 150mg/d, < 60kg: 100mg/d; < 10: ≥ 60kg: 100mg/d, < 60kg: 75mg/d; **DALI** nicht erforderlich

Emtricitabin (FTC) Rp	HWZ 10h, PPB < 4%, PRC B, Lact -
Emtriva *Kps. 200mg; Saft (1ml = 10mg)*	**HIV-Infektion:** 1 x 200-240mg p.o.; **Ki. < 33kg:** 6mg/kg/d, max. 240mg/d; **Ki. > 33kg:** s. Erw.; **DANI** GFR > 50: 100%; 30-49: 200mg alle 48h; 15-29: 200mg alle 72h; < 15, HD: 200mg alle 96h (gilt für Tbl., Saft s. FachInfo)

Emtricitabin + Tenofovir Rp	PRC B, Lact -
Truvada *Kps. 200+245mg*	**HIV-Infektion:** 1 x 200+245mg p.o.; **DANI** GFR > 50: 100%; 30-49: 1Kps. alle 48h; < 30, HD: Anwendung nicht empfohlen

Emtricitabin + Tenofovir + Rilpivirin ($d<Stand>128$) Rp	PRC B, Lact -
Eviplera *Tbl. 200+245+25mg*	**HIV-Infektion:** 1 x 200+245+25mg p.o. mit einer Mahlzeit; **DANI** GFR < 50: Anwendung nicht empfohlen; **DALI** Child A, B: 100%; C: Anwendung nicht empfohlen

Entecavir Rp	HWZ 128-149h, PPB 13%, PRC C, Lact-
Baraclude Tbl. 0.5, 1mg; Saft (1ml = 0.5mg)	**Chronische Hepatitis B:** nukleosid-naive Patienten/Lamivudin-refraktäre Patienten: 1 x 0.5/1mg p.o.; **DANI** GFR 30-49: 0.25/0.5mg/d; 10-29: 0.15/0.3mg/d; < 10, HD: 0.05/0.1mg/d; **DALI** nicht erforderlich

Lamivudin (3TC) Rp	HWZ 3-7h, Q0 0.03, PPB 16-36%, PRC C, Lact?
Epivir Tbl. 150, 300mg; Saft (1ml = 10mg) **Zeffix** Tbl. 100mg; Saft (1ml = 5mg)	**HIV-Infektion:** 300mg/d p.o. in 1-2ED; **Ki.** > 3M: 2 x 4mg/kg; **DANI** GFR > 50: 100%; 30-50: 1 x 150mg; 15-29: 1 x 100mg; 5-14: 1 x 50mg; < 5: 1 x 25mg; **chronische Hepatitis B:** 1 x 100mg p.o.; **DANI** GFR 30-49: ini 100mg, dann 50mg/d; 15-29: ini 100mg, dann 25mg/d; 5-14: ini 35mg, dann 15mg/d; < 5: ini 35mg, dann 10mg/d

Lamivudin + Zidovudin (CBV) Rp	PRC C, Lact ?
Combivir Tbl. 150+300mg	**HIV-Infektion** 2 x 1Tbl. p.o.; **Ki. 14-21kg:** 2 x 1/2Tbl.; **21-30kg:** 1 x 1/2Tbl. morgens + 1 x 1Tbl. abends; **DANI** GFR < 50: Monopräparate empfohlen

Lamivudin + Zidovudin + Abacavir Rp	PRC C, Lact -
Trizivir Tbl. 150+300+300mg	**HIV-Infektion:** 2 x 1Tbl. p.o.; **DANI** GFR < 50: Monopräparate empfohlen; **DALI** KI

Stavudin (D4T) Rp	HWZ 1-1.5h, Q0 0.6, PPB unerheblich, PRC C, Lact ?
Zerit Kps. 20, 30, 40mg; Trockensaft (1ml = 1mg)	**HIV-Infektion:** < 60kg: 2 x 30mg p.o.; > 60kg: 2 x 40mg; **Ki.** > 3M, < 30kg: 2 x 1mg/kg; > 30kg: s. Erw.; **DANI** GFR 26-50: 2 x 15-20mg; < 26, HD: 1 x 15-20mg; **DALI** nicht erforderlich

Telbivudin Rp	HWZ 42h, PPB 3%, PRC B, Lact -
Sebivo Tbl. 600mg	**Chronische Hepatitis B:** 1 x 600mg p.o.; **DANI** GFR 30-49: 400mg/d oder 600mg alle 48h, < 30: 200mg/d oder 600mg alle 72h; terminale NI: 120mg/d oder 600mg alle 96h; **DALI** nicht erforderlich

Tenofovir (TDF) Rp	HWZ 12-18h, PPB < 0,7%
Viread *Tbl. 245mg*	**HIV-Infektion, chronische Hepatitis B:** 1 x 245mg p.o.; **DANI** GFR 30-49: 245mg alle 48h; 10-29: 245mg alle 72-96h; HD: 1 x 245mg/W
Zidovudin (AZT) Rp	HWZ 1h, Qo 0.85, PPB 35%, PRC C, Lact ?
Retrovir *Kps. 100, 250mg; Tbl. 300mg; Saft (5ml = 50mg); Inf.Lsg. 200mg*	**HIV-Infektion:** 500-600mg/d p.o. in 2-3ED; 6 x 1-2mg/kg i.v.; **Ki. 3M-12J:** 360-480mg/m² KOF p.o. in 3-4ED; 4 x 80-160mg/m² KOF i.v.; **DANI** GFR < 10: 300-400mg/d p.o.; 3-4 x 1mg/kg i.v.

Wechselwirkungen	
Aciclovir	Exzessive Müdigkeit durch gleichz. Gabe von **Zidovudin** und **Aciclovir** (Einzelfallbericht, allgemein wenig wahrscheinlich)
Alkohol	Metabolismus von **Abacavir** ↓ bei gleichz. Gabe von **Alkohol**
Allopurinol	Konzentration von **DDI** ↑ durch gleichz. Gabe von **Allopurinol**
Antiepileptika	Konzentration von **ABC** ↓ bei gleichz. Gabe von **Phenytoin/ Phenobarbital**; BV von **Zidovudin** ↑ durch gleichz. Gabe von **Valproat**, schwere Anämie und Lebertoxizität (2 Einzelfallberichte)
Antimykobakterielle Medikamente	Ausscheidung von **Zidovudin** ↑ durch gleichz. Gabe von **Rifabutin**; Ausscheidung von **Zidovudin/Abacavir** ↑ durch gleichz. Gabe von **Rifampicin (Rifampin)**;); **INH/Stavudin:** periphere Neuropathie (12/22 Patienten, reversibel)
Arzneimittel mit Myopathierisiko	**Telbivudin:** Risiko ↑ nicht völlig ausgeschlossen
Arzneimittel, nephrotoxische	Störung der renalen Exkretion von **Telbivudin** nicht ausgeschlossen, klin. Relevanz unklar
Atovaquon	AUC von **Zidovudin** ↑ durch gleichz. Gabe von **Atovaquon**, keine DA nötig, aber Monitoring der möglichen UW; AUC von **DDI** ↓ bei gleichz. Gabe von **Atovaquon**
Azole	**Fluconazol:** Serumkonz. von **Zidovudin** ↑, klin. Bedeutung ist unklar; **Itraconazol:** Serumkonz. von **Itraconazol** ↓ durch gleichz. Gabe von gepuffertem **DDI** (Problemvermeidung: zeitversetzte Einnahme um 2h)
Benzodiazepin	**Oxazepam:** BV von **Zidovudin** ↑; Kopfschmerzen ↑ durch gleichz. Gabe beider Wirkstoffe; **Lorazepam:** ähnlich Interaktionen wie bei **Oxazepam** möglich

Chinolone	Ciprofloxacin: Serumkonz. von **Ciprofloxacin** ↓ bei gleichz. Gabe von gepuffertem **DDI** (Problemvermeidung: zeitversetzte Einnahme von **Ciprofloxacin** entw. 2h vor oder 6h nach gepuffertem **DDI**; **Chinolone**, andere: ähnliche WW mit gepuffertem **DDI** denkbar
Cidofovir (CDF)	Konzentration von **DDI** ↑ durch gleichz. Gabe von **DDI** und **CDF/Probenecid**
Clarithromycin	BV von **Zidovudin** ↓ durch gleichz. Gabe von **Clarithromycin** (Problemvermeidung: zeitversetzte Einnahme, Mindestabstand 2h)
CMV-Präparate	TDF/CDF: Kombination vermeiden, bei Notwendigkeit wöchentliche Gabe; **Adefovir**: Ausscheidung von **Adefovir** ↓ bei gleichz. Gabe von **CDF/Foscarnet**; **Zidovudin/Ganciclovir**: hämatologische Toxizität ↑; **DDI/Ganciclovir**: Serumkonz. von **DDI** ↑, WI der **Ganciclovir**-Prophylaxe ↓ (Herstellerhinweis: Kombination vermeiden, insbesondere mit **Ganciclovir** i.v.)
Dapson	DDI: prophylaktische WI von **Dapson** zur Verhinderung der Pneumocystis-Pneumonie ↓ durch gleichz. Gabe von gepuffertem **DDI**; **Zidovudin**: hämatol. Toxizität ↑ (Blutbildkontrolle empfohlen)
Delavirdin	Absorption von **Delavirdin** ↓ durch gleichz. Gabe von gepuffertem **DDI**
Dofetilid	Ausscheidung ↓ und NW-Risiko ↑ bei gleichzeitiger Gabe von **Emtricitabin** (theoretische Erwägung, Kontrolle empfohlen)
Doxorubicin	Aktivierung von **D4T** ↓ durch gleichz. Gabe von **Doxorubicin** (In-vitro-Hinweise)
Efavirenz	Risiko neuropsychiatr. NW von Efavirenz ↑ bei gleichzeitiger Gabe von **Tenofovir** (Fallberichte + pharmakokinet. Daten)
Eribulin	Serumkonz. von Eribulin ↑ bei gleichzeitiger Gabe von **Emtricitabin** (Wechselwirkung über einen Transporter möglich, theoretische Erwägung)
Ethinylestradiol	Metabolismus von **Zidovudin** ↓ durch gleichz. Gabe von **Ethinylestradiol** möglich (In-vitro-Hinweise), klinische Bedeutung unklar
Foscarnet	Herstellerinformation: Kombination von **3TC** und **Foscarnet** vermeiden (Interferenz an der renalen Ausscheidung möglich)
Ganciclovir	Zidovudin/Ganciclovir: hämatologische Toxizität ↑; DDI/Ganciclovir: Serumkonz. von **DDI** ↑, WI der **Ganciclovir**-Prophylaxe ↓ (Herstellerhinweis: Komb. vermeiden, insbes. mit Ganciclovir i.v.)
Hydroxycarbamid	Antivirale WI von **NRTIs** (vor allem **DDI**) ↑ durch gleichz. Gabe von **Hydroxycarbamid**; Risiko der UW[h] ↑ durch die Kombination aus **DDI** und **Hydroxycarbamid**, Verstärkung der Interaktion durch **D4T**
Lamivudin	Kombination mit **Emtricitabin** vermeiden, gleiches Spektrum/gleiches Resistenzbild, Kombination mit **Telbivudin** klin. nicht sinnvoll

Lithium	**Lithium** wirkt der neutropenischen WI von **Zidovudin** entgegen (keine prädiktiven Faktoren für Patienten, die darauf ansprechen)
Medikamente, die die Glukuronidierung hemmen	Glukuronidierung von **Zidovudin** ↓ bei gleichz. Gabe von **Chloramphenicol/Indometacin/Naproxen** (In-vitro-Hinweise)
Medikamente, die die Nierenfunktion beeinträchtigen	**Adefovir**: Ausscheidung von Adefovir ↓ durch gleichz. Gabe derartiger Medikamente[1]; **TDF**: Vorsicht bei gleichz. Gabe von **TDF** u. derartigen Medikamenten, Monitoring Nierenfunktion (Herstellerinformation), möglicherweise Beeinträchtigung der Ausscheidung von **Telbivudin** (Monitoring Nierenfunktion empfohlen)
Medikamente, die eine Pankreatitis verursachen	**DDI/D4T**: additive Pankreastoxizität bei gleichz. Gabe von **pankreastoxischen Medikamenten**; klin. Monitoring; **3TC/Azathioprin**: Pankreatitis bei gleichz. Gabe
Metformin	Laktazidoserisiko ↑ bei gleichzeitiger Gabe von **Emtricitabin** (theoretische Erwägung, Kontrolle empfohlen), aber auch von **Tenofovir** (2 Einzelfallberichte)
Methadon	**Methadon**-Dosis ↑ bei gleichz. Gabe von **ABC/Zidovudin** (widersprüchliche Angaben); Konzentration von **ABC/D4T/DDI** (Tablettenformulierung) ↓ durch gleichz. Gabe von **Methadon**; Serumkonz. von **Zidovudin** ↑ bei gleichz. Gabe von **Methadon**
Myelosuppressive Medikamente	Schwerwiegende Knochenmarktox. bei gleichz. Gabe von **Zidovudin** mit **Vancomycin/Antineoplastika**; pharmakokinetische Veränderungen bei gleichz. Gabe von **Zidovudin** und **Chemotherapien**
Nahrungsmittel	**DDI/Zidovudin**: Ausmaß der Absorption der Wirkstoffe ↓ durch Einnahme **mit** einer Mahlzeit, möglicherw. WI von **DDI** ↓; **TDF**: Absorption von **TDF** ↑ durch Einnahme **mit** einer fetthaltigen Mahlzeit
Nevirapin (NVP)	Risiko ↑ für Therapieversagen bei gleichzeitiger Gabe von **Tenofovir** und NVP; Bioverfügbarkeit von **Zidovudin** ↓ bei gleichz. Gabe von NVP
Nimodipin	BV von **Zidovudin** ↑ durch gleichz. Gabe von **Nimodipin** (Tierversuch)
Nukleosidische u. nukleotidische Reverse-Transkriptase-Inhibitoren (NRTIs)	Antagonistischer Effekt bei Komb. von **D4T/Zidovudin** oder **3TC/Zalcitabin**; Toxizität ↑ bei gleichz. Gabe von **D4T** und **Zalcitabin** bzw. gleichz. Gabe von **D4T** und **Zalcitabin**; nichtempfohlene Kombinationen: **FTC/D4T** mit **3TC**, **Zidovudin** mit **Zalcitabin/DDI**; alle 3fachen NRTI-Schemata sollten vermieden werden, Ausnahme: **ABC/TDF** mit **AZT/3TC**
Paracetamol (PCM)	**Zidovudin**: Knochenmarktox. ↑ bei gleichz. Gabe von **PCM** (limitierte Information, Relevanz unklar); **Zidovudin/DDI**: schwere Lebertoxizität von **PCM/Zidovudin/DDI** (Einzelfallbericht)

Probenecid	Ausscheidung von **Zidovudin** ↓ und Serumkonz./UW-Risiko ↑ durch gleichz. Gabe von **Probenecid** und **Zidovudin**
Protease-Inhibitoren	**IDV/Zidovudin:** AUC von **IDV/AZV** ↓ durch gleichz. Gabe von gepuffertem **DDI** (Problemvermeidung: zeitversetzte Einnahme, Abstand 1h); **ABC/Zidovudin:** AUC von **ABC/AZT** ↓ durch gleichz. Gabe von einer geringen Dosis **TPV** (Kombination nicht empfohlen); **NRTIs:** Änderungen in der Pharmakokinetik bei der Kombination von **Protease-Inhibitoren** und **NRTIs** wahrscheinlich nicht klin. bedeutsam; **Adefovir:** Konzentration von **Adefovir** ↓ durch gleichz. Gabe von **SQV** möglich; **TDF:** Konzentration von **TDF** ↑ durch gleichz. Gabe von **AZV/RTV**, **Darunavir/RTV** oder **Lopinavir/RTV**[j]; Nephrotoxizität ↑ bei gleichz. Gabe von **TDF**, **DDI** und **Lopinavir/RTV** (Einzelfallbericht); **AZV:** Konzentration von **AZV** ↓ durch gleichz. Gabe von **TDF**[k]; AUC ↑ von **Tenofovir** bei gleichz. Gabe von **Telapravir**, klinisch wahrscheinlich wenig relevant
Pyrimethamin	Risiko einer Myelosuppression ↑ bei gleichz. Gabe von **Pyrimethamin** und **Zidovudin**
Rantidin	Serumkonz. von **DDI** ↑ und **Ranitidin** ↓ bei gleichz. Gabe von gepuffertem **DDI** und **Rantidin**; klin. ohne Bedeutung
Ribavirin	Toxizität[l] ↑ durch gleichz. Gabe von **Ribavirin** und **NRTIs** (am häufigsten mit **DDI**), WI ↑ durch zusätzliche Gabe von **Interferon**
NNRTI	Konzentration von **DDI** ↑ durch gleichz. Gabe von **TDF** und **DDI**, Risiko für Pankreatitis/periphere Neuropathie, aber auch Therapieversagen[m] ↑, Risiko von Therapieversagen ↑
Trimethoprim	**3TC/Zidovudin:** renale Ausscheidung[n] ↓ bei gleichz. Gabe von **Trimethoprim** oder **Cotrimoxazol**; **D4T:** möglicherweise Interaktion an der tubulären Sekretion, klin. Relevanz unklar (Hersteller-information)
Zytokine	Serumkonz. von **Zidovudin** ↑ durch gleichz. Gabe von **Interferon alpha/beta,** Neuropathierisiko ↑ bei gleichzeitiger Gabe von **Telbivudin/pegIFN**α (bei Symptomen Kombination absetzen)

[h] Neuropathie/Pankreatitis
[i] Wie i.v. Aminoglykoside/CyA/Tacrolimus/Vancomycin/AmB/CDF/Foscarnet/Pentamidin
[j] SQV/RTV, TPV/RTV und wahrscheinlich FPV/RTV haben geringe WI auf die Konzentration von TDF
[k] Effekt in RTV-verstärkten Kombinationen weniger ausgeprägt
[l] Laktatazidose, Blutkrankheiten und Hepatotoxizität
[m] Therapieversagen v.a. bei der Gabe von TDF mit magensaftresistenten DDI und entweder Efavirenz oder Nevirapin
[n] Ohne klinische Bedeutung bei Patienten mit normaler Nierenfunktion

3.5 Non-nukleosidische Reverse-Transkriptase-Inhibitoren (NNRTI)

Wm/Ind: Blockade der reversen Transkriptase von HIV-1; **UW** (Efavirenz): Schwindel, Benommenheit, Konzentrationsstrg., Schlaflosigkeit, Exanthem, Leberenzyme↑; **UW** (Etravirin): Hautausschlag, Diarrhoe, Übelkeit; **UW** (Nevirapin): Hautausschlag, Übelkeit, Fieber, Kopfschmerzen, Leberwerte↑; **UW** (Rilpivirin): Leukopenie, Anämie, Thrombopenie, erhöhtes Gesamt-/LDL-Cholesterin, erhöhte Triglyzeride, verminderter Appetit, Schlafstrg., abnorme Träume, Depression, Kopfschmerzen, Schwindel, Übelkeit, Somnolenz, Amylase↑,Lipase↑, Bauchschmerzen, Erbrechen, Mundtrockenheit, Transaminasen↑, Bilirubin↑, Exanthem, Fatigue; **KI** (Efavirenz): SS/SZ, Kinder < 3J, bekannte Überempfindlichkeit, schwere Leberschädigung, gleichzeitige Anwendung von Johanniskrautpräparaten und verschiedenen anderen Präparaten (s. FachInfo); **KI** (Etravirin): bekannte Überempfindlichkeit, SZ, strenge Ind.Stell. in der SS; **KI** (Nevirapin): bekannte Überempfindlichkeit, schwere Leberfunktionsstrg., gleichzeitige Anwendung von Johanniskrautpräparaten, SZ, strenge Ind.Stell. in der SS; **KI** (Rilpivirin): bekannte Überempfindlichkeit, gleichzeitige Anwendung von Carbamazepin, Oxcarbazin, Phenobarbital, Phenytoin, Rifabutin, Rifampicin, Rifapentin, Omeprazol, Esomeprazol, Pantoprazol, Rabeprazol, Lansoprazol, Dexamethason (ausser Einzeldosis), Johanniskraut

Efavirenz (EFV) Rp	HWZ 40-55h, Q0 > 0.9, PPB 99%, PRC C, Lact –
Stocrin *Tbl. 600mg* **Sustiva** *Kps. 50, 100, 200mg; Tbl. 600mg; Saft (1ml = 30mg)*	**HIV-Infektion:** 1 x 600mg p.o.; 1 x 720mg p.o.; **Ki. 3-17J:** < 15kg: 200mg; 15-19kg: 250mg; 20-24kg: 300mg; 25-32kg: 350mg; 32.5-39kg: 400mg; > 40kg: 600mg; **DANI** nicht erforderlich; **DALI** Child C: KI

Efavirenz + Emtricitabin <math c>d<Stand>121 **+ Tenofovir** <math c>d<Stand>123	
Atripla *Tbl. 600+200+245mg*	**HIV-1-Infektion:** 1 x 1 Tbl. p.o.; **DANI** GFR <50: Anw. nicht empfohlen; **DALI** Child C: KI

Etravirin Rp	HWZ 30-40h, PPB 99.9%, PRC B, Lact –
Intelence *Tbl. 100, 200mg*	**HIV-Infektion:** 2 x 200mg p.o.; nur in Kombination mit geboosterten PI/antiretro-viralen Substanzen; **DANI** nicht erforderlich; **DALI** Child C: Anwendung nicht empfohlen

Nevirapin (NVP) Rp	HWZ 22-84h, Q0 0.95, PPB 60%, PRC C, Lact ?
Viramune *Tbl. 50(ret.), 100(ret.), 200, 400(ret.)mg; Saft (5ml = 50mg)*	**HIV-Infektion:** 1 x 200mg p.o., nach 14d 2 x 200mg; **Ki. 2M-8J:** 1 x 4mg/kg p.o., nach 14d 2 x 7mg/kg; **8-16J:** 1 x 4mg/kg, nach 14d 2 x 4mg/kg; **DANI** HD: weitere 200mg nach jeder Dialyse; **DALI** Child C: KI

Rilpivirin Rp	HWZ 45h, PPB 99%, PRC B, Lact -
Edurant *Tbl. 25mg*	**HIV-Infektion:** 1 x 25mg p.o. mit einer Mahlzeit; **DANI** leichte bis mäßige NI: 100%; schwere NI: vorsichtige Anw.; **DALI** Child A, B: 100%; Child C: Anw. nicht empfohlen

Wechselwirkungen	
Amiodaquin	Lebertox. Risiko ↑ bei gleichz. Gabe mit EFV
Antiarrhythmika	Konz. von **Antiarrhythmika** (z.B. **Amiodaron, Disopyramid, Flecainid, Lidocain, Mexiletin, Propafenon, Chinidin**) ↓ durch gleichz. Gabe von **Etravirin**, Therapiekontrolle empfohlen
Antiepileptika	CBZ: Plasmakonz. von **EFV/CBZ** ↓; **NVP**-Konz. ↓; **DPH/Phenobarbital**: ähnliche Interaktionen wie für CBZ/EFV erwartet; **VPA**: Konz. **VPA** ↑ nach Beginn mit **EFV** (Einzelfallbericht), Hepatotox. ↑ bei gleichz. Gabe von **VPA** mit **NVP** und **SQV/RTV**
Antikoagulanzien, orale	**Efavirenz**: deutliche Dosisreduktion von **Warfarin** bei gleichz. Gabe von **EFZ** (Einzelfallbericht); **Nevirapin**: deutliche Dosissteigerung von **Warfarin** bei gleichz. Gabe von **NVP** (2 Einzelfallberichte); S-Warfarin/7-Hydroxywarfarin-Verhältnis ↑ (63%) bei gleichzeitiger Gabe von **Etravirin**, klinische Bedeutung unklar
Artesunat	Lebertox. Risiko ↑ bei gleichz. Gabe mit EFV
Arzneimittel, die den Magen-pH beeinflussen	AUC ↓ von **Etravirin/Rilpivirin** bei gleichz. Gabe von **Ranitidin/ Famotidin**, AUC ↑ von **Etravirin/Rilpivirin** bei gleichz. Gabe von **Omeprazol**, klin. wenig relevant; **Omeprazol** ↓ bei gleichz. Gabe von EFV; c_{max} von **NVP** ↓ bei gleichzeitiger Gabe von Al-Mg-Hydroxid, AUC unverändert (= klinisch nicht relevant)
Arzneimittel, die die QTc-Zeit verlängern	Vorsicht bei Kombination mit **Rilpivirin**
Apriprazol	Plasmakonz. von **Apriprazol** ↓ bei gleichz. Gabe von **CYP3A4-Induktoren** wie **EFV/NVP**
Atovaquon	Atovaquon ↓ bei gleichz. Gabe von EFV
Azole	Konz. v. **Etravirin** ↑, ggf. Konz. der **Azole** ↓ (theoret. Erwägung, widersprüchliche Empfehlungen zur Notwendigkeit einer DA); **Fluconazol**: EFV/NVP ↑; **Itraconazol**: Itraconazol ↓ bei gleichz. Gabe von EFV/NVPNVP (Rilpivirin?); **Posaconazol**: Posaconazol ↓ bei gleichz. Gabe von **EFV** (für Etravirin/Rilpivirin theoretisch denkbar); **Voriconazol**: Voriconazol ↓ bei gleichz. Gabe von **EFV/ NVP** und EVP/NVP ↑ bei gleichz. Gabe von **Voriconazol** (gleichgerichtete WW für Rilpivirin vermutet)

Bedaquilin	BÄ von Bedaquilin ↓ bei gleichzeitiger Gabe von **EFV** (klinisch wahrscheinlich nicht relevant)
Benzodiazepine	**Midazolam/Triazolam/Alprazolam:** Metab. der Benzodiazepine ↑ bei gleichzeitiger Gabe von **EFV/NVP**; **Midazolam:** Metab. des Benzodiazepins ↑ bei gleichz. Gabe von **Etravirin. Diazepam** ↑ bei gleichz. Gabe von **Etravirin**, klin. Bedeutung unklar
Bexaroten	**EFV**-Konz. u. -Wirkung ↓/Bexaroten-Konz. ↓, Therapiekontrolle, Dosisanpassung (Einzelfallbericht)
Bupropion	Konzentration von **Bupropion** ↓ bei gleichz. Gabe v. **EFV** (theoret.)
Calciumkanal-Blocker (CaA)	**Diltiazem:** BV von **Diltiazem** ↓ bei gleichz. Gabe von **EFV**; andere **CaA:** wahrsch. ähnlich wie Diltiazem in Anwesenheit von **EFV**
Carbamazepin (CBZ)	Konz. von **EFV/NVP** ↓ unter **CBZ** (Probandenstudien), Konz. von **Etravirin/Rilpivirin** ↓ durch gleichz. Gabe v. **CBZ** (theoret. Erwägung)
Chinin	Chinin ↓, aber 3-Hydroxychinin ↑ bei gleichz. Gabe von Chinin und **NVP** (Wirkung ↓, NW-Risiko ↑)
Ciclosporin (CyA)	Konz. v. **Ciclosporin** ↓ bei gleichz. Gabe von **EFV** (Einzelfallbericht), in geringerem Maße auch durch NVP
Clarithromycin	Konz. v. **Clarithromycin** ↓ und **Etravirin** ↑ bei gleichz. Gabe beider Wirkstoffe; Konz. von **Clarithromycin** ↓ und **Hydroxy-Metabolit** ↑ bei gleichz. Gabe von **EFV/NVP**; neuro-psychiat. UW bei gleichz. Gabe von **Clarithromycin** mit NVP (Einzelfallbericht, Mann)
Clopidogrel	WW mit **Etravirin** über **Etravirin**-induzierte CYP2C19-Hemmung nicht ausgeschlossen (Hersteller-/Behördeninformation, theoret. Erwägung)
Corticosteroide	Plasmakonzentration von **Etravirin/Rilpivirin** ↓ durch gleichz. Gabe von **Dexamethason** (Herstellerinformation); Steroidwirkung ↓ bei gleichz. Gabe von **EFV/NVP** (theoret. Erwägung, Therapiekontrolle empfohlen)
CYP3A4-Induktoren (wie Rifampicin)	Konz. von **Etravirin** ↓ voraussichtlich bei gleichz. Gabe von **Rifampicin/Rifabutin**, Cmin von **Rifabutin** ↓ bei gleichz. Gabe von **Etravirin**; Konzentration von **RMP** ↓ bei gleichz. Gabe von **EFV**; Risiko an **RMP** UW ↑ bei gleichz. Gabe von **NVP** (Einzelfälle); Konzentration von **EFV/NVP/Rilpivirin** ↓ bei gleichz. Gabe von **RMP** (ggf. Dosisanpassung)
CYP3A4-Substrate	Einfluss von **EFV** auf den Stoffwechsel und damit Wirkung und NW solcher Wirkstoffe nicht ausgeschlossen
Dabigatran	Vorsicht bei Kombination mit **Rilpivirin** wg. WW über pGP
Digoxin	Digoxin ↑ bei gleichz. Gabe von **Etravirin/Rilpivirin** (TDM empfohlen)

Echinocandine	Möglicherweise schnellerer Abbau der Echinocandine bei gleichz. Gabe von **EFV/NVP** (theoret. Erwägung)
Eribulin	Plasmakonz. von **Eribulin** ↑ bei gleichzeitiger Gabe von **EFV** (Hemmung pGP-Transport, theor. Erwägung)
Everolimus	Klin. WI von **Everolimus** ↓ bei gleichz. Gabe von **NVP** oder **EFV** (CYP3A4-Induktor)
Fexofenadin	BÄ von **Fexofenadin** ↓ bei gleichz. Gabe von **EFV** (klin. Bedeutung unklar)
HCV-Proteasehemmer	**EFV/Telaprevir** ↓ bei gleichz. Gabe beider Wirkstoffe, ähnlicher Effekt bei Kombination **EFV/Boceprevir** (klin. Bedeutung unklar)
HIV-Integrasehemmer	**Raltegravir** ↓ bei gleichz. Gabe von **EFV/Etravirin, Etravirin/Rilpivirin** ↑ bei gleichz. Gabe von **Raltegravir** (klin. Bedeutung unklar); C_{max}/AUC von **Raltegravir** ↓ bei gleichz. Gabe von **EFV**
Immunsuppressiva	Konz. von **Ciclosporin/Sirolimus/Tacrolimus** ↓ durch gleichz. Gabe von **Etravirin**
Johanniskraut	Konzentration von **Etravirin** ↓ wahrscheinliche durch gleichz. Gabe von **Johanniskraut**; Konzentration von **NVP** ↓ bei gleichz. Gabe von **Johanniskraut**, wahrscheinlich ähnliche Interaktion mit **EFV**
Kontrazeptiva, hormonale	Konzentration von **Ethinylestradiol** ↑ bei gleichz. Gabe von **Etravirin**, wahrscheinlich ohne Einfluss auf die kontrazeptive Sicherheit; Konzentration von **Ethinylestradiol/Norethisteron** ↓ bei gleichz. Gabe von **NVP**; Konzentration von **Ethinylestradiol** ↑ bei gleichz. Gabe von **EFV**; 2 Einzelfallberichte über Verlust der verhütenden Wirkung bei gleichz. Gabe von **EFV**
Maraviroc	Konzentration von **Maraviroc** ↓ durch gleichz. Gabe von **Etravirin**; Plasmakonz. von **Maraviroc** ↓ bei gleichz. Gabe von **EFV**; **NVP** hat nur geringe WI auf die Konz. von einer Einzeldosis **Maraviroc**
Metformin	Metformin ↑ wg. Hemmung der renalen Ausscheidung bei gleichz. Gabe von **Rilpivirin** (theoret. Erwägung)
Methadon	**Etravirin: R-Methadon** ↑/**S-Methadon** ↓ (pharmakokinet. Studie), keine relevanten klin. Symptome
Nahrungsmittel	Bioverfügbarkeit von **Etravirin/Rilpivirin** ↑ bei gleichz. Einnahme einer **Mahlzeit**; Konz. von **EFV** ↑ durch Einnahme **mit** einer **Mahlzeit**, Häufigkeit der UW ↑ nicht ausgeschlossen (Herstellerinformation), Bioverfügbarkeit von **Rilvipirin** ↓ bei gleichzeitigem Genuß eiweißreicher Getränke (z.B. Eiweißshakes), Patienteninformation notwendig
Non-nukleosidale Reverse-Trankriptase Inhibitoren (NNRTI)	Konz. von **Etravirin** ↓ durch gleichz. Gabe von **Efavirenz/Nevirapin** Konzentration von **EFV** ↓ bei gleichz. Gabe von **NVP**; theoretisch auch WW von **Rilvipirin** mit den anderen Mitgliedern der Gruppe

Opioide	**EFV:** AUC von **Alfentanil** ↓ (80%) bei gleichzeitiger Gabe von EFV, Dosisanpassung nötig; **EFV/NVP:** Plasmakonz. von **Methadon/Buprenorphin** ↓ bei gleichz. Gabe von **EFV/NVP**, Entzugserscheinungen möglich; **Delavirdin: Buprenorphin** ↑/**Norbuprenorphin** ↓; **Delavirdin/EFV:** QTc-Verlängerung bei gleichz. Gabe von **Buprenorphin/Naloxon**, klin. Relevanz unklar (PD-Studie an Opiatabhängigen)
Phosphodiesterase-Typ5-Inhibitoren	Konzentration von **Sildenafil/Tadalafil/Vardenafil** ↓ durch gleichz. Gabe von **Etravirin**; ggf. DA nötig
Prasugrel	Änderung der Pharmakokinetik von **EFV** bei gleichz. Gabe von **Prasugrel**, klin. Relevanz unklar (auch Substrat für NVP)
Protease-Inhibitoren	Gegenseitige Beeinflussung der Pharmakokinetik nicht ausgeschlossen, Komb. von **Etravirin** mit **Proteasehemmern** ohne RTV-Verstärkung vermeiden, ansonsten Kombinationsempfehlungen beachten; Konz. von **Protease-Inhibitoren** ↓ bei gleichz. Gabe von **EFV/NVP**, **RTV** hebt den Effekt auf; UW ↑ im Zusammenhang mit antiviralen Dosen von **RTV/EFV**, einschließlich Leberenzyme ↑; Bioverfügbarkeit von **Rilpivirin** durch **Ritonavir** beeinflusst, klinisch wahrscheinlich wenig relevant
Quinupristin/Dalfopristin	**Nevirapin** ↑ bei gleichz. Gabe (Bedeutung unklar)
Ranolazin	Gleichzeitige Gabe mit EFV vermeiden, WW über CYP2B6 denkbar (NW-Risiko für EFV ↑).
Rosiglitazon	NVP-Konz. ↓ (klin. Relevanz unklar)
Tacrolimus	Metabolismus von **Tacrolimus** ↓ bei gleichz. Gabe von **EFV**, in geringerem Maße auch durch **NVP**, ggf. Dosis anpassen
Taxane	Paclitaxel/Docetaxel-Konz. ↓ bei gleichzeitiger Gabe von **EFV/NVP** (Einzelfallberichte, theoret. Erwägung)
Tenofovir (TDF)	Risiko von Therapieversagen ↑ v.a. bei der Gabe von **TDF** mit magensaftresistenten **DDI** und entweder **EFV** oder **NVP**; AUC von **Etravirin** ↓ und **Tenofovir** ↑ (Probandenstudie), klin. Bedeutung unklar; EFV-Konz. ↓ bei gleichzeitiger Gabe von TDF bei CYP2B6-poor metabolisern (NW-Risiko ↑), AUC/C_{max} von TDF ↑ bei gleichzeitiger Gabe von **Rilpivirin** (Probandenstudie, klin. Bedeutung unklar)
Selektive Serotonin-Wiederaufnahme-Hemmer (SSRIs)	Serotoninsyndrom bei gleichz. Gabe v. **Fluoxetin** u. **EFV** (Einzelfallbericht, Frau); Plasmakonz. von **Fluoxetin** ↓ bei gleichz. Gabe von **NVP**; Konz. von **NVP** ↑ bei gleichz. Gabe von **Fluvoxamin**

Statine	AUC von **Atorvastatin** ↓, aber des **Hydroxymetaboliten** ↑ bei gleichz. Gabe von **Etravirin**; ähnliche WW für andere Statine zu erwarten, außer **Pravastatin** und **Rosuvastatin** (theoret. Erwägung); Konzentration von **Atorvastatin/Simvastatin/Pravastatin** ↓ bei gleichz. Gabe von **EFV** und möglicherweise auch bei **NVP**
Valproinsäure (VPA)	VPA-Konz. ↓ nach Beginn mit **EFV** (Einzelfallbericht); Einzelfallbericht über VPA-Hepatotoxizität bei gleichzeitiger Gabe von **NVP/RTV/Saquinavir**
Zidovudin	Bioverfügbarkeit von Zidovudin ↓ bei gleichzeitiger Gabe von **NVP**

3.6   Protease-Inhibitoren (PI)

Wm/Ind: spezifische Hemmung der viralen Protease ⇒ Produktion wichtiger Virusproteine ↓ (z.B. reverse Transkriptase); **UW** (Atazanavir): Ikterus, Lipodystrophie, Kopfschmerzen, Schlaflosigkeit, Sklerenikterus, Bauchschmerzen, Diarrhoe, Dyspepsie, Übelkeit, Erbrechen, Ausschlag, Asthenie; **UW** (Boceprevir): Bronchitis, Entzündung von Haut/Bindegewebe, Herpes simplex, Influenza, orale Pilzinfektion, Sinusitis, Anämie, Neutropenie, Leukopenie, Thrombopenie, Struma, Hypothyreose, Appetit ↓, Dehydratation, Hyperglykämie, Hypertriglyzeridämie, Hyperurikämie, Angst, Depression, Schlaflosigkeit, Reizbarkeit, Affektlabilität, Agitiertheit, Libidostrg., Stimmungsänderung, Schlafstrg., Schwindel, Kopfschmerz, Hypästhesie, Parästhesie, Synkope, Amnesie, Aufmersamkeitsstrg., Gedächtnisstrg., Migräne, Parosmie, Tremor, Drehschwindel, trockenes Auge, Retinaexsudate, verschwommenes Sehen, Sehstrg., Tinnitus, Palpitation, Hypotonie, Hypertonie, Husten, Dyspnoe, Epistaxis, verstopfte Nase, oropharyngeale Schmerzen, Atemwegsblockade, Diarrhoe, Übelkeit, Erbrechen, Mundtrockenheit, Dysgeusie, Bauchschmerzen, Obstipation, Reflux, Hämorrhoiden, aphtöse Stomatitis, Glossodynie, Alopezie, Hauttrockenheit, Pruritus, Ekzem, Exanthem, Erythem, Dermatitis, Lichtreaktion, Urtikaria, Arthralgie, Myalgie, Rücken-/Gliederschmerzen, Muskelkrämpfe, Muskelschwäche, Nackenschmerzen, Pollakisurie, erektile Dysfunktion, Asthenie, Schüttelfrost, Erschöpfung, Pyrexie, Beschwerden im Brustbereich, Unwohlsein, Schleimhauttrockenheit, Gewicht ↓; **UW** (Fosamprenavir): Diarrhoe, Triglyzeride ↑, Kopfschmerzen, Schwindel, weiche Stühle, Übelkeit, Erbrechen, Unterleibsschmerzen, Müdigkeit, erythematöse/makulopapuläre Hauteruptionen, Transaminasen ↑, Lipase ↑; **UW** (Indinavir, Ritonavir): Übelkeit, Diarrhoe, Kopfschmerzen, Müdigkeit, Exanthem; **UW** (Saquinavir): Diarrhoe, Übelkeit, Exanthem; **UW** (Telaprevir): Pruritus, Exanthem, Ekzem, Gesichtsschwellung, exfoliativer Hautausschlag, orale Candidose, Anämie, Thrombopenie, Lymphopenie, Hypothyreose, Hyperurikämie, Hypokaliämie, Geschmacksstrg., Synkope, Übelkeit, Diarrhoe, Erbrechen, Hämorrhoiden, Proktalgie, analer Pruritus, Analfissur, rektale Blutung, Hyperbilirubinämie, periphere Ödeme, abnormaler Geschmack des Produkts; **UW** (Tipranavir): Hautausschlag, Pruritus, Photosensibilität, Lebertoxizität, Hypertriglyzeridämie, Anorexie, Kopfschmerzen, Diarrhoe, Übelkeit, Erbrechen, Flatulenz, Bauchschmerzen, Dyspepsie; Erschöpfung; **KI** (Atazanavir): bekannte Überempfindlichkeit, mäßige/schwere Leberinsuffizienz; **KI** (Boceprevir): bekannte Überempfindlichkeit, Autoimmunhepatitis, SS, gleichzeitige Anwendung v. Midazolam, Triatolam, Bepridil, Pimozid, Lumefantrin, Halofantrin, Tyrosinkinaseinhibitoren, Ergotaminderivaten; **KI** (Fosamprenavir): bekannte Überempfindlichkeit, schwere Leberinsuffizienz; **KI** (Indinavir): SS/SZ; **KI** (Ritonavir): schwere Leberinsuffizienz, Cave in SS/SZ; **KI** (Saquinavir): SS/SZ; **KI** (Telaprevir): bekannte

Überempfindlichkeit, gleichzeitige Anwendung von Alfuzosin, Amiodaron, Bepridil, Chinidin, Astemizol, Terfenadin, Cisaprid, Pimozid, Ergotaminderivaten, Lovastatin, Simvastatin, Atorvastatin, Sildenafil, Tadalafil (nur bei Ther. der pulmonalen Hypertonie), Midazolam/Triazolam p.o., Klasse Ia-/-III-Antiarrhythmika, Lidocain (i.v.), Rifampicin, Johanniskraut, Carbamazepin, Phenytoin, Phenobarbital; **KI** (Tipranavir): bekannte Überempfindlichkeit, Leberinsuffizienz (Child B-C)

Atazanavir (AZV) Rp

HWZ 8.6 h, PPB 86%, RCB, Lact -

Reyataz Kps. 150, 200, 300mg	**HIV-Infektion:** 1 x 300mg p.o., Kombination mit 1 x 100mg Ritonavir; **DANI** nicht erforderlich; **DALI** Child B, C: KI

Boceprevir Rp

HWZ 3.4 h, PPB 75%, PRC B, Lact -

Victrelis Kps. 200mg	**Chronische Hepatitis C Genotyp 1 mit/ ohne Vortherapie:** Kombination mit PEG-Interferon alfa + Ribavirin: 3 x 800mg p.o. mit einer Mahlzeit; Ther.Dauer s. FachInfo; **DANI, DALI** nicht erforderlich

Darunavir Rp

HWZ 15h, PPB 95%, PRC B, Lact -

Prezista Tbl. 75, 150, 400, 600, 800mg; Susp. (1ml = 100mg)	**HIV-Infektion:** Behandlungsnaive 1 x 800mg p.o. mit 1 x 100mg Ritonavir, Vorbehandelte 2 x 600mg p.o. mit 2 x 100mg Ritonavir; **DANI** nicht erforderlich; **DALI** Child C: KI

Fosamprenavir (FPV) Rp

HWZ 15-23h, PPB 90%, PRC C, Lact -

Telzir Tbl. 700mg; Susp. (5ml = 250mg)	**HIV-Infektion:** 2 x 700mg p.o., Kombination mit 2 x 100mg Ritonavir; **Ki. 25-39kg:** 2 x 18mg/kg + 2 x 3mg/kg Ritonavir; **DANI:** nicht erforderlich; **DALI** Child-Pugh < 7: 100%; 7-9: 2 x 450mg + 2 x 100mg Ritonavir; > 9: KI

Indinavir (IDV) Rp

HWZ 1.5-2h, Qo 0.8, PPB 40%, PRC C, Lact -

Crixivan Kps. 200, 400mg	**HIV-Infektion:** 3 x 800mg p.o.; **Ki. 4-17J:** 3 x 500mg/m²; **DALI** leichte bis mittelschwere Leberfktsstrg.: 3 x 600mg

Lopinavir + Ritonavir Rp

Kaletra Tbl. 100+25, 200+50mg; Saft (5ml = 400+100mg)	**HIV-Infektion:** 2 x 400+100mg p.o.; 2 x 5ml p.o.; **Ki. > 2J:** 2 x 230 (max. 400) +57.5 (max. 100)mg/m²; s. auch FachInfo; **DANI** nicht erforderlich; **DALI** KI bei schwerer LI

Ritonavir (RTV) Rp	HWZ 3-3.5h, Q0 0.7, PPB 99%, PRC B, Lact ?
Norvir Tbl. 100mg; Saft (7.5ml = 600mg)	**Verbesserung der Pharmakokinetik von Proteaseinhibitoren:** 1-2 x 100-200mg p.o.; s. auch FachInfo d. jeweiligen Proteaseinhibitors; **HIV-Infektion:** ini 2 x 300mg p.o., steigern bis 2 x 600mg; **Ki. > 2J:** ini 2 x 250mg/m², alle 2-3d um 50mg/m² steigern bis 2 x 350mg/m²; **DANI** nicht erforderlich; **DALI** KI bei schwerer Leberinsuffizienz

Saquinavir (SQV) Rp	HWZ 13h, Q0 > 0.95, PPB 97%, PRC B Lact ?
Invirase Tbl. 500mg	**HIV-Infektion:** 2 x 1g p.o., Kombination mit 2 x 100mg Ritonavir; **DANI** nicht erforderlich; **DALI** KI bei schwerer LI

Telaprevir Rp	HWZ 9-11h, PPB 59-76%, PRC B Lact ?
Incivo Tbl. 375mg	**Chron. Hepatitis C Genotyp 1 mit/ohne Vorther.:** Komb. mit PEG-Interferon alfa-2a oder -2b + Ribavirin: 3 x 750mg p.o. mit einer Mahlzeit; Ther.Dauer s. FachInfo; **DANI** nicht erforderlich; **DALI** Child A 100%; B-C: Anwendung nicht empfohle

Tipranavir (TPV) Rp	HWZ 5-6h, PPB 99%, PRC C Lact -
Aptivus Kps. 250mg; Saft (1ml = 100mg)	**HIV-Infektion:** 2 x 500mg p.o., Kombination mit Ritonavir 2 x 200mg; **DANI** nicht erforderlich; **DALI** Child B, C: KI

Wechselwirkungen^S	
Abirateron	Vorsicht bei gleichzeitiger Gabe mit CYP3A4-hemmenden Proteasehemmern (theoret. Erwägung)
Aciclovir/Valaciclovir	Aciclovir ↑ aus Valaciclovir bei gleich. Gabe von **Tripranavir/RTV**, klin. wenig relevant; Risiko von renalen UW↑ bei gleich. Gabe von Aciclovir/IDV
Alphablocker	**Alfuzosin:** Konz. ↑ bei gleich. Gabe von **RTV** (Mechan.: CYP3A4-Hemmung); **Doxazosin:** Metab. ↓ unter Einfluss von **AZV/IDV/RTV/SQV** (Mechan.: CYP3A4-Hemmung, Basis: In-vitro-Daten)
Ambrisentan	Metabolismus von **Ambrisentan** ↓ bei gleich. Gabe von starken **CYP3A4-Inhibitoren** wie **AZV/IDV/RTV/SQV** (Herstellerinformation)
Amiodaron	Konzentration von **Amiodaron** ↑ bei gleich. Gabe von **IDV** (Einzelfallbericht), für andere **Protease-Inhibitoren** wegen ihrer CYP3A4-Hemmung ähnliche WW vorhergesagt

Amphetamine	Ecstasy (MDMA[P]): tödl. Serotoninsyndrom bei gleichz. Exposition gegenüber MDMA und RTV (Einzelfallbericht); hämolytische Anämie bei gleichz. Exposition gegenüber MDMA und IDV (Einzelfallbericht); Methamphetamin: tödl. Serotoninsyndrom (s. Ecstasy; Einzelfallbericht), antiretrovirale Wirkung ↓
Anthelmintika	Konz. von Albendazol/Mebendazol ↓ bei gleichz. Gabe von RTV, ohne klin. Bedeutung für die anthelmintische Wirkung im Darm
Antidepressiva, selektive Serotonin-Wiederaufnahme-Hemmer (SSRI)	Fluoxetin: Konz. von RTV und Fluoxetin ↑, Serotoninsyndrom bei gleichz. Gabe von RTV (Einzelfallberichte); Paroxetin/Sertralin: Konz. der SSRI ↑ bei gleichz. Gabe von RTV; Escitalopram ↓ bei gleichz. Gabe von Telaprevir; Achtung: vergleichbare WW mit anderen Protease-Inhibitoren, die CYP3A4-Inhibitoren sind, denkbar
Antidepressiva, trizyklisch	Desipramin: Konz. ↑ bei gleichz. Gabe von RTV; Achtung: vergleichbare WW mit anderen Protease-Inhibitoren, die CYP3A4-Inhibitoren sind, denkbar für alle CYP3A4-verstoffwechselten TCA
Antiepileptika, Barbiturate	Phenobarbital: Metabolismus der Protease-Inhibitoren ↑/Serumkonz. und Wirkung ↓, Kombination meiden[q]
Antihistaminika	RTV/SQV: Cetirizin ↑ (für SQV In-vitro-Daten), klin. wahrscheinlich ohne Bedeutung; RTV: Fexofenadin ↑ (In-vitro-Daten), klin. Bedeutung unklar; Fexofenadin-Verfügbarkeit ↑, belegt für IDV, IDV-RTV, LPV-RTV, RTV; vergleichbare WW für alle über CYP3A4-metabolisierten Antihistaminika denkbar
Antikoagulanzien, orale	RTV: S-Warfarin ↑/R-Warfarin ↓; Lopinavir-RTV: S-Warfarin/R-Warfarin ↓; Einzelfallberichte zur veränderten Wirkung oraler Antikoagulantien (Acenocoumarol, Warfarin) bei gleichz. Gabe von Protease-Inhibitoren, INR-Kontrolle, ggf. Dosisanpassung
Aprepitant	Aprepitant ↑ bei gleichz. Gabe von Proteasehemmern, die CYP3A4 hemmen (u.a. RTV) (theoret. Erwägung)
Aripiprazol	Vorsicht bei gleichzeitiger Gabe mit CYP3A4-hemmenden Proteasehemmern (theoret. Erwägung)
Arthemeter/ Lumefantrin	AUC von Dihydroartemisinin/Arthemeter ↓, von Lumefantrin ↑ bei gleichz. Gabe von LPV/RTV
Atovaquon	IDV: Cmin von IDV ↓ bei gleichz. Gabe von Atovaquon; RTV/RTV-verstärkte Schemata: Atovaquon ↓ (theoret. Erwägung, klin. Relevanz unklar); bitte auch bei nicht genannten Proteasehemmern in Betracht ziehen

Azolantimykotika	**Itraconazol**: WW bekannt für **IDV/Lopinavir-RTV/Saquinavir**; **Posaconazol**: WW beschrieben für **AZV/AZV-RTV; Voriconazol**: theoretisch möglich; **Achtung**: gegenseitige Beeinflussung der Biotransformation, Ausmaß substanzabhängig, Komb. möglichst vermeiden kklinnst klin. Kontrolle/DA; **Fluconazol**: WW bekannt für **SQV/TPV; Posaconazol** ↓ bei gleichz. Gabe von **Fosamprenavir; Telaprevir**: wahrscheinlich ↑**Fluconazol/Posaconazol**, **Boceprevir**: theoret. wie **Telaprevir; Clotrimazol/Miconazol**: **Darunavir/Saquinavir** ↓, denkbar auch für andere über CYP3A4-verstoffwechselte Proteasehemmer
Benzodiazepine	**Midazolam**: Metabolismus von **Midazolam** ↓/Wirkung[r] ↑ bei gleichz. Gabe von **SQV** (Studie u. Fallbericht), ähnlich für **TPV-RTV/Lopinavir-RTV; Triazolam**: durch **RTV** wie bei **Midazolam; Alprazolam**: geringer Effekt von **RTV**; ähnl. WW für Boceprevir und Telaprevir erwartet/nachgewiesen
Betablocker	Plasmakonz. von **Metoprolol/Propranolol** ↑ bei gleichz. Gabe von **RTV** (inkl. **RTV** in niedrigen Dosen zur pharmakokinet. Verstärkung); Konzentration von **Metoprolol** ↑ bei gleichz. Gabe von **TPV-RTV**
Bosentan	**Bosentan**konz. ↑ bei gleichz. Gabe von **LPV/RTV**, für andere RTV-geboostete Proteasehemmer und HCV-Proteasehemmer[S] auch zu erwarten; **INV** ↓ bei gleichz. Gabe von Bosentan (Einzelfallbericht)[S]
Boceprevir	Bioverfügbarkeit von **Atazanavir/Darunavir/Fosamprenavir/Lopinavir** ↓ bei gleichz. Gabe von Boceprevir, klin. Bedeutung unklar, klin. Kontrolle empfohlen
Bupropion	Konzentration von **Bupropion** ↓ bei gleichz. Gabe von **RTV** (In-vitro-Studie, Hemmung CYP2B6)
Buspiron	Metabolismus von Buspiron ↓ bei gleichz. Gabe von **RTV/IDV** (vorhergesagt); Parkinson-ähnliche Symptome bei der gleichz. Gabe von **Buspiron** und **RTV/IDV** (Einzelfallbericht)
Calciumkanal-Blocker	**Dihydropyridine**: Konz. der **Dihydropyridine**/UW-Risiko ↑, Einzelfallberichte für **Nifedipin/Lopinavir-RTV, Nifidepin/RTV/IDV, Diltiazem**: BV ↓ **Diltiazem** ↑ bei gleichz. Gabe von **AZV/RTV/IDV**, kardiale Effekte ↑ (Studie: mit Probanden); **Achtung**: vergleichbare WW mit anderen Protease-Inhibitoren, die CYP3A4-Inhibitoren, einschließlich Boceprevir, Telaprevir, sind, denkbar
Carbamazepin (CBZ)	**RTV**: Konz./UW-Risiko von **CBZ** ↑ (Einzelfallberichte); **Lopinavir/RTV**: wie **RTV** (Einzelfallbericht); **IDV/TPV**: Konz. der **Protease-Inhibitoren** ↓ (Enzyminduktion durch **CBZ**); **Achtung**: vergleichbare WW mit anderen **Protease-Inhibitoren**, die über CYP3A4 verstoffwechselt werden, denkbar

CDE[u]	Myelotoxizität ↑ und Mucositis ↑ v.a. bei gleichz. Gabe von **RTV/SQV**, Clearance von Cyclophosphamid ↓ bei gleichz. Gabe von **IDV**
Chinidin	Konzentration von **Chinidin** ↑ bei gleichz. Gabe von **Protease-Inhibitoren** (theoret. Erwägung)
Chinin	AUC von Chinin ↑ ↓ bei gleichz. Gabe von **RTV** (kinet. Studie), für andere Proteasehemmer vorhergesagt
Ciclosporin (CyA)	Konz. von **CyA** ↑ bei gleichz. Gabe von **Protease-Inhibitoren**[v] (TDM, Dosisanpassung)
Cinacalcet	BV/UW-Risiko von **Cinacalcet** ↑ bei gleichz. Gabe von starken **CYP3A4-Inhibitoren** (RTV)
Colchicin	Colchicin ↑ bei gleichz. Gabe von **Boceprevir/Telaprevir** (theoret. Erwägung) und **RTV**
Corticosteroide	**Fluticason**: Cushing-S. bei gleichz. Gabe von **RTV** (Fallberichte, nasale/inhalative Gabe); **Prednison** (u.a.): Cl der **Kortikoide** ↓/ Konz. ↑, endogenes **Cortisol** ↓ bei gleichz. Gabe von **RTV**; **Ciclesonid**: akt. Metabolit des **Corticoids** bei gleichz. Gabe von **RTV**; **Dexamethason**: Konzentration von **IDV/SQV** (möglicherweise auch **Darunavir**) ↓ bei gleichz. Gabe von **Dexamethason**; HCV-Proteasehemmer[s]: ähnl. WW erwartet wie von HIV-Proteasehemmern
Cotrimoxazol	Geringe Auswirkungen bei gleichz. Gabe von **Proteasehemmern** auf die Kinetik von **Cotrimoxazol**, klin. wenig relevant
CYP3A4-Substrate	Hemmung von deren Stoffwechsel durch Proteasehemmer, inkl. HCV-Proteasehemmer[s], dadurch u.U. UW-Risiko ↑ oder bei Hemmung der Bioaktivierung Wirkung ↓
CYP2D6-Substrate	Hemmung von deren Stoffwechsel durch **RTV** bzw. **Tipranavir**, dadurch u.U. UW-Risiko ↑ oder bei Hemmung der Bioaktivierung Wirkung ↓
Dapoxetin	Vorsicht bei gleichzeitiger Gabe mit CYP3A4-hemmenden Proteasehemmern (theoret. Erwägung)
Darifenacin/ Fesoterodin	Hemmung von deren Stoffwechsel durch Proteasehemmer, inkl. HCV-Proteasehemmer1, dadurch u.U. UW-Risiko ↑
Deferasirox	Hemmung von deren Stoffwechsel durch **RTV** bzw. **Tipranavir**, dadurch u.U. UW-Risiko ↑ oder bei Hemmung der Bioaktivierung Wirkung ↓
Dextromethorphan	Vorsicht bei gleichzeitiger Gabe mit CYP3A4-hemmenden Proteasehemmern (theoret. Erwägung)

Digoxin	Serumkonz./Tox. von **Digoxin** ↑ bei gleichz. Gabe von **RTV** (Einzelfallbericht), Konz. von **Digoxin** (Einzeldosis) ↑ bei gleichz. Gabe von **RTV/SQV-RTV/Telaprevir** (pharmakokinetische Studien), für Boceprevir ähnl. WW erwartet
Dutasteride	Herstellerwarnung: Konz. von **Dutasterid** ↑ bei gleichz. Gabe von starken **CYP3A4-Inhibitoren** (**IDV/RTV**), ggf. klin. Kontrolle/DA
Enfuvirtid (T20)	**RTV/SQV-RTV**: BV von **T20** ↑ (klin. unbedeutend); **Lopinavir-RTV**: **Lopinavir** ↑ (klin. unbedeutend); **TPV-RTV**: **TPV** ↑, Hepatotox. (Einzelfall)); auch für andere Proteasehemmer denkbar
Eplerenon	AUC von **Eplerenon** ↑ bei gleichz. Gabe von **SQV**; Hersteller-warnung: Kombination mit starken **CYP3A4-Inhibitoren** wie **RTV** meiden
Ergotaminderivate	**Ergotamin**: Ergotismus bei gleichz. Gabe von **IDV** und einer übl. Dosis **Ergotamin**, ähnlich für **RTV**; **Achtung**: andere **Ergotamin**-derivate interagieren mit **Protease-Inhibitoren** vermutlich ähnlich
Ethosuximid	Vorsicht bei gleichzeitiger Gabe mit CYP3A4-hemmenden Proteasehemmern (theoret. Erwägung), TDM empfohlen, ggf. DA
Everolimus	Vorsicht bei gleichzeitiger Gabe mit CYP3A4-hemmenden Proteasehemmern (theoret. Erwägung)
Fusidinsäure	**RTV-SQV**: Konz. aller 3 Wirkstoffe ↑ (Einzelfallbericht, klin. Bedeutung unklar)
Gemfibrozil	AUC von Gemfibrozil ↓ (40%) durch RTV-haltige Medikamente (Probandenstudie), Therapiekontrolle empfohlen
Gliptine (Linagliptin, Saxagliptin)	Vorsicht bei gleichzeitiger Gabe mit CYP3A4-hemmenden Proteasehemmern (theoret. Erwägung)
Grapefruitsaft	AUC von **SQV** ↑ (verdoppelt) bei der gleichz. Gabe von **Grapefruitsaft**, keine klin. Relevanz
Interleukin-2	Konzentration von **IDV** ↑ durch gleichz. Gabe von **Interleukin-2**
Irinotecan	SN-38[W] ↑ bei gleichzeitiger Gabe von **LPV/RTV**, für andere derartige Kombinationen erwartet
Isotretinoin	Isotretinoin-Tox. ↑/Retinsäure-Konz. ↓ bei gleichz. Gabe von **IDV/RTV**; **Achtung**: ähnliche WW für **Alitretinoin** vorhergesagt
Ivabradin	Metabolismus ↓ /Konz. ↑ bei gleichz. Gabe von **Proteasehemmern** (CYP3A4-Hemmung, Herstellerinformation)
Johanniskraut	Serumkonz. von **IDV** ↓ bei gleichz. Gabe von **Johanniskraut**, Therapieversagen möglich; **Achtung**: vergleichbare WW mit anderen **Proteasehemmern** denkbar, einschließlich der **RTV**-verstärkten Schemata

Katzenkralle (Uncaria tomentosa)	Konz. von **Atazanavir/RTV/SQV** ↑ bei gleichz. Gabe von Katzenkralle (Einzelfallbericht)
Knoblauch (Allium sativum)	Plasmakonz. von **RTV/SQV** ↓ bei gleichz. Gabe von **Knoblauch** (widersprüchliche Ergebnisse, Bedeutung unklar), Einzelfälle gastrointestinaler UW bei gleichz. Einnahme von Knoblauchpräparaten und RTV
Kontrazeptiva, hormonell (Ethinyl-estradiol = EE; Nor-ethisteron = NET)	Gegenseitige Beeinflussung pharmakokinetischer Parameter, Serumkonzentrationen der Hormone ↑ ↓ je nach Kombinations-partner, keine Angaben zur kontrazeptiven Sicherheit; **APV** ↓ bei gleichz. Gabe von **EE/NET**, EE ↓ bei gleichz. Gabe von **Boceprevir/Telaprevir**, Drospirenon ↑ bei gleichz. Gabe von **Boceprevir**
Lamotrigin	Plasmakonz. von **Lamotrigin** ↓ (halbiert) bei gleichz. Gabe von **Lopinavir-RTV/Atazanavir-RTV**; ähnliche WI mit **SQV-RTV**; Vorhersage: gleiche WW bei **allen RTV**-verstärkten Behandlungsschemata
Levodopa	Schwere Dyskinesie bei gleichz. Gabe von **Levodopa** und **IDV** (Einzelfallbericht)
Levothyroxin	Einzelfallberichte zu erhöhtem **Thyroxin**bedarf u.a. bei **RTV**-ver-stärkten Schemata/**IDV**, allerdings auch widersprüchliche Angaben über verminderten Bedarf; Therapiekontrolle und ggf. DA
Lidocain	Lidocain-Konz. ↑ durch RTV u.a. Proteasehemmer
Lithium	Li^+ ↓ bei gleichz. Gabe von **Atazanavir/RTV** (Einzelfallbericht, TDM empfohlen)
Loperamid	BV von **SQV** ↓ bei gleichz. Gabe von **Loperamid**; Plasmakonz. von **Loperamid** ↑ bei gleichz. Gabe von **RTV**; BV von **Loperamid** ↑ bei gleichz. Gabe von **SQV**; BV/Plasmakonz. von **Loperamid** und seinen Metaboliten ↓ bei gleichz. Gabe von **TPV/TPV-RTV**
Makrolidantibiotika (Clarithromycin = CLA; Erythromycin = ERY)	Gegenseitige Beeinflussung pharmakokinetischer Parameter (v.a. **CLA/ERY**), meist klin. nicht relevant; Rhabdomyolysis unter **CLA/Lopinavir-RTV/Atorvastatin** (Einzelfallbericht)
Maraviroc	AUC von **Maraviroc** ↑ bei gleichz. Gabe von **AZV/AZV-RTV/Lopinavir-RTV/SQV** (Probanden), WI ↑ durch **RTV**-verstärktes **SQV**; Dosisanpassung von **Maraviroc** (Herstellerempfehlung: Dosis halbieren)
Medikamente, welche auf den Magen-pH-Wert wirken	**PPI/H2-Antagonisten/Antazida**: Konz. v. **AZV/FPV** ↓, aber von **SQV** ↑; **Omeprazol**: Konz. v. **IDV** ↓; **Antazida**: Konz. v. **TPV** ↓; **Achtung**: verfügbare Daten zeigen, dass **RTV**-verstärkte **Darunavir**- bzw. **SQV**-Schemata wenig betroffen sind

Medikamente, die die QTc-Zeit verlängern	Vorsicht bei gleichzeitiger Gabe von **Boceprevir, Telaprevir** (theoret. Erwägung)
Mefloquin	Steady-State-Konzentration von **RTV** ↓ bei gleichz. Gabe von **Mefloquin**
Minocyclin	**Atazanavir**-Verfügbarkeit↓ bei gleichz. Gabe von Minocyclin, aber kein Einfluss auf **RTV**-Kinetik, klin. Kontrolle empfohlen
Nahrungsmittel	BV des **Protease-Inhibitors** ↑ bei gleichz. Einnahme mit einer **Mahlzeit**: AZV/Darunavir/Lopinavir-RTV (Weichkapseln/Lösung)/ SQV (jede Galenik)/**Boceprevir/Telaprevir**; BV des **Protease-Inhibitors** ↑ bei gleichz. Einnahme mit einer **fettreichen** Mahlzeit: TPV; BV des **Protease-Inhibitors** ↓ bei gleichz. Einnahme mit einer **Mahlzeit**: IDV/FPV/Lopinavir-RTV (Tabl.)/RTV; Verträglichkeit ↑ bei gleichz. Einnahme mit einer **Mahlzeit**
Non-nukleosidale Reverse-Trankriptase Inhibitoren (NNRTI)	Konz. v. **Protease-Inhibitoren** ↓ bei gleichz. Gabe v. **EFV/NVP**, RTV-Booster heben den Effekt auf; UW ↑ im Zusammenhang mit antiviralen Dosen v. **RTV/EFV** o. **SQV/Delavirdin**, inkl. Leberenzyme↑, Bioverfügbarkeit von **Rilpivirin** durch Ritonavir beeinflusst, klin. wahrscheinlich wenig relevant
Nukleosidische u. nukleotidische Reverse-Transkriptase-Inhibitoren (NRTIs)	**AZV/IDV**: AUC von **IDV/AZV** ↓ durch die gleichz. Gabe von gepufferten **DDI** (Problemvermeidung: zeitversetzte Einnahme um 1h); **ABC**: AUC von **ABC/AZT** ↓ durch gleichz. Gabe einer geringen Dosis **TPV** (Komb. nicht empfohlen); **Adefovir**: Konzentration von **Adefovir** ↓ bei gleichz. Gabe von **SQV** möglich und SQV ↑ (Bedeutung unklar); **TDF**: Konz. ↑ bei gleichz. Gabe von **Proteasehemmern (AZV-RTV, Darunavir-RTV, Lopinavir-RTV)**, Nephrotox. ↑ bei gleichz. Gabe mit **DDI** und **Lopinavir-RTV** (Einzelfallbericht); **TDF**-assoziierte Nierenfunktionsstörungen u.U. ↑ bei gleichz. Gabe von Proteaseinhibitoren; **TDF**↑ bei gleichz. Gabe von Telaprevir (klin. wenig bedeutsam)
Olanzapin	Konzentration von **Olanzapin** ↓ bei gleichz. Gabe von **RTV**

Opioide	**Alfentanil**: Miosis ↑ bei gleichz. Gabe von **RTV**, möglicherweise auch durch andere **Protease-Inhibitoren**; **Buprenorphin**: Konz. ↑ bei gleichz. Gabe von RTV (u.a. Proteasehemmern, einschl. Boceprevir/Telaprevir); **Codein**: Metab. ↓ bei gleichz. Gabe von **RTV**; **Dextropropoxyphen**: Metab. ↓ bei gleichz. Gabe von **RTV**; **Fentanyl**: Konz. ↑ bei gleichz. Gabe von RTV; **Methadon**: Konz. v. **Methadon** ↓ bei gleichz. Gabe von **Proteasehemmern**, **APV**. ↓ bei gleichz. Gabe von **Methadon**, Einzelfälle von QTc-Verlängerungen bis hin zu TdP, Methadonkonz. ↓ bei gleichz. Gabe von Ritonavir (einschl. RTV-geboostete Formulierungen)/Boceprevir/Telaprevir; **Morphin**: Metabolismus von **Morphin** ↑ bei gleichz. Gabe von **RTV**; **Pethidin**: Konz. Pethidin ↓/Konz. Norpethidin ↑, UW-Risiko ↑ bei gleichz. Gabe von **RTV**; **Tramadol/Dextropropoxyphen**: Metab. ↓ bei gleichz. Gabe von **RTV**
Paricalcitol	Konz. ↑ bei gleichz. Gabe von **Proteinasehemmern**, die **CYP3A4** hemmen (theoret. Erwägung)
pGP-Substrate	Vorsicht bei gleichzeitiger Gabe mit pGP-hemmenden Proteasehemmern (theoret. Erwägung), v.a. RTV/SQV
Phenobarbital	Metabolismus der Proteasehemmer ↑, möglicherweise Wirkung ↓
Phenylpropanolamin	Hypertensive Krise bei gleichz. Gabe von **Phenylpropanolamin/IDV** (Einzelfallbericht)
Phenytoin (DPH)	**FPV-RTV/Lopinavir-RTV**: DPH-Konz. ↓ (Basis: pharmakokinet. Studien, TDM); **RTV**: DPH ↓↑ = **Lopinavir/IDV/RTV**: Konz. der **Proteasehemmer** ↓; **FPV-RTV**: DPH ↓; bitte auch bei nicht genannten Proteasehemmern in Betracht ziehen
Phosphodiesterase-Typ-5-Inhibitor	Serumkonz. ↑ von **Sildenafil/Vardenafil/Tadalafil** bei gleichz. Gabe von **Proteasehemmern**, einschl. **TPV**-verstärkter Schemata (z.T. theoret. Erwägung); tödl. Herzinfarkt bei gleichzeitiger Gabe von **Sildenafil/SQV-RTV** (Einzelfallbericht), bitte auch bei nicht genannten Proteasehemmern in Betracht ziehen
Quetiapin	Vorsicht bei gleichzeitiger Gabe mit CYP3A4-hemmenden Proteasehemmern (theoret. Erwägung)
Raltegravir	Cmax von **Raltegravir** ↑ bei gleichz. Gabe von **AZV-RTV**, keine DA nötig; Cmax ↓ bei gleichz. Gabe von **TPV-RTV**, keine DA nötig; Raltegravir ↓ bei gleichz. Gabe von Fosamprenavir, Amprenavir aus Fosamprenavir ↓ (-50%) bei gleichz. Gabe von Raltegravir; Raltegravir ↑ bei gleichz. Gabe mit Telaprevir; bitte auch bei nicht genannten Proteasehemmern in Betracht ziehen
Ranolazin	Konzentration von **Ranolazin** ↑ bei gleichz. Gabe von mäßigen oder starken **CYP3A4-Inhibitoren** wie **Protease-Inhibitoren**, Prädisposition für UW einschließlich QT-Intervall-Verlängerung

Rifabutin	BV/Tox. von **Rifabutin** ↑ bei gleichz. Gabe von **AZV/FPV-RTV/IDV/Lopinavir-RTV/TPV-RTV** und insbes. **RTV**; BV ↓ von **IDV** u. besonders **SQV** mit Risiko ↑ für Therapieversagen bei gleichz. Gabe von **Rifabutin**; Komb. mgl., aber DA mind. eines Kombipartners nötig
Rifampicin (RMP)	BV v. RMP ↑ bei gleichz. Gabe von **IDV**; BV von **AZV-RTV/IDV/IDV-RTV/Lopinavir-RTV/SQV/RTV/Boceprevir/Telaprevir** (geringfügig – deutlich) ↓ bei gleichz. Gabe von **RMP**; WI von **RMP** auf **Lopinavir-RTV** und **SQV-RTV** durch Dosis des Proteasehemmers ↑ vermeidbar, aber UW (Hepatotoxizität) ↑; bitte auch bei nicht genannten Proteasehemmern in Betracht ziehen
Rimonabant	AUC von **Rimonabant** ↑ bei gleichz. Gabe von starken **CYP3A4-Inhibitoren** (**RTV**) (Herstellerinformation, theoret. Erwägung)
Risperidon	Malignes neuroleptisches Syndrom bei gleichz. Gabe von **Risperidon** mit **IDV** und **RTV** (Einzelfallbericht)
Rivaroxaban	Vorsicht bei gleichzeitiger Gabe mit CYP3A4-hemmenden Proteasehemmern (theoret. Erwägung)
Romidepsin	Vorsicht bei gleichzeitiger Gabe mit CYP3A4-hemmenden Proteasehemmern (theoret. Erwägung)
Rosiglitazon	AUC von **Rosiglitazon** ↑ bei gleichz. Gabe von **Atazanavir**, aber ↓ bei gleichz. Gabe von **Atazanavir/RTV** (klinische Bedeutung unklar)
Salmeterol	Vorsicht bei gleichzeitiger Gabe mit CYP3A4-hemmenden Proteasehemmern (theoret. Erwägung)
Sirolimus	Konz. von **Sirolimus** ↑ bei gleichz. Gabe von **NFV (Nelfinavir)**; Vorhersage: Interaktion auch mit anderen **Protease-Inhibitoren**
Statine	Konz. von **Atorvastatin/Simvastatin** ↑ bei gleichz. Gabe von **Darunavir-RTV/Lopinavir-RTV/SQV-RTV/RTV**; WW bei **Pravastatin** ↓, ähnl. WW mit **Atorvastatin/Pravastatin** mit **Boceprevir/Telaprevir** nachgewiesen; **Achtung**: Rhabdomyolyse als Ergebnis dieser WW (Einzelfallberichte)
Tacrolimus	Metabolismus von **Tacrolimus** ↓/Konz. ↑ bei gleichz. Gabe von **Protease-Inhibitoren** einschließlich **Lopinavir/RTV/SQV/Boceprevir/Telaprevir** (TDM empfohlen)
Taxane	Metab. ↓ von **Paclitaxel/Docetaxel** bei gleichz. Gabe von **RTV** (und mgl. auch [RTV]-geboosterten Proteasehemmern), Risiko schwerer Myelotoxizität ↑; Cabazitaxel ↑ bei gleichz. Gabe von CYP3A4-hemmenden Proteasehemmern möglich
Telaprevir	Bioverfügbarkeit von **Atazanavir/Darunavir/Fosamprenavir/Lopinavir** ↓ bei gleichz. Gabe von Telaprevir, klin. Bedeutung unklar, klin. Kontrolle empfohlen

Temsirolimus	Vorsicht bei gleichzeitiger Gabe mit CYP3A4-hemmenden Proteasehemmern (theoret. Erwägung)
Tigracelor	Vorsicht bei gleichzeitiger Gabe mit CYP3A4-hemmenden Proteasehemmern (theoret. Erwägung)
Theophyllin	Serumkonz. v. **Theophyllin** ↓ bei gleichz. Gabe v. **RTV**; TDM/ggf. DA, ähnl. WW, aber mit geringerem Ausmaß durch **IDV**
Trabectedin	Konz. von **Trabectedin** ↑ bei gleichz. Gabe von **CYP3A4-Inhibitoren** wie **RTV**
Trazodon	Ausscheidung von **Trazodon** ↓ bei gleichz. Gabe von **RTV**, mögliche UW ↑; ähnlich Interaktion der anderen **Protease-Inhibitoren**
Triptane	**Eletriptan:** Konz. von **Eletriptan** ↑ bei gleichz. Gabe von **RTV/IDV**; **Almotriptan:** Konzentration von **Almotriptan** ↑ bei gleichz. Gabe von **RTV**; **Achtung:** vergleichbare WW mit anderen **Protease-Inhibitoren** denkbar
Tyrosinkinase-Inhibitor	Metab. von **Erlotinib** ↓ bei gleichz. Gabe von starken **CYP3A4-Inhibitoren** wie **AZV/IDV/RTV/SQV**, DA notwendig; Konzentration von **Lapatinib** ↑ bei gleichz. Gabe von starken **CYP3A4-Inhibitoren** wie **AZV/IDV/RTV/SQV**, Dosisreduktion von **Lapatinib**; Konzentration von **Sunitinib** ↑ bei gleichz. Gabe von starken **CYP3A4-Inhibitoren** wie **AZV/IDV/RTV/SQV**
UGT-Substrate	Vorsicht bei gleichz. Gabe mit UGT-Induktoren (u.a. RTV, evt. Telaprevir): ggf. Wirkung ↓ oder bei Verstärkung einer Bioaktivierung Wirkung/UW-Risiko ↑ (theoret. Erwägung)
Valproinsäure (VPA)	**Lopinavir: Lopinavir** ↑ (Basis: Studie an Patienten); **Lopinavir-RTV:** **VPA** ↓; **SQV-RTV:** Manie ↑, Hepatotox. ↑ bei gleichz. Gabe von **VPA** u. den **Proteasehemmern**
Venlafaxin	Konzentration von **IDV** ↓ bei gleichz. Gabe von **Venlafaxin** (Einzeldosis-Studie)), gleichartige WW für andere Proteasehemmer nicht ausgeschlossen
Vincaalkaloide	Vinblastin: schwere Neutropenie bei gleichz. Gabe von **Vinblastin** und **Lopinavir-RTV** (2 Einzelfälle), außerdem ein Einzelfall schwerer gastrointestinaler Störungen bei einer derartigen Kombination; Vincristin: paralytischer Ileus nach gleichz. Gabe mit einer **Lopinavir/RTV**-Kombination (Einzelfallbericht)
Vitamin C	Konzentration von **IDV** ↓ bei gleichz. Gabe von **Vitamin C** 1g täglich (Probanden), klin. nicht relevant

---

[o] FPV ist ein Prodrug von APV, wird schnell und fast komplett v.a. in der Schleimhaut des Verdauungstrakts hydrolysiert; WW von FPV gleichen den WW von APV
[p] Methylenedioxymethamphetamin
[q] Wenn nicht möglich, Dosisanpassung
[r] Sedierende Wirkung

s Boceprevir, Telaprevir
t Für Atazanavir wird eine solche WW theoretisch erwogen.
u Cyclophosphamid, Doxorubicin, Etoposid
v Sowohl HIV- als auch HCV-Proteasehemmer (Boceprevir, Telaprevir)
w Aktiver Metabolit von Irinotecan

3.7 Weitere antivirale Mittel

Wm/Wi (Enfuvirtid): Hemmung viraler und zellulärer Membranenfusion ⇒ Hemmung des Eintritts von HIV-1 in menschliche Zellen; **Wm/Wi** (Maraviroc): bindet selektiv an den Chemokin-Rezeptor CCR5 beim Menschen ⇒ Hemmung des HIV-Eindringens in die Zielzellen; **Wm/Wi** (Raltegravir): Hemmung der viralen Integrase ⇒ Hemmung der Integration des HIV-Genoms in das Wirtszellgenom; **Wm** (Ribavirin): Guanosinanalogon, Hemmung der RNA-Polymerase; **UW** (Enfuvirtid): Diarrhoe, Übelkeit, Müdigkeit, Pneumonie, Pankreatitis, Hautreaktion an der Einstichstelle; **UW** (Maraviroc): Leberenzyme↑, Gewicht ↓, Schwindel, Parästhesien, Geschmacksstrg., Schläfrigkeit, Übelkeit, Husten, Erbrechen, Bauchschmerzen, Dyspepsie, Exanthem, Juckreiz, Muskelkrämpfe, Rückenschmerzen, Myokardischämie, Panzytopenie; **UW** (Raltegravir): Schwindel, Bauchschmerzen, Obstipation, Flatulenz, Pruritus, Lipodystrophie, Hyperhidrose, Arthralgie, Müdigkeit, Schwächegefühl; **UW** (Ribavirin oral; Komb. mit Peg-Interferon alfa-2a): Anämie, Anorexie, Depression, Schlaf-losigkeit, Kopfschmerzen, Benommenheit, Konzentrationsschwäche, Dyspnoe, Husten, Diarrhoe, Übelkeit, Abdominalschmerzen, Haarausfall, Dermatitis, Pruritus, trockene Haut, Myalgie, Arthralgie, Fieber, Rigor, Schmerzen, Schwäche, Müdigkeit, Reakt. an der Applikationsstelle, Reizbarkeit, Infektion der oberen Atemwege, Bronchitis, orale Candidamykose, Herpes simplex, Thrombopenie, Lymphadenopathie, Hypo-/Hyperthyreose, Stimmungsschwankungen, emotionale Verstimmung, Angstgefühl, Aggressivität, Nervosität, verminderte Libido, Gedächtnisstrg., Synkopen, Schwäche, Migräne, Hypo-/Hyperästhesie, Parästhesie, Tremor, Geschmacksstrg., Albträume, Somnolenz, Verschwommensehen, Augenschmerzen, Augenentzündung, Xerophthalmie, Vertigo, Ohrenschmerzen, Tachykardie, Palpitationen, periphere Ödeme, Erröten, Belastungsdyspnoe, Epistaxis, Nasopharyngitis, Sinus-/Nasen-Sekretstauungen, Rhinitis, rauer Hals, Erbrechen, Dyspepsie, Dysphagie, Mundgeschwüre, Zahnfleischbluten, Glossitis, Stomatitis, Flatulenz, Verstopfung, Mundtrockenheit, Exanthem, vermehrtes Schwitzen, Psoriasis, Urtikaria, Ekzem, Hauterkrankungen, Lichtempfindlichkeitsreaktionen, Nachtschweiß, Rückenschmerzen, Arthritis, Muskelschwäche, Knochenschmerzen, Nackenschmerzen, Schmerzen der Skelettmuskulatur, Muskelkrämpfe, Impotenz, Schmerzen im Brustkorb, grippeähnliche Erkrankung, Unwohlsein, Lethargie, Hitzewallungen, Durst, Gewicht ↓;
KI (Enfuvirtid, Maraviroc, Raltegravir): bekannte Überempfindlichkeit; **KI** (Ribavirin oral): bekannte Überempfindlichkeit, schwere Herzkrankheit, schwere Leberfktsstrg. oder dekompensierte Leberzirrhose, Hämoglobinopathien (z.B. Thalassämie, Sichelzellanämie), SS/SZ

Enfuvirtid (T20) Rp	HWZ 3.8h, PPB 92%, PRC B, Lact -
Fuzeon Inj.Lsg. 90mg/1ml	**HIV-1-Infektion:** 2 x 90mg s.c.; **Ki. 6–16J:** 2 x 2mg/kg s.c., max. 2 x 90mg; **DANI** nicht erforderlich

Maraviroc (MVC) Rp	HWZ 13h, PPB 76%, PRC B, Lact -
Celsentri Tbl. 150, 300mg	**HIV-1-Infektion:** 2 x 150-600mg p.o.; Dosis u. **DANI** abhängig von Komedikation (CYP3A4-Hemmer/-Induktor) s. FachInfo; **DALI** vorsichtige Anwendung

Raltegravir Rp	HWZ 9h; PPB 83%; PRC C Lact -
Isentress Tbl. 400mg	**HIV-1-Inf.:** 2 x 400mg p.o.; **DANI** nicht erforderlich; **DALI** vorsichtige Anw. bei schwerer LI

Ribavirin Rp	HWZ 9.5h (Inhal.), 79h (p.o.), Q0 0.6, PRC X, Lact ?
Copegus Tbl. 200, 400mg **Rebetol** Kps. 200mg; Saft (5ml = 200mg) **Ribavirin ct** Tbl. 200, 400mg **Ribavirin ratio** Tbl. 200, 400mg **Virazole** Inh.Lsg. 6g	**Chronische Hepatitis C** (in Kombination mit Interferon →≥≥≥): 800-1200mg/d je nach Gewicht bzw. Virus-Genotyp, s. FachInfo; **DANI** GFR < 50: KI; **DALI** KI bei schwerer LI bzw. dekompensierter Zirrhose; **Respiratory-Syncytial-Virus-Infektion:** kontinuierliche Inhalation 3-7d

Wechselwirkungen	
Antazida	AUC von **Ribavirin** ↓ durch gleichz. Gabe von **Antazida** ($Al^{3+}/Mg^{2+}/$ Simeticon), keine klin. Relevanz (Herstellerinformation), möglicherweise gleiche WW für **Raltegravir**
Antikoagulanzien	WI von **Warfarin** ↓ bei gleichz. Gabe von **Ribavarin**, Therapiekontrolle u. ggf. Dosisanpassung von **Warfarin** nötig (Einzelfallbericht)
Atovaquon/Proguanil	Bioverfügbarkeit von Raltegravir ↓ (Einzelfallbericht)
CYP3A4-Induktoren (wie Rifampicin)	**Etravirin**: Plasmakonz. von **Maraviroc** ↓ durch gleichz. Gabe von **Etravirin**; CYP3A4-Induktoren, andere: Plasmakonz. von **Maraviroc** ↓ durch gleichz. Gabe von **CYP3A4-Induktoren** (CBZ, Phenobarbital, DPH, Rifabutin, St John's wort) (theoret. Erwägung); **Raltegravir**-Konz. ↓ bei gleichz. Gabe von RMP
CYP3A4-Inhibitoren (wie Ketoconazol)	AUC von **Maraviroc** ↑ bei gleichz. Gabe von **Ketoconazol**, weitere **CYP3A4-Inhibitoren** interagieren ähnlich
Interferon alfa (IFNα)	Gegenseitige Wirkverstärkung gegen HCV bei gleichz. Gabe von IFNα/**Ribavirin**
Maraviroc	Plasmakonz. von **Raltegravir/Maraviroc** ↓ bei gleichz. Gabe.
Medikamente, die den Magen-pH beeinflussen	Konzentration von **Raltegravir** ↑ bei gleichz. Gabe von **Omeprazol**; wahrscheinlich klinisch nicht relevant, aber Herstellerangaben widersprüchlich
Nahrungsmittel	Aufnahme von **Maraviroc** ↓ durch gleichz. Einnahme einer **fettreichen** Mahlzeit

Nicotinsäure/Niacin	Extreme Rötung, Ödem und Schwellung an der Injektionsstelle bei gleichz. Gabe von **Enfuvirtid** (Einzelfallbericht)
Non-nukleosidale Reverse-Trankriptase Inhibitoren (NNRTI)	Konzentration von **Maraviroc** ↓ durch gleichz. Gabe von **Efavirenz/Etravirin**; Konzentration von **Maraviroc** ↑ bei gleichz. Gabe von **Nevirapin** sowie voraussichtlich **Delavirdin;** AUC von **Raltegravir** ↓ durch gleichz. Gabe von **Efavirenz/Etravirin/(Nevirapin)**; Konz. ↓ (deutlich!) von **Raltegravir** durch gleichz. Gabe antiretroviraler Medikamente einschließlich **Etravirin** (4 Fallberichte)); Etravirin/Rilpivirin↑ bei gleichz. Gabe von **Raltegravir** (klin. Bedeutung unklar)
Nukleosidische und nukleotidische Reverse-Transkriptase-Inhibitoren (NRTIs)	Toxität[x] ↑ durch gleichz. Gabe von **Ribavirin** und **NRTIs** (am häufigsten mit **Didanosin**), WI gegen Hepatitis C ↑ durch zusätzliche Gabe von **Interferon** (Interferon alpha), virustatische Wirkung der **NRTI** ↓ (In-vitro-Daten, klin. Relevanz unklar), AUC/C_{max} von **Raltegravir** ↑bei gleichz. Gabe von **Tenofovir** (Bedeutung unklar)
pGP-Inhibitoren	Bioverfügbarkeit von **Maraviroc**↑ (theoret. Erwägung)
Pravastatin	C_{min} von **Raltegravir**↓ (Bedeutung unklar)
Protease-Inhibitoren	**Atazanavir/DRV-RTV/RTV/SQV-RTV**: BV von **T20** ↑↑ (klin. unbedeutend); **Lopinavir-RTV**: **Lopinavir** ↑↑ (klin. unbedeutend); **TPV-RTV**: **TPV** ↑, Hepatotox. (Einzelfall); AUC von **Maraviroc** ↑ bei gleichz. Gabe von **Protease-Inhibitoren** (v.a. **SQV-RTV**); Konzentration von **Raltegravir** ↑ bei gleichz. Gabe von **AZV/IDV/SQV**
Raltegravir	Plasmakonz. von **Raltegravir/Maraviroc** ↓ bei gleichz. Gabe
Rifampicin	Konzentration von **Raltegravir** ↓ bei gleichz. Gabe von **Rifampicin**
Substrate von CYP1A2, CYP2D6, CYP2E1, CYP2C19	WW mit **Enfuvirtid** nicht völlig ausgeschlossen, klin. Relevanz unklar

[x] Laktatazidose, Blutbildstörungen und Hepatotoxizität

4 Antimykotika

4.1 Antimykotika zur systemischen Anwendung
4.1.1 Azole

Empf. (Fluconazol): Candida-Arten (außer C. krusei, C. glabrata), Cryptococcus, Histoplasma, Blastomyces, Trichosporon, Dermatophyten, keine Aktivität gegen Schimmelpilze; **empf.** (Itraconazol): Candida, Cryptococcus, Coccidioides, Histoplasma, Aspergillus, Dermatophyten; **empf.** (Posaconazol): Candida-Arten, Cryptococcus, Coccidioides, Histoplasma, alle Aspergillus-Spezies, Cladosporium, Zygomyceten, Fusarium-Spezies; **empf.** (Voriconazol): Candida-Arten, Trichosporon, Cryptococcus, Coccidioides, Histoplasma, einige Aspergillus-Spezies, eingeschränkt bei Scedosporium, Fusarium; **UW** (Fluconazol): Nausea, Kopf-/Bauchschmerzen, Diarrhoe, Exantheme, periphere Neuropathie, Veränderung von Leberfunktionswerten; **UW** (Itraconazol): Bauchschmerzen, Übelkeit, Dyspepsie, schlechter Geschmack; **UW** (Posaconazol): Neutropenie, Anorexie, Schlaflosigkeit, Schwindel, Kopfschmerzen, Parästhesien, Somnolenz, Hitzewallungen, Bauchschmerzen, Diarrhoe, Übelkeit, Erbrechen, Exanthem, Pruritus, Rückenschmerzen, Asthenie, Müdigkeit, Fieber; **UW** (Voriconazol): Fieber, Kopf-/Bauchschmerzen, Übelkeit, Erbrechen, Durchfall, Panzytopenie, Ödeme, Exanthem, Sehstrg., akutes Nierenversagen, Halluzinationen, Depressionen, Ängstlichkeit, Benommenheit, Verwirrtheit, Tremor, Unruhe, Paraesthesie, Leberwerte ↑, Ikterus, Kreatinin ↑, Gastroenteritis, Grippesymptome, Sinusitis, Hypoglykämie, Hypokaliämie, Phlebitis, Hypotonie, Rückenschmerzen; **KI** (Fluconazol): schwere Leberfktsstrg., SS/SZ; Anw.Beschr. bei Kindern; **KI** (Itraconazol): Niereninsuffizienz GFR < 30, SS/SZ; **KI** (Posaconazol): bekannte Überempfindlichkeit; gleichzeitige Anwendung von Mutterkorn-Alkaloiden, Terfenadin, Astemizol, Pimozid, Halofantrin, Chinidin, Simvastatin, Lovastatin, Atorvastatin; **KI** (Voriconazol): bekannte Überempfindlichkeit, gleichzeitige Anwendung von Terfenadin, Astemizol, Pimozid, Chinidin, Rifampicin, Carbamazepin, Phenobarbital, hochdosiertes Ritonavir, Mutterkorn-Alkaloide, Sirolimus, Johanniskraut

Fluconazol Rp	HWZ 30h, Q0 0.2, PPB 11%, PRC C, Lact -
Diflucan Kps. 50, 100, 200mg; Saft (10ml = 50mg); Trockensaft (5ml = 50mg); Inf.Lsg. 100, 200, 400mg **FluconazolHEXAL.** Kps. 50, 100, 150, 200mg; Inf.Lsg. 2mg/1ml **Flucobeta.** Kps. 50, 100, 150, 200mg **Fluconazol-ratioph.** Kps. 50, 100, 150, 200mg; Inf.Lsg. 100mg/50ml, 200mg/100ml, 400mg/200ml **Flunazul.** Kps. 50, 100, 150, 200mg **Fungata.** Kps. 150mg	**Schleimhautcandidosen:** 1 x 50-100mg p.o.; **Ki.** > 1M: 1 x 3mg/kg p.o.; **Systemcandidosen, Kryptokokkenmeningitis:** d1: 1 x 400mg, dann 1 x 200-400mg p.o/ i.v., max. 800mg/d; **Ki.** > 1M: 1 x 6-12mg/kg p.o./i.v.; **DANI** GFR: > 50: 100%; 11-50: 50%; HD: 100% nach jeder Dialyse

Itraconazol Rp	HWZ 24-36h, Q0 1.0, PPB > 95%, PRC C, Lact ?
Itracol Kps. 100mg **Itraconazol-ratioph.** Kps. 100mg **Sempera** Kps. 100mg; Saft (1ml = 10mg); Inf.Lsg. 250mg **Siros** Kps. 100mg **Sporanox** Kps. 100mg	**Hautmykosen, Systemmykosen, Aspergillose:** 1-2 x 100-200mg p.o. (Saft wird deutlich besser resorbiert); **invasive Mykose:** 2 x 200mg p.o.(für 2-5M); **Histoplasmose, Systemmykosen:** d1 + 2: 2 x 200mg über 1h i.v., dann 1 x 200mg; max. 14d; **DANI** GFR < 30: KI; **DANI** Dosisanpassung

Posaconazol Rp	HWZ 35h, PPB 98%
Noxafil *Saft (5ml = 200mg)*	**Systemcandidosen, Aspergillose, Fusariose, Myzetom, Chromoblasto-, Kokzidioidomykose:** 2 x 400mg p.o., bei Patienten ohne enterale Ernährung 4 x 200mg; **Pro. invasiver Mykosen:** 3 x 200mg; **DANI** nicht erforderlich; **DALI** keine Daten

Voriconazol Rp	HWZ 6h, Qo 0.98, PPB ca. 58%, PRC D, Lact –
VFEND *Tbl. 50, 200mg; Trockensaft (1ml = 40mg); Inf.Lsg. 200mg*	**Invasive Aspergillose, Candidämie, schwere Candida-Infektion** (Fluconazol-resistent), **Pilzinfektion** (Scedosporium, Fusarium spp.): d1: 2 x 6mg/kg i.v.; 2 x 400mg p.o.; ab d2: 2 x 4mg/kg i.v.; 2 x 200mg p.o.; Pat. < 40kg: d1: 2 x 200mg p.o., ab d2: 2 x 100mg; **Ki. 2–12J:** 2 x 9mg/kg i.v., weiteres s. FAchinfo; **DANI** möglichst orale Anwendung; **DALI** Child A, B: d1: 100%, ab d2: 50%; Child C: nicht empfohlen

Laborparameter-Veränderungen (fakultativ)

↑	Leberfunktionsparameter, Crea i.S., Harnstoff i.S., Bili i.S.
↓	Serumelektrolyte

Chemische Inkompatibilitäten mit Injektions-/Infusionslösungen

Fluconazol	**Nicht über das gleiche Y-Stück applizieren:** AmB (cholesteryl, liposomal, colloidal), Ampicillin-Na, Dantrolen, Diazepam, Diazoxid, Gemtuzumab, Pantoprazol-Na (auch nicht in einer Spritze mischen), Cotrimoxazol (auch nicht mischen) **Vorsicht! Effekt abhängig von den Bedingungen:** Ampicillin/Sulbactam, Anakinra, Calciumgluconat, Cephalosporine (Cefotaxim, Ceftazidim, Ceftriaxon, Cefuroxim), Chloramphenicol-Na-Succinat, Clindamycin, Digoxin, Furosemid, Haloperidol, Hydrochlorothiazid, Hydroxyzin, Imipenem/Cilastatin, Pentamidin, DPH, Piperacillin, Ticarcillin
Itraconazol	**Nicht zur Verdünnung:** D5W-Dextrose 5%, Ringer-Lactat-Lösung
Voriconazol	**Nicht über das gleich Y-Stück applizieren:** AmB (colloidal, Lipid-Komplex), Busulfan, Cefepim, Ciclosporin A, Dantrolen, Daunorubicin, Diazepam, Doxorubicin, Gemtuzumab, Idarubicin, Mitoxantron, Moxifloxacin, Nitroprussid-Na, Pantoprazol, DPH, Thiopental, Lösungen zur parenteralen Ernährung **Nicht mischen:** Natriumbikarbonat **Vorsicht! Effekt abhängig von den Bedingungen:** Tigecyclin

Wechselwirkungen

Prinzipiell sind WW mit allen AM denkbar, die über CYP3A verstoffwechselt werden, da Azol-Antimykotika (insbes. Keto-/Itraconazol) diese Zytochrom-P450-Enzyme hemmen. Auch wenn Ketoconazol nicht ausdrücklich erwähnt wird, sollten für Ketoconazol bekannte WW berücksichtigt werden.

Aliskiren	Konz. von Aliskiren↑ bei gleichz. Gabe von Itraconazol (gesunde Freiwillige)
Amphotericin B (AmB)	WI mit Azolen wahrscheinlich antagonistisch, klin. Hinweise vorh., UW↑; Konz. v. Itraconazol↓ durch gleichz. Gabe v. AmB; Inzidenz der Lebertoxizität↑ durch die Komb. aus AmB und Itraconazol
Angiotensin-II-Inhibitoren	Bioaktivierung von Losartan↓ und Abbau von Irbesartan↓ bei gleichz. Gabe von Fluconazol, möglicherweise vergleichb. WW mit Voriconazol
Antazida	Absorption von Azolen↓ wegen Erhöhung des Magen-pH; v.a. bei Itraconazol
Anticholinergika	Absorption der Azole↓ wegen Erhöhung des Magen-pH
Antidiabetika, orale[a]	Repaglinid/Nateglinid (Konz.)↑ bei gleichz. Gabe von Itraconazol; Konz. von Nateglinid↑ bei gleichz. Gabe von Fluconazol, Laborkontrolle empfohlen
Antidiabetika, orale (Glitazone)	AUC von Rosiglitazon/Pioglitazon↑ durch die gleichz. Gabe von Fluconazol/Voriconazol (CYP2C8/2C9, theoret. Erwägung)
Antidiabetika, orale (Sulfonylharnstoffe)	Konz. anderer Sulfonylharnstoffe↑ bei gleichz. Gabe von Voriconazol; WW mit Fluconazol für Glibenclamid/Gliclazid/Glipizid beschrieben (Fallberichte: Hypoglykämie, aggress. Verhalten; Ausmaß substanzabhängig), blutzuckersenkende WI von Glipizid↑ bei gleichz. Gabe von Posaconazol
Antidepressiva, andere	Metab. v. Trazodon↓ bei gleichz. Gabe von Itraconazol
Antidepressiva, trizyklische	Konzentration von Amitriptylin/Nortriptylin↑ bei gleichzeitiger Gabe von Fluconazol (Berichte über QTc↑ und Torsade de pointes)
Antihistaminika, 2. Generation	Astemizol/Terfenadin: Arrhythmierisiko↑ bei Kombination mit Itraconazol wegen Hemmung von CYP3A4[c]; Kombination kontraindiziert; für andere Antihistaminika nicht ausgeschlossen, Desloratadin/Emedastin/Fexofenadin wahrscheinlich sicher, weil keine QT-Effekte für diese Wirkstoffe bekannt sind
Antihypertonika, andere	WW Bosentan/Fluconazol und Bosentan/Voriconazol nicht ausgeschlossen

Antikoagulanzien, orale	Gerinnungshemmung/Blutungsneigung ↑ bei gleichz. Gabe von **Warfarin** und **Fluconazol/Itraconazol/Voriconazol** (Metabolismus von **Warfarin** ↓; dosisabhängig, Fallberichte auch schwerer Blutungen); Blutungsrisiko ↑ durch **Itraconazol** mit **Acenocoumarol/Phenprocoumon**
Antineoplastische Mittel, andere	**Bexaroten**: Konz. v. **Bexaroten** ↑ bei gleichz. Gabe von **CYP3A4-Hemmern** (**Itraconazol** [Warnung v. Hersteller, theoret. mögl.]); .]); **Bortezomib**: Tox. v. **Bortezomib** ↑ bei gleichz. Gabe von **Itraconazol** (Einzelfälle); **Irinotecan**: AUC des inaktiven Metabol. v. **Irinotecan** ↓, aber des aktiven Metabol. ↑ bei gleichz. Gabe v. **Itraconazol** theoret. möglich
Antineoplastische Mittel (Stickstoff- lostanaloga)	**Cyclophosphamid**: Metabolismus von **Cyclophosphamid** ↓ durch die gleichz. Gabe von **Fluconazol/Itraconazol**; evtl. Toxizität von **Cyclophosphamid** ↑ durch die gleichz. Gabe von **Itraconazol**
Antipsychotika, andere	**Aripiprazol**: Plasmakonz. von **Aripiprazol** ↑ bei gleichz. Gabe von **Itraconazol**; **Risperidon**: Plasmakonz. v. **Risperidon**/ **9-Hydroxyrisperidon** (aktiver Metabolit) ↑ bei gleichz. Gabe von **Itraconazol**; AUC/C_{max} von **Perospiron** ↑ bei gleichz. Gabe v. **Itraconazol** (gesunde Probanden), Bedeutung unklar
Antipsychotika (Butyrophenone)	Plasmakonz. v. **Haloperidol/Bromperidol** ↑ durch die gleichz. Gabe von **Itraconazol**; **Haloperidol** ↓ bei gleichz. Gabe des Metaboliten von **Itraconazol**
Antipsychotika (Indolderivate)	**Sertindol**: Arrhythmierisiko ↑ bei gleichz. Gabe von **Sertindol** und **Itraconazol** (Herstellerinformation: Kontraindikation)
Arzneimittel, hämatotoxische	Gegenseitige Verstärkung hämatotox. Effekte nicht ausgeschlossen, Blutbildkontrollen empfohlen
Benzodiazepine	WI der **Benzodiazepine** nach oraler Gabe ↑ bei gleichz. Gabe von **Itraconazol/Fluconazol/Posaconazol/Voriconazol** wegen Hemmung von CYP3A
Betarezeptoren- blocker	BV von **Celiprolol** ↑ durch die gleichzeitige Gabe von **Itraconazol**; **Atenolol** nur marginal beeinflusst ohne klin. Auswirkungen
Buspiron	Plasmakonzentration von **Buspiron** ↑ durch die gleichzeitige Gabe von **Itraconazol**[d], für **Fluconazol**, **Posaconazol** und **Voriconazol** nicht ausgeschlossen
Busulfan	UW von **Busulfan** ↑ bei gleichz. Anwendung von **Azolen** (Elimination ↓ bei gleichz. Gabe von **Itraconazol**)
Cabergolin	Abbau von **Cabergolin** ↓↓ bei gleichz. Gabe von **Itraconazol**, (2 Einzelfallberichte: stabile Symptomkontrolle trotz Dosisreduktion; **Cabergolin** ↑ um 300%)

Calcineurin-inhibitoren	**Ciclosporin**: Konz. von **CyA** ↑ bei gleich. Gabe von **Azolen** (u.a. Fluconazol, Itraconazol, Posaconazol), im Zus.hang mit **Posaconazol** Rhabdomyolysefälle[1]; **Tacrolimus**: Konz. von **Tacrolimus** ↑ bei gleich. Gabe von **Azolen**, dadurch UW ↑ (hepatische Elimination ↓); **Achtung**: gilt auch für **Tacrolimus** i.v. bei gleich. Gabe von **Fluconazol**; bei Kombination: TDM/DA
Calciumantagonisten (Dihydropyridine)	Eventuell UW der CaA (u.a. **Felodipin**, **Isradipin**, **Lercanidipin**, **Nifedipin**, **Nisoldipin**) ↑ bei gleichzeitiger Gabe von **Azolen** (u.a. **Fluconazol**, **Itraconazol**)
Carbamazepin (CBZ)	**CBZ** ↑ durch gleich. Gabe von **Fluconazol** (2 Fall-berichte zu **Fluconazol**, 1 Fallbericht zu CBZ-Tox.); Konz. von **Itraconazol**/**Posaconazol**/**Voriconazol** ↓ bei gleich. Gabe von **CBZ**
Chinidin	**Chinidin** ↑ bei gleich. Gabe v. **Itraconazol**; Achtung: erhöhtes UW-Risiko nicht ausgeschlossen; WW mit anderen Azolen theoret. mgl.
Ciprofloxacin	Konz. v. **Itraconazol** ↑ (gesunde Freiwillige, Bedeutung unklar)
Cisaprid	Arrhythmierisiko ↑, da hepatische Elimination von **Cisaprid** ↓
Clomethiazol	Gefahr psychotischer Zustände bei Kombination mit Azolderivaten
Clopidogrel	Einzelfallbericht: Wirkung von **Clopidogrel** ↓ bei gleich. Gabe von **Itraconazol**
Coffein	Serumkonz. von **Coffein** ↑ durch die gleich. Gabe von **Fluconazol**/**Terbinafinl**
Cotrimoxazol	Metabolismus ↓ von **Sulfamethoxol** durch **Fluconazol**
Cyclooxygenase-II-Hemmer	Serumkonz. v. **Celecoxib** ↑ bei gleich. Gabe mit **Fluconazol**; Konz. von **Valdecoxib** (Hauptmetabolit von **Parecoxib**) ↑ bei gleich. Gabe mit **Fluconazol**
Dapson	Verminderte Bildung eines toxischen Dapsonmetaboliten, möglicherweise weniger Dapson-UW bei gleich. Gabe von **Fluconazol**
Desogestrel	Aktiver Metabolit von **Desogestrel** ↑ bei gleich. Gabe von **Itraconazol**, keine WW mit **Fluconazol**
Digoxin	WI von **Digoxin** ↑ bei gleichzeitiger Gabe von **Itraconazol**; **Digoxin** ↑ bei gleich. Gabe von **Voriconazol** (2 Patienten einer Studie); Mechanismus ungeklärt; TDM von **Digoxin** bei gleich. Gabe von **Azolen**, v.a. bei Beginn und am Ende einer Azoltherapie, gilt auch für **Posaconazol**
Dofetilid	Vorsicht bei gleichzeitiger Gabe von Fluconazol/Itraconazol/Voriconazol (Hemmung CYP3A4): **Achtung**: Risiko **Dofetilid**-induzierter QT-Verlängerung/Torsade de pointes ↑ (für **Ketoconazol** bekannt)
Dutasterid	Konz. von **Dutasterid** ↑ bei gleich. Gabe von **CYP3A-Hemmern** (**Itraconazol**)

Enzyminduktoren	Elimination der Azole ↑
Eplerenon	AUC ↑ von **Eplerenon** bei gleichzeitiger Gabe von **Fluconazol**, Kombination möglichst vermeiden (gesunde Probanden)
Ergotamin–Derivate	Konz. der **Ergotamine** ↑ bei gleichz. Gabe von **Azolen** (Hemmung CYP3A4)
Erlotinib	Serumkonz. ↑ von **Erlotinib** durch Metabolismus ↓ (CYP3A4-Hemmung) bei gleichz. Gabe von **Itraconazol/Voriconazol** belegt, klin. Bedeutung unklar
Fludarabin/Cytarabin	Fatale periphere Neuropathie bei gleichzeitiger Gabe von Fludarabin/Cytarabin u. **Voriconazol** (Fallbericht)
Fluoxetin	Gewichtsabnahme bei gleichz. Einnahme von **Fluoxetin** und **Itraconazol**, nach Absetzen von **Itraconazol** verschwand die UW (Fallbericht)
Glucocorticoide	Hormonwirkung ↑ bei gleichz. Gabe von **Azolen**, WW beschrieben für/mit **Itraconazol**: **Budesonid** (inhal.!) ↑, Cushing-Syndrom bei **Budesonid/Fluticason/Deflazacort** (Fallberichte); **Fluconazol**: Cushing-Syndrom bei gleichz. Gabe von nasalem **Fluticason** (Fallberichte); **Voriconazol**: **Prednisolon** ↑, nicht klinisch bedeutsam
Grapefruitsaft, Orangensaft	Absorption von **Itraconazol** (Kapseln) ↓ durch die Gabe von **Grapefruitsaft** (widersprüchliche Daten!)/**Orangensaft** (bei einer Studie); zeitversetzte Einnahme empfohlen
H$_2$-Rezeptoren–Blocker	Absorption von **Azolen** ↓, da Magen-pH ↑; v.a. **Itraconazol/Posaconazol**
HMG-CoA–Reduktase-Hemmer (Statine)	BV der **Statine** ↑ bei gleichz. Gabe von **Fluconazol/Itraconazol**; Myopathierisiko ↑ (Fallberichte über Rhabdomyolysen, u.a. für Atorvastatin/Fluconazol, Lovastatin/Itraconazol, Simvastatin/Fluconazol/Itraconazol!); Herstellerinformationen beachten
Hydrochlorothiazid	Serumkonzentration von **Fluconazol** ↑ bei gleichz. wiederholter Gabe des Diuretikums, klinische Bedeutung unwahrscheinlich
Hypnotika/Sedativa (Benzodiazepin-verwandte Mittel)	**Zopiclon**: **Zopiclon** ↑ bei gleichz. Gabe von **Itraconazol** (Ausmaß gering, wahrscheinlich klin. nicht relevant)
Immunsuppressiva, selektive	**Everolimus**: Elimination von **Everolimus** ↓ durch die gleichz. Gabe von **Itraconazol** (Einzelfallbericht); **Leflunomid**: fulminantes Leberversagen durch gleichzeitige Gabe von **Leflunomid** und **Itraconazol** (Todesfall, Einzelfallbericht); **Sirolimus**: Konz. von **Sirolimus** ↑ durch die gleichz. Gabe von **Fluconazol/Voriconazol** (Einzelfallbericht für Fluconazol), Monitoring empfohlen; , **Tacrolimus**: Konz. von **Tacrolimus** ↑ bei gleichz. Gabe von Azolen, bei IV-Gabe von **Tacrolimus** wahrscheinlich weniger ausgeprägt; wahrsch. vergleichb. WW mit **Temsirolimus**

Isoniazid	Antimykotische WI der **Azole** ↓ (Induktion Metabolismus)
Ivabradin	Konz. ↑ bei gleichz. Gabe von **CYP3A4-Hemmern** wie **Isoconazol**; Gabe von **Fluconazol** mit **Ivabradin** möglich, aber nur bei geringer Dosis und Überwachung der Herzfrequenz
Johanniskraut	AUC von **Voriconazol** (Einzeldosis) ↓ (-50%) durch zweiwöchige Vorbehandlung mit **Johanniskraut**
Kontrazeptiva, hormonale	Verminderte kontrazeptive Sicherheit, aber auch erhöhte Hormonkonzentration beschrieben, klin. Relevanz unklar, Pat. informieren; Fallberichte für **Fluconazol/Itraconazol**; für einige Östrogene: Hormonkonzentration ↑ bei gleichz. Gabe von **Azolen** mit Ausnahme von **Posaconazol**
Lokalanästhetika	Verminderte Clearance von **Bupivacain (Itraconazol)** und **Ropivacain (Itraconazol)**; klinische Bedeutung unklar; Plasmakonzentration von **Lidocain** (oral) ↑ durch die gleichzeitige Gabe von **Itraconazol**
Loperamid	BV von **Loperamid** ↑ bei gleichz. Gabe von **Itraconazol** (additiv: **Itraconazol + Gemfibrozil**), trotz starker kinetischer Veränderungen kein ↑ von ZNS-UW durch **Loperamid**
Makrolide	Pharmakokin. WW zwischen Azolen und Makroliden wahrscheinlich ohne klin. Bedeutung; Konzentration von **Itraconazol** ↑ (verdoppelt) bei gleichz. Gabe von **Clarithromycin**
Micafungin	Konzentration von **Itraconazol** ↑ durch die gleichz. Gabe von **Micafungin** und **Itraconazol**
Modafinil	Konzentration von **Modafinil** ↑ durch die gleichzeitige Gabe von CYP3A4-Hemmern (**Itraconazol**), klinisch relevante WI ist unwahrscheinlich
Nahrungsmittel, Getränke	Absorption von **Itraconazol** (Kapseln, Tabletten, nicht jedoch für eine Lösung, da **Itraconazol** ↓)/**Posaconazol** ↓ durch Nahrungsaufnahme; BV von **Viraconazol** ↓ durch Nahrungsaufnahme; BV ↑ von **Itraconazol/Posaconazol** bei Einnahme mit kohlensäurehaltigen Getränken (Bedeutung unklar)
Nitrofurantoin	Einzelfallbericht: Leber- und Lungentoxizität bei gleichzeitiger Gabe von **Fluconazol** und **Nitrofurantoin** (klin. Bedeutung unklar)
Non-nukleosidale Reverse-Transkriptase-Inhibitoren (NNRTI)	**Efavirenz/Nevirapin** ↑ bei gleichz. Gabe v. **Fluconazol/Voriconazol**; **Delavirdin** ↑ bei gleichz. Gabe von **Voriconazol**; NNRTI: **Itraconazol/Voriconazol** ↓ bei gleichz. Gabe von **Efavirenz/Nevirapin**; **Voriconazol** ↑ durch gleichz. Gabe von **Delavirdin**; klin. Kontrolle, wenn Kombination nicht vermeidbar; **Posaconazol**: Therapiekontrolle aufgrund theoretischer Erwägungen empfohlen (CYP3A4-Hemmung), **Posaconazol**-Konz. ↓ bei gleichz. Gabe v. **Efavirenz** (Bedeutung unklar)

NSAR	AUC↑/Clearance↓ von **Diclofenac** bei gleichg. Gabe von **Voriconazol** (kl. Probandenstudie), AUC↑ von **S-Ibuprofen** bei gleichg. Gabe von **Fluconazol/Voriconazol**, Bedeutung unklar
Nukleosidale und nukleotidale Reverse-Transkriptase-Inhibitoren (NRTI)	Serumkonz. von **Zidovudin** ↑ bei gleichg. Gabe von **Fluconazol**; Risiko von UW ↑; Konz. von **Itraconazol** ↓ bei gleichg. Gabe von gepuffertem **Didanosin** (Relevanz unklar)
Opioide	Beeinflussung der Biotransformation von Opioiden beobachtet (**Fentanyl** - **Achtung**: Fallbericht nach transdermaler Gabe; **Methadon**, aber auch **Buprenorphin**, **Morphin**, **Oxycodon**), Ausmaß substanzabhängig, klinische Kontrolle und Dosisanpassung; WI von **Alfentanil** ↑ bei gleichg. Gabe von **Azolen**, mit Ausnahme von **Posaconazol**
Phenobarbital	WI des **Barbiturats** ↑ bei gleichzeitiger Anwendung von **Azolen**; **Voriconazol**-Wirkung ↓; Konzentration von **Itraconazol/Posaconazol/Voriconazol** ↓ bei gleichzeitiger Gabe von **Phenobarbital**
Phenytoin (DPH)	BV- und UW-Risiko von **DPH** ↑ durch die gleichzeitige Gabe von **Fluconazol/Posaconazol/Viroconazol/Miconazol**[l], TDM, DA; Konzentration von **Itraconazol/Posaconazol/Voriconazol** ↓ durch die gleichzeitige Gabe von **DPH**; WI von **Fluconazol** ↓ durch die gleichzeitige Gabe von **DPH** (Fallbericht)
Phosphodiesterase-5-Hemmer	Konz. von **Tadalafil/Vardenafil** ↓, Ausscheidung von **Sildenafil** ↓ bei der gleichz. Gabe von **Azolen**, außer **Fluconazol**
Protease-Inhibitoren, antivirale	Gegenseitige Beeinflussung der Biotransformation, Ausmaß substanzabhängig, möglichst Komb. vermeiden, klin. Kontrolle, Dosisanpassung; WW beschrieben für **Saquinavir/Tipranavir** und **Fluconazol**, **APV/IDV/Lopinavir-Ritonavir** (Kombination)/**Saquinavir** und **Itraconazol**, **Atazanavir**[h] und **Posaconazol**; vorhergesagt auch für **Voriconazol**
Protonen-pumpenblocker	Absorption von Azolen↓, da Magen-pH↑; v.a. **Itraconazol**, aber auch **Posaconazol** (**Achtung**: betrifft Absorption aus Kapseln, nicht jedoch aus oralen Lösungen); Konzentration von **Omeprazol** ↑ durch die gleichz. Gabe von **Fluconazol/Voriconazol**; Konzentration von **Esomeprazol** ↑ durch die gleichzeitige Gabe von **Voriconazol**
Ramelteon	Moderate Hemmung des Abbaus von **Ramelteon** bei gleichz. Gabe von **Fluconazol**, vergleichb. WW mit anderen Azolen denkbar
Rifabutin	Konz. von **Rifabutin** ↑ durch die gleichz. Gabe von **Fluconazol/Posaconazol/Voriconazol/Itraconazol**, Toxizitätsrisiko (speziell Uveitis) ↑; Plasmakonz. von **Itraconazol/Posaconazol/Voriconazol** ↓ durch die gleichz. Gabe von **Rifabutin**

Rifampicin	Ausscheidung von **Fluconazol** ↑ und WI von **Fluconazol** ↓ durch die gleichz. Gabe von RMP; Konz. von **Itraconazol/Voriconazol/Posaconazol** ↓ durch die gleichz. Gabe von **RMP**
Rivaroxaban	AUC und c_{max} ↑ von **Rivaroxaban** um 30-40% bei gleichz. Gabe von **Fluconazol**
Spasmolytika, urologische	BV von **Darifenacin** ↑ durch die gleichz. Gabe von **Fluconazol**, wahrscheinlich keine klinische Bedeutung; Absorption von **Oxybutynin** ↑ durch die gleichzeitige Gabe von **Itraconazol**
Substrate von CYP2C19	WW mit **Fluconazol** mindestens theoretisch möglich, Therapiekontrolle empfohlen
Substrate vom CYP3A4	WW mit **Fluconazol/Itraconazol/Voriconazol** mindestens theoretisch möglich, Therapiekontrolle empfehlen
Taxane	Konzentration von **Docetaxel** ↑ bei gleichz. Gabe von **Ketoconazol**[b] (In-vitro-Studie), Ausscheidung von **Paclitaxel** ↓ bei gleichz. Gabe von **Fluconazol**
Terbinafin	Konz. von **Terbinafin** ↑ bei gleichz. Gabe von **Fluconazol**
Theophyllin	Serumkonz. von **Theophyllin** ↑ durch die gleichz. Gabe von **Fluconazol** (Einzelfallbericht); TDM, DA
Topiramat	UAW-Risiko von **Topiramat** ↑ bei gleichz. Gabe v. **Posaconazol** (Einzelfallbericht)
Trabectedin	Konz. von **Trabectedin** ↑ durch gleichz. Gabe von CYP3A4-Hemmern (für **Fluconazol** vorausgesagt)
Tretinoin	Metabolismus von **Tretinoin** ↓ und UW-Risiko ↑ (Fallbericht: **Fluconazol**) durch gleichz. Gabe von **Fluconazol,** wahrscheinl. vergleichb. WW mit **Voriconazol**
Triptane	AUC von **Eletriptan** ↑ bei gleichz. Gabe von **Fluconazol**; AUC von **Almotriptan** ↑ bei gleichz. Gabe von **Itraconazol**
Tyrosinkinasehemmer	Serumkonz. ↑ von **Erlotinib/Gefitinib** durch Metabolismus ↓ (CYP3A4-Hemmung) bei gleichz. Gabe von **Intraconazol/Voriconazol**[k], Hautreaktion bei gleichz. Gabe von **Imatinib/Voriconazol** (Einzelfall)
Valproinsäure (VPA)	Serumkonz. ↓ v. **Itraconazol** (Einzelfallbericht)
Vincaalkaloide	Toxizität von **Vincristin/Vinblastin** ↑ bei gleichz. Gabe von **Itraconazol/Posaconazol/Voriconazol**; Toxizität von **Vinorelbin** ↑ bei gleichz. Gabe von **Itraconazol** (theoretisch)
Zonisamid	Ausscheidung von **Zonisamid** ↓ bei gleichz. Gabe von CYP3A4-Hemmern (**Itraconazol**),, möglicherweise auch für **Fluconazol** gültig

a A10BX = andere Antidiabetika, excl. Insuline
b WW kann auch für andere Azole, die CYP3A4 hemmen, nicht ausgeschlossen werden
c Astemizol lt. Martindale nur noch in Mexiko, Terfenadin nur noch in Spanien und der Türkei auf dem Markt
d Theoretische Erwägung
e Herstellerinformation
f WW mit Itraconazol weniger ausgeprägt als bei anderen Azolen, aber nicht ausgeschlossen
g Achtung! Bei PM von CYP2D6 kann sich der Metabolismus von Propafenon weiter zum CYP3-Weg verlagern, damit erhöhtes Risiko bei starker CYP3A4-Hemmung
h Beschrieben für Ritonavir-verstärktes Atazanavir
i In allen Fällen auch Komedikation mit Statinen, Kausalität unklar
j In einigen Fällen gleichz. CyA oder Gemfibrozil komediziert, kausale Zuordnung schwierig
k Voriconazol zu Erlotinib

4.1.2 Polyene

Empf.: Candida-Arten, Aspergillus, Histoplasma, Sporothrix, Blastomyces, Cryptococcus, Coccidioides; **UW:** Fieber, Schüttelfrost, Nausea, Erbrechen, Diarrhoe, generalisierte Schmerzzustände, Anämie, Nierenfunktionsstrg., Hypokaliämie; **KI:** schwere Leber-, Nierenfunktionsstrg.; Cave in SS/SZ

Amphotericin B Rp	HWZ 24h (15d), Q_0 0.95, PPB 90-95%, PRC B Lact ?
Abelcet *Inf.Lsg. 100mg/20ml* **Amphotericin B** *Inf.Lsg. 50mg* **Fungizone** *Inf.Lsg. 50mg*	**Generalisierte Mykosen:** ini 0.1mg/kg i.v., dann: 1 x 0.5-0.7mg/kg i.v., max. 1mg/kg; **Ki.** 1-2g/d, max. 0.25mg/kg/d i.v.; **DANI, DALI** KI bei schwerer NI/LI

Amphotericin B liposomal Rp	HWZ 7-153h, Q_0 0.95, PRC B, Lact ?
AmBisome *Inf.Lsg. 50mg*	**Schwere systemische Mykosen:** ini 1 x 1mg/kg i.v., steigern bis 3-5mg/kg; **Ki.:** s. Erw.; **DANI, DALI** KI bei schwerer NI/LI

Laborparameter-Veränderungen (fakultativ)

↑	Transaminasen, Kalium, Crea i.B., Hst. i.B.
↓	Leukozyten (auch Differentialblutbild), Kalium

Chemische Inkompatibilitäten mit Injektions-/Infusionslösungen (Auswahl)

Nicht mischen mit:	Amikacin, Calciumchlorid, Calciumgluconat, Chlorpromazin, Cimetidin, Ciprofloxacin, Diphenhydramin, Dopamin, EDTA, Gentamicin, Kaliumchlorid, Kanamycin, Magnesiumsulfat, Meropenem, Methyldopa, Penicillin G, Polymyxin B, Ranitidin, Streptomycin, Verapamil
Nicht über das gleiche Y-Stück mit:	Bitte Herstellerhinweise beachten.

Wechselwirkungen	
Aminoglycoside	Gegenseitige Verstärkung nephrotoxischer Effekte
Antineoplastische Arzneimittel	Ausscheidung von **MTX**↓ bei gleichz. Gabe v. **AmB**, gegenseitige Verstärkung nephrotox. Effekte bei gleichz. Gabe von **AmB** und z.B. **Cisplatin/Ifosfamid**
Arzneimittel, die das QT-Intervall verlängern	Risiko von Rhythmusstörungen ↑ wegen hypokalämischen Effekts von **AmB**
Arzneimittel, Kalium-senkende	Gegenseitige Verstärkung der hypokalämischen Effekte, klinische und Laborkontrolle empfohlen
Arzneimittel, Mg-senkende	Gegenseitige Verstärkung der hypomagnesämischen Effekte, klinische und Laborkontrolle empfohlen ↑
Arzneimittel, nephrotoxische	Risiko nephrotox. Wirkungen von **AmB**↑, Laborkontrolle erforderlich, wenn die Kombination nicht vermeidbar ist
Cyclosporin (CyA)	Gegenseitige Verstärkung nephrotox. Effekte bei gleichz. Gabe von **CyA/AmB**
Flucytosin	Gegenseitige Verstärkung der Wirkung, aber auch der UAW v. **Flucytosin** durch **AmB** (u.a. Einzelfallbericht über eine Cardiomyopathie bei gleichz. Gabe)
Micafungin	BE von **AmB**↑ (Bedeutung unklar)
Natriumstibo-gluconat	Risiko kardialer UAW↑ bei gleichz. Gabe m. **AmB**
Neuromuskuläre Blocker	Theoretische Erwägung: **AmB**-induzierte Hypokaliämie kann zu Muskelschwäche führen und so den Effekt neuromuskulärer Blocker verstärken
Pentamidin	Risiko von Elektrolytstörungen ↑ bei gleichz. Gabe von **AmB**, ggf. auch Nierenfunktionsstörungen↑, Laborkontrolle empfohlen
Sucralfat	Irreversible Bindung von **AmB/Sucralfat** nachgewiesen, bei Verwendung von **AmB** z.B. zur Darmdekontamination beachten
Vancomycin	Verstärkung der nephro- und ototoxischen Effect von Vancomycin bei gleichz. Gabe von **AmB**
Zidovudin	Verstärkung der nephro- und myelotox. Effekte von **Zidovudin** bei gleichz. Gabe v. **AmB** (Tierversuch)

4.1.3 Echinocandine

Empf.: Candida albicans und Candida spp.: fungizid; Schimmelpilze: fungistatisch;
UW (Anidulafungin): Hautrötung, Hitzewallungen, Pruritus, Exanthem, Hypokaliämie, Übelkeit, Erbrechen, Diarrhoe, Transaminasen/aP/GGT/Bili/Kreatinin ↑, Koagulopathie, Konvulsionen, Kopfschmerzen; **UW** (Caspofungin): Fieber, Schüttelfrost, Kopfschmerzen, Hypokaliämie, lokale Phlebitis, Übelkeit, Erbrechen, Diarrhoe, Flush, Exanthem, Anämie, Thrombopenie, Leukopenie, Eosinophilie, Tachykardie, Leberenzyme ↑, Arthralgie; **UW** (Micafungin): Leukopenie, Thrombopenie, Hämolyse, Anämie, Hypokaliämie, Hypokalzämie, Hypomagnesiämie, Kopfschmerzen, Phlebitis, Übelkeit, Erbrechen, Diarrhoe, Bauchschmerzen, Bilirubin- und Transaminasenerhöhung, Exanthem, Fieber, Rigor; **KI** (Anidulafungin): bekannte Überempfindlichkeit gegen Echinocandine; **KI** (Caspofungin): bekannte Überempfindlichkeit gegen Caspofungin; **KI** (Micafungin): bekannte Überempfindlichkeit gegen Echinocandine

Anidulafungin Rp	HWZ 40–50h, PPB 99%, PRC C, Lact ?
Ecalta *Inf.Lsg. 100mg*	**Invasive Candidose bei nichtneutropenischen Pat.:** d1: 1 x 200mg i.v., dann 1 x 100mg für 14d; **DANI, DALI** nicht erforderlich

Caspofungin Rp	HWZ 9–11h, PPB 93–96%, PRC C, Lact ?
Cancidas *Inf.Lsg. 50, 70mg*	**Invasive Aspergillose/Candidose, neutropenisches Fieber mit V.a. Pilzinfektion:** d1: 1 x 70mg i.v., dann 1 x 50mg, > 80kg: 1 x 70mg; **Ki. 12M–17J:** d1: 70mg/m², max. 70mg, dann 50mg/m², ggf. 70mg/m² bei inadäquatem Ansprechen; **DANI** nicht erforderlich; **DALI** Child 7-9: d1: 70mg, dann 1 x 35mg/d

Micafungin Rp	HWZ 13–17h, PPB 99%, PRC C, Lact ?
Mycamine *Inf.Lsg. 50, 100mg*	**Invasive Candidose:** 1 x 100mg i.v.; < 40kg: 2mg/kg/d; bei fehlendem Ansprechen Dosis verdoppeln; **Ki.:** s. Erw.; **ösophageale Candidose:** 1 x 150mg i.v.; < 40kg: 3mg/kg/d; **Pro. Candidosen:** 1 x 50mg/d; < 40kg: 1mg/kg/d; **Ki.:** s. Erw.; **DANI** nicht erforderlich; **DALI** leichte bis mittelschwere LI nicht erforderlich

Laborparameter-Veränderungen (fakultativ)	
↑	Thrombozyten, Leberfunktionsparameter
↓	Thrombozyten, Blutbild, Kalium

Chemische Inkompatibilitäten mit Injektions-/Infusionslösungen (Auswahl)	
Anidulafungin	Nicht über das gleiche Y-Stück mit: AmB (konventionell kolloidal), Dantrolen, Diazepam, Ertapenem, Gemtuzumab, K3PO4, Natrium-bikarbonat, Na3PO4 MgSO4, Nalbuphin, Pemetrexed, Phenytoin
Caspofungin	**Nicht über das gleiche Y-Stück mit:** Cephalosporine, Chloramphenicol, Clindamycin, Cotrimoxazol, Dantrolen, Dexamethason, Diazepam, Digoxin, Doxacurium, Enalaprilat, Ephedrinsulfat, Ertapenem, Fluorouracil, Foscarnet, Furosemid, Gemtuzumab, Heparin, Ketorolac, Lansoprazol, Lidocain, MTX, Methylprednisolon-Na-Succinat, Mivacurium, Nafcillin, Natriumbikarbonat, Nitroprussid-Na, Phenobarbital, Phenytoin, Piperacillin/Tazobactam, Ticarcillin **Nicht verdünnen mit:** D5W-Dextrose 5%
Micafungin	Nicht über das gleiche Y-Stück mit: Albumin, Amiodaron, Cisatracurium, Diltiazem, Dobutamin, Epinephrin-HCl, Insulin, Labetalol, Levofloxacin, Morphin, Mycophenolatmofetil, Octreotid, Ondansetron, Pethidin, Phenytoin, Rocuronim, Vecuronium

Wechselwirkungen	
Amphotericin B (AmB)	BV v. **AmB** ↑ bei gleichz. Gabe von **Micafungin** (Komb. kur bei klarer Indikation empfohlen)
Ciclosporin (CyA)	Konz. v. **Caspofungin** ↑ bei gleichz. Gabe v. **CyA**, AUC von **Anidulafungin** ↑ bei gleichz. Gabe von **CyA** (22 % im steady state), Transaminasen ↑ bei gleichz. Gabe v. **CyA/Caspofungin** (Laborkontrolle), orale Clearance von **CyA** ↓ bei gleichz. Gabe von **Micafungin** (Fallberichte)
Itraconazol	Konz. v. **Itraconazol** ↑ bei gleichz. Gabe von **Micafungin**, klin. Wahrscheinlich ohne Bedeutung
Nifedipin	BV v. **Nifedipin** ↑ (AUC +42%) bei gleichz. Gabe v. **Micafungin** (klin. Kontrolle empfohlen)
Rifampicin	C_{min} ↓ von **Caspofungin** bei gleichz. Gabe von **Rifampicin**[I]
Sirolimus	AUC v. **Sirolimus** ↑ (+21%) bei gleichz. Gabe v. **Micafungin** (TDM empfohlen)
Tacrolimus	Konz. v. **Tacrolimus** ↓ bei gleichz. Gabe v. **Caspofungin**, TDM empfohlen

[I] Möglicherweise auch für andere Enzyminduktoren denkbar

4.1.4 Weitere

Empf. (Flucytosin): Candida, Cryptococcus, Aspergillus (nur fungistatisch);
UW (Flucytosin): Blutbildveränderungen, Leberenzyme ↑, Schwindel;
KI (Flucytosin): SS, Anw.Beschr. bei Niereninsuffizienz, Leberschädigung, KM-Depression

Flucytosin Rp	HWZ 3-8h, Qo 0.03, PPB 5%, PRC C, Lact ?
Ancotil Inf.Lsg. 2.5g/250ml	**Schwere Systemcandidose:** 100-150mg/kg i.v. in 4ED in Kombination mit Amphotericin B (0.5mg/kg/d); **FG/NG:** 50-100mg/kg/d in 2ED; **Kryptokokkenmeningitis:** 100mg/kg/d + 0.7-1mg/kg/d Amphotericin B; **Chromoblastomykose:** 70-100mg/kg/d i.v. in 4ED + 50mg Amphotericin B; **DANI** GFR 20-40: Dosisintervall 12h; 10-19: Dosisintervall 24h; HD: 50mg/kg nach jeder Dialyse

Griseofulvin Rp	HWZ 22h, Qo 1.0, PPB 80%, PRC C
Griseo ct Tbl. 125, 500mg **Fulcin S** Tbl. 500mg	**Dermatophyteninfektion der Haut/Haare:** 1-4 x 125-500mg p.o. (Wirkungseintritt erst nach Wochen!); **Ki. 2–14J:** 10-15mg/kg/d p.o. in 1-4ED; **DANI** nicht erforderlich; **DALI** KI bei schwerer Leberinsuffizienz

Terbinafin Rp	HWZ 17h, Qo 1.0, PPB 99%, PRC B, Lact -
Amiada Tbl. 250mg **Dermatin** Tbl. 250mg **Lamisil** Tbl. 250mg **Myconormin** Tbl. 250mg **Terbinafin HEXAL** Tbl. 125, 250mg **Terbinafin Sandoz** Tbl. 125, 250mg	**Schwere Dermatophyteninfektion der Haut:** 1 x 250mg p.o.; **DANI** GFR < 50: 50%; **DALI** Anwendung bei schwerer Leberfunktionsstrg. nicht empfohlen

Wechselwirkungen	
Acetylsalicylsäure (ASS)	Serumkonz. von **Salicylsäure** ↓ bei der gleichzeitigen Gabe von **ASS** mit **Griseofulvin** (Einzelfallbericht: Kind)
Alkohol	**Disulfiram**-ähnliche Reaktion während der gleichzeitigen Gabe von **Griseofulvin** und einer Dose Bier (Einzelfallbericht); Rötungen/Tachykardie/Alkohol-WI ↑ bei gleichzeitiger Gabe von **Griseofulvin** und **Alkohol** (Einzelfallberichte)
Amphotericin B (AmB)	Antymykot. WI ↑ bei gleichzeitiger Gabe von **Flucytosin** mit **AmB**; Toxizität von **Flucytosin** ↑ bei gleichzeitiger Gabe von **AmB**
Antazida	C_{max} von **Flucytosin** ↓ bei gleichz. Gabe von **Aluminium/Magnesiumhydroxid**, AUC nicht betroffen, keine Vorsichtsmaßnahmen nötig

Antidepressiva, trizyklische	AUC von **Desipramin** ↑ bei gleichz. Gabe von **Terbinafin** (pharmakokinet. Studie); Serumkonz. und UW (tox. WI) von **Amitriptylin/Desipramin/Imipramin/Nortriptylin** ↑ bei gleichz. Gabe von oralem **Terbinafin**
Antiepileptika	Entwicklung eines tödlichen Lyell-Syndroms während der gleichz. Gabe von **Phenobarbital/CBZ** und **Terbinafin** (Einzelfallbericht)
Antikoagulanzien, orale	Gerinnungshemmung von **Warfarin** ↓ durch die gleichz. Gabe von **Griseofulvin** (Fallbericht), Gerinnungshemmung von **Warfarin** ↑ bei gleichz. Gabe v. **Terbinafin** (Einzelfallbericht), INR-Kontrolle empfohlen
Arzneimittel, myelotoxische	Verstärkung von Blutbildungsstörungen bei gleichz. Gabe mit **Flucytosin**
Arzneimittel, QTc-verlängernde	Vorsicht bei gleichz. Gabe mit **Terfenadin**
Bromocriptin	WI von **Bromocriptin** (gegen Akromegalie) ↓ durch **Griseofulvin** (Einzelfallbericht)
Carbamazepin (CBZ)	**CBZ**-Konz./UAW↑ bei gleichz. Gabe v. **Terbinafin** (Fallbericht), TDM empfohlen
Cimetidin	AUC von **Terbinafin** ↑ durch die gleichz. Gabe von **Cimetidin** und **Terbinafin**, keine klinisch relevanten WW
Coffein	Serumkonz. von **Coffein** ↑ bei gleichz. Gabe von **Terbinafin**
Cyclosporin A (CyA)	**Ciclosporin/Griseofulvin:** CyA-Konz. ↓ bei gleichz. Gabe von **Griseofulvin**, Bedeutung unklar, TDM empfohlen; **Ciclosporin/ Terbinafin:** CyA-Konz. ↓ bei gleichz. Gabe von **Terbinafin**, keine klin. Relevanz
Cytarabin	Konz./antimykotische WI von **Flucytosin** ↓ durch gleichz. Gabe von **Cytarabin**; myelotox. WI von **Flucytosin/Cytarabin** ist additiv (theoretisch), Blutbildkontrolle
Darifenacin	Konz. von **Darifenacin** ↑ bei gleichz. Gabe von **Terbinafin** (voraussichtlich)
Kontrazeptiva, hormonale	WI ↓ (Zwischenblutung oder Amenorrhoe) bei gleichz. Gabe von **Griseofulvin**; Risiko einer Schwangerschaft ↑ (Fallberichte)
Nahrungsmittel, Getränke	AUC/C_{max} von **Griseofulvin** ↑ durch die gleichz. Gabe einer fett-reichen Mahlzeit
Phenobarbital	Antimykotische WI von **Griseofulvin** ↓ (evtl. aufgehoben) durch die gleichz. Gabe von **Phenobarbital**, Fallbericht: TEN[m] bei gleichz. Gabe von **Phenobarbital/Terbinafin**
Rifampicin	Plasmakonz. von **Terbinafin** ↓ durch die gleichzeitige Gabe von **RMP**

Selektive Serotonin-Wiederaufnahme-Hemmer (SSRIs)	Konz. von **Paroxetin** ↑ bei gleichz. Gabe von **Terbinafin** (einige andere SSRIs interagieren ebenso)
Substrate von CYP2D6	Konz. von **CYP2D6-Substraten** ↑ durch gleichz. Gabe von **Terbinafin**
Theophyllin	Serumkonz. von **Theophyllin** ↑ bei gleichz. Gabe von **Terbinafin**, klinische Bedeutung unklar, TDM empfohlen
Venlafaxin	Metabolismus von Venlafaxin und damit Konz. von **O-Desmethyl-venlafaxin** (akt. Metabolit)↓ durch gleichz. Gabe von **Terbinafin**

^m Toxische epidermale Nekrolyse

4.2 Antimykotika zur topischen Anwendung

Empf. (Amphotericin B): Candida, Aspergillus fumigatus; **empf.** (Miconazol): Candida albicans, C. glabrata, C. krusei, C. parapsilosis, C. tropicalis, C. pseudotropicalis, Streptococcus pyogenes, Staph. aureus, Erysipelothrix insidiosa; **empf.** (Natamycin): Candida; **empf.** (Nystatin): Candida, Blastomyces, Coccidioides, Histoplasma, Aspergillus; **UW** (Amphotericin B): allergische Hautreaktionen, Glossitis, Übelkeit, Erbrechen, Diarrhoe; **UW** (Miconazol): Übelkeit, Diarrhoe, Bauchschmerzen, Erbrechen, Mundtrockenheit, Unbehagen im Mund, Zahnfleischschmerzen, Kopfschmerzen, Geschmacksstrg./Ausfall der Geschmackswahrnehmung, Juckreiz, Exanthem; **UW** (Nystatin): bei hoher Dosis Brechreiz; **KI** (Amphotericin B): bekannte Überempfindlichkeit; **KI** (Miconazol): bekannte Überempfindlichkeit, Allergie gegen Milch oder Milchderivate, Leberfunktionsstrg., gleichzeitige Anwendung von Antikoagulanzien, hypoglykämischen Sulfonamiden, Cisaprid, Pimozid, Ergotamine, Dihydroergotamine

Amphotericin B Rp	
Ampho-Moronal *Tbl. 100mg; Lutschtbl. 10mg; Susp. (1ml = 100mg)*	**Mundsoor:** 4 x 1Tbl. bzw. 4 x 1ml p.o., bis 2-3d nach Verschwinden der sichtbaren Symptome

Miconazol Rp	
Loramyc *Buccaltbl. 50mg*	**Oropharyngeale Candidiasis bei Immunschwäche:** 1 x 50mg für 7-14d; Buccaltbl. soll für mind. 6h am Oberkieferzahnfleisch anhaften; **DANI** keine Angaben; **DALI** KI

Natamycin Rp	
Pimafucin *Lutschtbl. 10mg*	**Mundsoor:** 4-6 x 10mg p.o.

Nystatin OTC	PRC C, Lact ?
Adiclair *Tbl. 500000IE; Susp. (1ml = 100.000IE); Mundgel (1g = 100000IE)* **Biofanal** *Tbl. 500000IE; Susp. (1ml = 100.000IE); Mundgel (1g = 100000IE)* **Moronal** *Tbl. 500000IE; Susp. (1ml = 100000IE)* **Mykundex** *Tbl. 500000IE; Susp. (1ml = 100.000IE)* **Nystatin Stada** *Tbl. 500000IE*	**Candida-Infektion:** Mundhöhle: 4-6 x 100000IE p.o.; Magen-Darm-Trakt: 3 x 1-2Tbl.; **Ki.** s. Erw.; **DANI** nicht erforderlich

Wechselwirkungen

AmB → S.156; Miconazol → S.149

Es ist wenig wahrscheinlich, dass das Spektrum von Wechselwirkungen, die nach systemischer Gabe von AmB oder Azolen bekannt sind, auch nach topischer Anwendung in relevantem Ausmaß auftreten. Im Falle verstärkter UAW z.B. sollte jedoch diese Möglichkeit in Betracht gezogen werden.

Aminoglykoside	Ausscheidung von **Amikacin/Gentamicin** ↓ bei gleichz. Gabe von **AmB** (Studienbericht); Risiko von Nephrotoxizität ↑ bei Komb. von **Aminoglykosiden** und **AmB**
Amphotericin B (AmB)	WI mit **Azolen** voraussichtlich antagonistisch, klin. Beweise stützen die Andeutungen (für **Miconazol/AmB** gezeigt)
Antikoagulantien, orale	INR/Blutungsrisiko ↑ bei gleichz. Gabe von **Warfarin/Nystatin** (Fallserie), INR-Kontrolle empfohlen
Arzneimittel, hypokaliämische[n]	Risiko von Hypokaliämie ↑ durch gleichz. Gabe von **AmB** mit derartigen Wirkstoffen
Arzneimittel, nephrotoxische	Risiko nephrotox. WI ↑ bei gleichz. Gabe solcher Wirkstoffe[o] und **AmB**, Komb. möglichst vermeiden, sonst Nierenfunktionskontrolle
Arzneimittel, die das QT-Intervall verlängern	Risiko von Torsade de pointes ↑ bei gleichz. Gabe von **AmB** mit Medikamenten, die das QT-Intervall verlängern (Mechanismus: AmB-induzierte Hypokaliämie), Monitoring
Ciclosporin (CyA)	Konz. von **Anidulafungin** ↑ bei gleichz. Gabe von **CyA** (1 Studie)
Digitalisglykoside	Erhöhte **Glykosid**empfindlichkeit wegen Kaliumspiegel ↓ bei gleichz. Gabe v. **AmB** denkbar, Kalium i.S. und klinisch kontrollieren
Enzyminduktoren	**Caspofungin** ↓ bei gleichz. Gabe von **Enzyminduktoren**, Therapiekontrolle/DA
Methotrexat	Verlängerte Clearance von **MTX** bei gleichz. Gabe von **AmB**; gastrointestinale Absorption von **MTX** ↓ bei gleichz. oraler Gabe von **Nystatin**

Mycophenolat mofetil (MMF)	AUC↓ von **MMF** bei gleichz. Gabe einer Komb. aus **Nystatin/Tobramycin/Cefuroxim** (Rolle von **Nystatin** unklar, TDM empfohlen)
Neuromuskuläre Blocker	WI von **neuromuskularen Blockern** ↑ durch **AmB**-induz. Hypokaliämie, klin. Bedeutung unklar, Laborkontrolle empfohlen
Pentamidin	Erhöhtes Risiko für ein akutes Nierenversagen und **Elektrolytstörungen** bei gleichzeitiger Gabe von **AmB**, Kontrolle der Nierenfunktion erforderlich
Sucralfat	Irreversible Bindung von **Sucralfat** und **AmB** (in vitro), bei Behandlung einer enteralen Candidose oder zur Darmdekontamination Kombination vermeiden
Zytostatika	Gegenseitige Verstärkung nephrotox. WI bei gleichz. Gabe von **AmB** und Wirkstoffen wie **Cisplatin/Ifosfamid** (Alternative: liposomales AmB), Monitoring Nierenfunktion

[n] Beispiele: Schleifendiuretika, Thiaziddiuretika, Kortikosteroide, (bronchodilatatorische) Betaagonisten

[o] Wenn nicht an anderer Stelle genannt, u.a. Aminoglycoside, Vancomycin, NRTIs, nephrotox. Zytostatika

5 Anthelminthika

Anthelminthika

UW (Albendazol): Kopfschmerzen, Schwindel, Bauchschmerzen, Diarrhoe, Übelkeit, Erbrechen, reversibler Haarausfall, Fieber; **UW** (Praziquantel): Kopfschmerzen, Benommenheit, Schwindel, Somnolenz, Unwohlsein, Bauchschmerzen, Übelkeit, Erbrechen, Diarrhoe, Urtikaria, Fieber, Anorexie, Myalgie; **KI** (Albendazol): bekannte Überempfindlichkeit, SS/SZ; **KI** (Praziquantel): bekannte Überempfindlichkeit, intraokuläre Zystizerkose, gleichzeitige Anw. von Rifampicin

Albendazol Rp	HWZ 8h, PRC C, Lact ?
Eskazole Tbl. 400mg	**Echinokokkose:** 2 x 400mg p.o. für 28d, dann 14d Pause, 2-3 Zyklen; **Trichinose:** 2 x 400mg für 6d; **Strongyloidiasis:** 400-800mg/d für 3d; Pat. < 60kg: 15mg/kg/d in 2ED

Mebendazol Rp	HWZ 2-8h, Qo 0,95, PRC C, Lact ?
Surfont Tbl. 100mg Vermox Tbl. 100, 500mg	**Enterobiasis:** 1 x 100mg p.o. für 3d, Wdh. nach 1d und 4W; **Ascariasis, Ankylostomiasis:** 2 x 100mg für 3d; **Trichuriasis:** 2 x 100mg für 4d; **Taeniasis, Strongyloidiasis:** 2 x 300mg für 3d; **Ki.:** s. Erw., max. 2 x 100mg; **Trichinose:** d1: 3 x 250mg, d2: 4 x 250mg, d3-14: 3 x 500mg; **Echinokokkose:** d1-3: 2 x 500mg, d4-6: 3 x 500mg, dann 3 x 500-1500mg

Niclosamid OTC	
Yomesan Tbl. 500mg	**Taeniasis, Fischbandwurm:** 1 x 2g p.o.; **Ki. 2-6J:** 1 x 1g; **< 2J:** 1 x 0,5g; **Zwergbandwurm:** d1: 1 x 2g, d2-7: 1 x 1g; **Ki. 2-6J:** d1: 1 x 1g, d2-7: 1 x 0,5g; **< 2J:** d1: 1 x 0,5g, d2-7: 1 x 250mg; **DANI** nicht erforderlich

Praziquantel Rp	HWZ 1-2.5(4)h, Qo 0,8, PPB 85%, PRC B
Biltricide Tbl. 600mg Cesol Tbl. 150mg Cysticide Tbl. 500mg	**Schistosomiasis:** 40-60mg/kg p.o. in 2-3ED für 1d; **Leber- u. Lungenegel:** 75mg/kg in 3ED für 2-3d; **Neurozystizerkose:** 50mg/kg in 3ED für 15d; **Taeniasis:** 1 x 5-10mg/kg; **Fischbandwurm:** 1 x 10mg/kg; **Zwergbandwurm:** 15-25mg/kg, evtl. Wdh. nach 10d

Pyrantel OTC		HWZ 26h PRC C, Lact ?
Helmex *Kautbl. 250mg;* *Saft (5ml = 250mg)*		**Enterobiasis, Ascariasis, Ancylostomiasis:** 1 x 10mg/kg p.o., max. 1g; **Hakenwurm:** 20mg/ kg für 2d; **DALI** KI bei vorbest. Leberschädigung

Pyrvinium OTC	PRC B
Molevac *Tbl. 50mg; Saft (5ml = 50mg)* **Pyrcon** *Saft (5ml = 50mg)*	**Enterobiasis:** 1 x 5mg/kg p.o., max. 400mg; **DANI, DALI** KI

Wechselwirkungen

Alkohol	Additive WI (Reaktionsvermögen ↓) bei gleichzeitiger Anwendung von Niclosamid
Antiepileptika	Plasmakonz. von **Albendazol/Mebendazol/Praziquantel** ↓ durch die Gabe von **CBZ/DPH/Phenobarbital**
Antimykotika (Azole)	Konz. v. **Praziquantel** ↑ durch gleichz. Gabe v. **Ketoconazol**, BV v. **Praziquantel** ↑ durch gleichz. Gabe von **Miconazol** (Tierversuch)
Azithromycin	AUC/Cmax von **Azithromycin/Ivermectin** ↑ und AUC/Cmax von **Albendazol-Sulfoxid**[a] ↓ bei der gleichz. Gabe von **Albendazol** und **Ivermectin** und **Azithromycin**
Chloroquin	BV v. **Praziquantel** ↓ bei gleichz. Gabe v. **Chloroquin/Praziquantel**
Cimetidin	Elimination von **Mebendazol/Albendazol-Sulfoxid**[a] ↓, dadurch WI ↑ (systemische Infektionen, Fallberichte); Serumkonz./WI von **Praziquantel** ↑ (Neurozystizerkose)
Dexamethason	Konz. von **Albendazol-Sulfoxid**[a] ↑, dadurch WI von **Albendazol** ↑ bei system. Wurminfektionen; Serumkonz./WI von **Praziquantel** ↓
Grapefruitsaft	Plasmakonz. **Albendazol-Sulfoxid**[a] ↑; AUC v. **Praziquantel** ↑
Insulin	Insulinbedarf u.U. ↓ bei gleichzeitiger Gabe von **Mebendazol**
Levamisol	BV von **Albendazol-Sulfoxid**[a] ↓
Metronidazol	Risiko ↑ für schwere Hautreakt. (Stevens-Johnson-Syndrom/toxische epidermale Nekrolyse) durch gleichz. Gabe von **Mebendazol**
Nahrungsmittel/ Getränke	Konz. von **Albendazol-Sulfoxid**[a] ↑ durch fetthaltiges Essen; BV von **Praziquantel** ↑ durch gleichz. Einnahme mit einer Mahlzeit
Piperazin	WI von **Pyrantel** ↓ (Antagonismus)
Praziquantel	BV v. **Albendazol-Sulfoxid**[a] ↑ (Effekt b. Nüchterneinnahme ausgeprägt, bei gleichz. Einnahme mit einer Mahlzeit deutlich schwächer)
Rifampicin	Konz./WI von **Praziquantel** ↓
Ritonavir	Konz. von **Albendazol/Albendazol-Oxid/Mebendazol** ↓, Therapiekontrolle empfehlen
Theophyllin	Serumkonz. von **Theophyllin** ↑ bei gleichz. Gabe von **Pyrantel** (Einzelfallbericht, Kind), TDM empfohlen

[a] Aktiver Metabolit von Albendazol

6   Antimalariamittel

Antimalariamittel (4-Aminochinoline und Biguanide)

Wm/Wi (Piperaquintetraphosphat): Wm nicht genau bekannt, evtl. ähnlich wie Chloroquin; **Wm/Wi** (Dihydroartemisinin): Schädigung in den parasitären Membransystemen durch freie Radikale; **UW** (Artemether + Lumefantrin): Bauch-/Kopfschmerzen, Anorexie, Diarrhoe, Übelkeit, Schwindel, Pruritus, Exanthem, Husten, Palpitationen, Arthralgie, Myalgie, Asthenie, Müdigkeit; **UW** (Chloroquin): Hornhauttrübung, Retinopathia pigmentosa, Exanthem; **UW** (Mefloquin): GI-Strg., ZNS-Strg., Rhythmusstrg., Psychose, Leuko-/ Thrombopenie; **UW** (Piperaquintetraphosphat + Dihydroartemisinin): Anämie, Kopfschmerzen, QT-Verlängerung, Tachykardie, Asthenie, Fieber, Grippe, Plasmodium-falciparum-Infektion, Atemwegs-/Ohrinfektion, Leukozytose, Leuko-, Thrombo-, Neutropenie, Anorexie, Konjunktivitis, unregelmäßige Herzfrequenz, Husten, Bauchschmerzen, Erbrechen, Durchfall, Dermatitis, Rash; **UW** (Proguanil): GI-Strg., Mundulzera, Haarausfall; **UW** (Proguanil + Atovaquon): Kopfschmerzen, Übelkeit, Erbrechen, Diarrhoe, Bauchschmerzen, Anämie, Neutropenie, allerg. Reakt., Hyponatriämie, Appetitlosigkeit, ungewöhnliche Träume, Depression, Schlaflosigkeit, Schwindel, Leberenzyme ↑, Pruritus, Exanthem, Fieber, Husten; **KI** (Artemether + Lumefantrin): kompl. Malaria, Herzerkrankung, QT ↑, SZ; **KI** (Chloroquin): Retinopathie, G-6-PDH-Mangel, SS/SZ; **KI** (Mefloquin): SS/SZ, Psychosen, Kardiomyopathie, Epilepsie; **KI** (Piperaquintetraphosphat + Dihydroartemisinin): bek. Überempfindlichkeit, schwere Malaria (nach WHO), plötzliche Todesfälle/angeborene QT-Verlängerung in Familienanamnese, bekannte QT-Verlängerung, symptomatische HRST, schwere Bradykardie, schwere Hypertonie, linksventrikuläre Hypertrophie, dekomp. Herzinsuffizienz, Elektrolytstrg., Einnahme von Medikamenten, die QT-Intervall verlängern (unter Berücksichtigung der HWZ); **KI** (Proguanil): schwere Nierenfunktionsstrg.; **KI** (Proguanil + Atovaquon): bekannte Überempfindlichkeit, schwere Nierenfunktionsstrg.

Artemether + Lumefantrin Rp	HWZ (A/L) 2h/2-6d
Riamet *Tbl. 20+120mg*	**Unkomplizierte Malaria-tropica-Ther.:** ini 4Tbl., Wdh. nach 8, 24, 36, 48, 60h; **Ki.:** 5-15kg: s. Erw. mit je 1Tbl.; 15-25kg: je 2Tbl.; 25-35kg: je 3Tbl.
Chloroquinphosphat Rp	HWZ 30-60d, Q0 0.3, PPB 50-60%, PRC C, Lact +
Resochin *Tbl. 81, 250mg; Amp. 250mg*	**Malaria-Pro.:** 1 x/W 8mg/kg p.o., 1W vor bis 4W nach Exposition; **Malaria-Ther.:** ini 16mg/kg p.o., nach 6h 8mg/kg, dann 1 x 8mg/kg für 2-3d; ini 16mg/kg über 4h i.v., dann 8mg/kg über 4h alle 12h bis Gesamtdosis von 40-50mg/kg; **Ki.:** s. Erw.
Doxycyclin Rp	HWZ 12-24h, Q0 0.7, PPB 80-90%, PRC D, Lact ?
Doxycyclin-ratioph. *Kps. 100mg; Amp. 100mg/5ml* **DoxyHEXAL** *Tbl. 100, 200mg; Amp. 100mg/5ml*	**Malaria-Pro.:** 100mg/d; 1d vor bis 4W nach Exposition

Mefloquin Rp	HWZ 13-30d, Qo 0.9, PPB 98%, PRC C, Lact ?
Lariam *Tbl. 250mg*	**Malaria-tropica-Pro.:** 1 x/W 250mg p.o., 1W vor bis 4W nach Exposition; **Ki. > 5kg:** 1 x/W 5mg/kg; **Malaria-Ther.:** ini 750mg p.o., nach 6h 500mg, nach 12h 250mg; **Ki. > 5kg:** 20-25mg/kg, Gesamtdosis in 2-3ED

Piperaquintetraphosphat + Dihydroartemisinin Rp	HWZ 22d bzw. 1h, PPB > 99% bzw. 44-93%, PRC C, Lact ?
Eurartesim *Tbl. 320+40mg*	**Unkomplizierte Plasmodium-falciparum-Malaria:** 5-6kg: 1 x 80+10mg für 3d, 7-12kg: 1 x 160+20mg, 13-23kg: 1 x 320+40mg, 24-35kg: 1 x 640+80mg, 36-74kg: 1 x 960+120mg, 75-100kg: 1 x 1280+160mg, > 100kg: keine Daten; **DANI, DALI** vorsichtige Anwendung bei mäßiger/schwerer Nieren-/Leberfunktionsstrg.

Primaquin Int. Apotheke	HWZ 4-7h, PRC C, Lact ?
Primaquine *Tbl. 15mg*	**Malaria-tertiana-Nachbehandlung:** 1 x 15mg p.o. für 14d

Proguanil Rp	HWZ 20h, Qo 0.7, PPB 75%, PRC B
Paludrine *Tbl. 100mg*	**Malaria-Pro.:** 1 x 200mg p.o. (Kombination mit Chloroquin); **Ki. < 1J:** 1 x 25mg; **1-4J:** 1 x 50mg; **5-8J:** 1 x 100mg; **9-14J:** 1 x 150mg; **DANI** GFR: > 60: 100%; 20-59: 1 x 100mg; 10-19: 50mg alle 2d; < 10: 1 x/W 50mg

Proguanil + Atovaquon Rp	
Malarone *100+250mg* **Malarone junior** *Tbl. 25+62.5mg*	**Malaria-Pro.:** 1-2d vor bis 7d nach Exposition: 1 x 100+250mg p.o.; **Ki. 11-20kg:** 1 x 25+62.5mg p.o.; **21-30kg:** 1 x 50+125mg; **31-40kg:** 1 x 75+187.5mg; **unkomplizierte Malaria-tropica-Ther.:** 1 x 400+1000mg p.o. für 3d; **Ki. 11-20kg:** 1 x 100+250mg für 3d; **21-30kg:** 1 x 200+500mg für 3d; **31-40kg:** 1 x 300+750mg für 3d; **DANI** GFR > 30: 100%; < 30: KI; **DALI** nicht erforderlich

Wechselwirkungen	
	**Atovaquon → S.89; Doxyclin → S.37** Einzelne Wirkstoffe werden über verschiedene Mitglieder der Cytochrom P450-Familie verstoffwechselt, bitte Herstellerinformationen beachten.
Agalsidase	Kombination mit **Chloroquin** vermeiden, theoret. Risiko veränderter intrazellulärer α-**Galaktosidase-Aktivität** und dadurch **Agalsidase**-WI ↓ (Basis: Herstellerinformation)
Alkohol	Additiver Effekt hinsichtlich des eingeschränkten Reaktions-vermögens; Einzelfallbericht über psychot. Reaktion bei **Mefloquin + exzess. Alkoholkonsum**
Amlodipin	Akute hypotensive Episode durch gleichz. Gabe von **Amlodipin** und **Chloroquin** (Einzelfall); generelle Bedeutung unklar
Ampicillin	Absorption von **Ampicillin**↓ bei gleichz. Gabe von **Chloroquin**; Plasmakonz. ↑ und die HWZ ↑ von **Mefloquin**
Antazida[a]	Absorption ↓ von **Chinin** (Basis: Tierversuch)/**Chloroquin**; Absorption von **Proguanil** ↓ (Mechanismus: Adsorption an das Antazidum), Effekt bei **Magnesiumtrisilikat** am stärksten ausgeprägt, zeitversetzte Einnahme empfohlen
Antidiabetika	Glucosekonzentration ↓ durch **Chloroquin/Mefloquin/Chinin**[b], d.h. Interaktion mit Antidiabetika nicht ausgeschlossen (Fallberichte und Studien als Beleg für **Chloroquin/Hydroxychloroquin/Chinin**); therapeutische Einstellung vor Abreise unbedingt überprüfen
Antiepileptika	WI/tox. Risiko von **CBZ/Phenobarbital** ↑ durch gleichz. Gabe von **Chinin**; Konz. von **Chinin** ↓ durch gleichz. Gabe von **DPH**
Antihistaminika	Konz. und therapeutische WI von **Chloroquin** ↑ durch gleichz. Gabe von **Chlorphenamin**; Konz. von **Chloroquin** i.m. ↑ durch gleichz. Gabe von **Promethazin**; Plasmakonz. von **Astemizol**[c] ↑ vorüber-gehend durch gleichz. Gabe von **Chinin** (3 Fallberichte), klinisch bedeutende WW
Antikoagulanzien, orale	WW mit **Mefloquin** (2 Fälle mit **Warfarin**)/**Chinin** (2 Fälle mit **Warfarin**, 1 Fall mit **Phenprocoumon**) nicht ausgeschlossen; Blutung bei Komb. **Proguanil/Warfarin** (Einzelfall); therapeutische Einstellung vor Abreise unbedingt überprüfen
Antikonvulsiva	Antikonvulsive WI↓ bei Kombination mit Mefloquin (v.a. VPA), Elimination der Antikonvulsiva ↑; TDM, DA
Artemisinin-Derivate	Konz. von **Mefloquin** ↓ durch Vorbehandlung mit **Artemether**; Konz. von **Mefloquin** ↓ kurz nach der Gabe von **Artesunat**, wobei bei gleichz. Gabe von **Mefloquin** und **Artesunat** die Konz. von **Mefloquin** ↑, Konz. von **Lumefantrin** ↓ bei gleichz. Gabe von **Mefloquin**

Arzneimittel, QTc-Zeit-verlängernde[d]	Überleitungszeit ↑ bei Kombination mit **Mefloquin/Artemisininderivate[k]/Lumefantrin**; EKG-Überwachung bei gefährdeten Pat. sinnvoll
Basistherapeutika (Rheuma)	UW-Rate ↑ bei Kombination mit **Chloroquin** und **Hydroxychloroquin**
Betarezeptoren-blocker	Serumkonz. von **Metoprolol**[e] ↑ bei gleichz. Gabe von **Chloroquin**; (möglicherweise auch wesentlich für anderen Betarezeptorenblocker, die auf gleichem Weg wie Metoprolol verstoffwechselt werden); Herzstillstand bei gleichzeitiger Gabe v. **Mefloquin/Propranolol** (Einzelfallbericht)
Chinin und -derivate	Krampfanfall-Risiko ↑ bei gleichzeitiger Gabe von **Mefloquin**[f]; additive WI; AUC und Cmax von **Artemether**[g] ↓ bei gleichz. Gabe von **Artemether/Lumefantrin** und **Chinin**
Chloroquin	Risiko von oralen Ulzera ↑ um 50% bei gleichz. Gabe von **Proguanil**, Patienteninformation empfohlen
Chlorpromazin	Plasmakonz. ↑ durch gleichz. Gabe von **Chloroquin**
Cholestyramin	Absorption von **Chloroquin** ↓ durch gleichz. Gabe von **Cholestyramin**, klin. Bedeutung unklar
Ciclosporin (CyA)	Konz. ↓ durch gleichz. Gabe von **CyA** und **Chinin**; Plasmakonz. ↑, bei gleichz. Gabe von **Chloroquin** und **CyA**, Nierenfunktion ↓ bei gleichz. Gabe einer niedrigen Dosis **CyA** und **Chloroquin** gegen rheumatische Arthritis
Cimetidin	Ausscheidung der **Chloroquin** ↓ ; Konz. von **Chloroquin/Mefloquin/Chinin** ↑ und die Ausscheidung von **Chloroquin/Mefloquin/Chinin** ↓ durch die gleichz. Gabe von **Cimetidin**[h]; HWZ von **Proguanil** ↑, Bioaktivierung von **Proguanil** zu **Cycloguanil** (akt. Metabolit) ↓ bei gleichz. Gabe von **Cimetidin** (CYP2C19-Hemmung[j]), klin. Relevanz unklar, Therapieversagen theoretisch möglich, aber wenig wahrscheinlich
Cloxacillin	BV ↓ bei gleichz. Gabe von **Proguanil**, klin. Bedeutung unklar
Coffein	Hemmung des CYP1A2-abhängigen Stoffwechsels von Coffein bei gleichz. Gabe v. **Dihydroartemisinin**[l]
Dapson	Gegenseitige Verstärkung der therapeutischen Wirkung; Risiko einer Methämoglobinämie ↑ bei gleichzeitiger Gabe von **Primaquin/Dapson** (additiver Effekt); bei HIV-positiven Pat. beobachtet
Desipramin	Ausscheidung von **Desipramin** ↓ und die Plasmakonz. ↑ bei gleichz. Gabe von **Chinin**
Didanosin	AUC von **DDI** ↓ bei gleichz. Gabe von **Atovaquon**
Digoxin	Konzentration von **Digoxin** ↑ bei gleichzeitiger Gabe von **Chinin/Chloroquin**; TDM, DA

Efavirenz (EFV)	Atovaquon ↓ bei gleichz. Gabe von EFV, möglicherweise auch Auswirkungen auf Proguanil (widersprüchliche Ergebnisse)
Flecainid	Ausscheidung von Flecainid ↓ durch Gabe von Chinin; UW-Risiko ↑
Fluvoxamin	Bioaktivierung von Proguanil zu Cycloguanil (akt. Metabolit) ↓ bei gleichz. Gabe von Fluvoxamin (CYP2C19-Hemmung[j]), klin. Relevanz unklar, Therapieversagen theoretisch denkbar
Folsäure-antagonisten	WI der Folsäureantagonisten ↑
Glucocorticoide	Risiko von BB-Veränderungen, Myo- und Kardiomyopathien ↑
Grapefruitsaft	BV von Primaquin ↑, AUC von Artemether ↑; kein Einfluss auf Chininkinetik beim Gesunden, aber Einzelfallbericht (Torsade des pointes) nach exzessivem Konsum von Grapefruitsaft und Bitter-Tonic (chininhaltig)
Gyrasehemmstoffe (Chinolone)	Risiko von Krampfanfällen ↑ bei gleichzeitiger Gabe von Mefloquin; QT-Zeit ↑ durch Moxifloxacin möglicherweise Ursache für kardiale WW mit Mefloquin (Einzelfallberichte, ggf. auch erhöhte Krampfneigung)
Halofantrin	Toxizität ↑ durch die gleichz. Gabe von Chinin/Mefloquin und Halofantrin; Risiko ↑ einer klin. relevanten QT-Verlängerung bei gleichz. Gabe von Mefloquin
Impfstoffe	Reduktion der Antigenität einiger Impfstoffe (u.a. Choleravakzine, diploide Rabiesvakzine) bei gleichz. Gabe von Chloroquin; widersprüchliche Empfehlungen zur gleichz. Gabe der oralen Typhuslebendvakzine und Mefloquin, ggf. Polysaccharid-impfstoff bevorzugt
Indinavir (IDV)	C_{min} von IDV ↓ bei gleichz. Gabe von Atovaquon; bitte auch bei nicht genannten Proteasehemmern in Betracht ziehen
Inhibitoren von CYP3A4	Abbau von Artemether und/oder Lumefantrin ↓, Therapie-kontrolle
Ketoconazol	AUC von Mefloquin ↑, klin. Relevanz ist unklar, UW ↑; AUC von Artemether/Lumefantrin ↑; Ausscheidung von Chinin ↓
Kontrazeptiva, orale	Bioaktivierung von Proguanil zu Cycloguanil (akt. Metabolit) ↓ bei gleichz. Gabe eines Ethinylestradiol-haltigen Kontrazeptivums (CYP2C19-Hemmung[j]), klin. Relevanz unklar, Therapieversagen theoretisch denkbar[j]
Lebendvakzine, orale	Impferfolg u.U. ↓ bei gleichzeitiger Anwendung von Proguanil

Levothyroxin	Therapeutische WI ↓ bei gleichz. Gabe von **Levothyroxin** und **Chloroquin/Proguanil**; therapeutische Wirkung von **Thyroxin** ↓ bei gleichzeitiger Gabe von **Proguanil/Chloroquin**, Ursache unklar, rückläufig nach Absetzen der Malariaprophylaxe (Einzelfallbericht), Laborkontrolle empfohlen, falls längerfristige Einnahme nötig
Lopinavir/Ritonavir	AUC von **Dihydroartemisinin/Arthemeter** ↓, von **Lumefantrin** ↑ bei gleichz. Gabe von **LPV/RTV**
MAO-Hemmer	UW ↑
Mefloquin	Cmax und UW von **Mefloquin** ↑ bei gleichz. Gabe von **Primaquin**
Methotrexat (MTX)	AUC v. MTX ↓ bei gleichz. Gabe von **Chloroquin**
Metoclopramid	Cmax von **Mefloquin** ↑ (Einzeldosis), gastrointestinale UW ↓
Metronidazol	Akute dystonische Reaktion bei gleichz. Gabe von **Chloroquin** (Einzelfallbericht, Mechanismus unklar)
Muskelrelaxantien	Recurarisierung/Atemnot bei **Chinin** (i.v.) und **Pancuronium/Suxamethonium** (Einzelfall); ähnliche WW durch **Chloroquin** möglich (Basis: Tierstudie, Fallbericht)
Nahrungsmittel/Getränke	Absorption von **Lumefantrin** ↑ durch **fetthaltiges Essen** und **Sojamilch**, Absorption von **Artemether** ↑ durch **fetthaltiges Essen**; Absorption von **Primaquin** ↑
Omeprazol	Konz. v. **Cycloguanil** (akt. Metab. v. **Proguanil**) ↓ bei gleichz. Gabe von **Omeprazol**
Ondansetron	Bioaktivierung von Proguanil zu **Cycloguanil** (AUC des akt. Metaboliten –50%) ↓ bei gleichz. Gabe von **Ondansetron** (CYP2C19-Hemmung[1]), klin. Relevanz unklar, Therapieversagen theoretisch möglich, aber wenig wahrscheinlich
Paracetamol (PCM)	AUC und Cmax von **PCM** ↑ bei gleichz. Gabe von **Chloroquin**, klin. Auswirkungen unwahrscheinlich
Penicillamin	Plasmakonzentration/Toxizität ↑ durch gleichz. Gabe von **Chloroquin**
Phenylbutazon	Risiko einer exfoliativen Dermatitis ↑
Praziquantel	BV ↓ durch Gabe von **Chloroquin**
Primaquin	Cmax und UW ↑ von **Mefloquin**
Probenecid	Risiko einer Sensibilisierung ↑
Proguanil	Risiko von oralen Ulzera ↑ um 50% bei gleichz. Gabe von **Chloroquin**, Patienteninformation empfehlen
Pyrimethamin/Sulfadoxin	Risiko von schweren Hautreaktionen ↑; BV von **Mefloquin** beim Gesunden ↑, ohne klin. Bedeutung; C_{max} von **Pyrimethamin** ↑ u. Verteilungsvolumen ↓ durch die Gabe von **Artemether** ohne vermehrte UW; klinische Bedeutung unklar (hohe interindividuelle Variabilität); Verstärkung von Blutbildveränderungen bei gleichz. Gabe mit **Proguanil** (Folatantagonismus)

Raltegravir	Bioverfügbarkeit von **Raltegravir** ↓ bei gleichz. Gabe von **Proguanil/Atovaquon** (Einzelfallbericht)
Rifabutin	Konz. v. Atovaquon ↓ bei gleichz. Gabe von **Rifabutin** (weniger ausgeprägt als für **RMP**)
Rifampicin (RMP)	Plasmakonz. von **Atovaquon/Chloroquin/Mefloquin** ↓ bei gleichz. Gabe von RMP; **Chinin**abbau ↑ bei gleichz. Gabe von **RMP**, Therapiekontrolle empfohlen, WI von **Chinin** ↓ bei gleichz. Gabe von **INH/RMP; RMP**-Konz. ↑ bei gleichz. Gabe von **Atovaquon** (Bedeutung unklar)
Ritonavir	Steady-State-Konz. von **Ritonavir** ↓ bei gleichz. Gabe von **Mefloquin; RTV/RTV**-verstärkte Schemata: **Atovaquon/Proguanil** ↓ (theoret. Erwägung, klin. Relevanz unklar)
Substanzen, alkalisierende	Harnausscheidung von **Chinin** ↓ bei gleichz. Gabe harnalkalisierender Wirkstoffe
Substanzen, hepatotoxische	Risiko von Leberschäden ↑
Substrate von CYP2D6	Hemmung von **CYP2D6** durch **Lumefantrin** (in vitro), klin. Auswirkungen nicht ausgeschlossen
Tetracyclin	Plasmakonz. von **Mefloquin/Chinin** ↑; WI ↑ bei Malaria
Warfarin	Blutungen bei gleichz. Gabe von **Proguanil**, Ursache unklar, weitere Faktoren (u.a. Ernährung) möglich (Einzelfallbericht), INR-Kontrolle empfohlen
Zidovudin	AUC von **Zidovudin** ↑ durch gleichz. Gabe von **Atovaquon**, keine DA nötig, aber Monitoring der möglichen UW

a Vor allem Magnesiumtrisilikat, Kaolin
b Pyrimethamin/Sulfadoxin ebenfalls mit hypoglykämischer Wirkung
c In D nicht mehr auf dem Markt, derzeit nur noch in Mexiko; ggf. bei Malariatherapie beachten
d WHO-Warnung u.a. für Betarezeptorenblocker, Calciumantagonisten, Herzglykoside, trizyklische Antidepressiva, Antiarrhythmika, Pimozid und verwandte Malariamittel
e Gegebenenfalls auch bei anderen oxidativ verstoffwechselten Blockern
f Achtung: WW mit Chinidin, Chloroquin nicht ausgeschlossen
g Betrifft auch den aktiven Metaboliten Dihydroartemisinin
h Keine Wechselwirkung mit Ranitidin
i Basis: pharmakokinetische Untersuchungen an (typisierten) Gesunden
j Autoren der Studie, die die veränderte Bioaktivierung beschrieben hat, empfehlen DA (Proguanildosis ↑ um 50%).
k Artemisinin, Arthemeter
l Artenimol

Index

Numerics

Handelsnamen = **fett**   Wirkstoffe = *kursiv*

↑/↓	Zunahme/Abnahme
3 TC	Lamivudin
5 FU	5-Fluorouracil
ABC	Abacavir
AM	Arzneimittel
AmB	Amphotericin B
ANV	Akutes Nierenversagen
Anw.	Anwendung
Anw. Beschr.	Anwendungsbeschränkung
AUC	Fläche unter Konzentrations-Zeit-Kurve
AZT	Zidovudin
AZV	Atazanavir
BB	Blutbild
BV	Bioverfügbarkeit
BZ	Blutzucker
CaA	Calciumkanalblocker
CBV	Zidovudin
CBZ	Carbamazepin
CDF	Cidofovir
CLA	Clarithromycin
$Cl_{ren/tot}$	Renale/totale Clearance
CreaCl	Creatinin-Clearance
CyA	Ciclosporin
d	Tag
D4T	Stavudin
DA	Dosisanpassung
DALI	DA b. Leberinsuffizienz
DANI	DA b. Niereninsuffizienz
DDI	Didanosin
DPH	Phenytoin
ED	Einzeldosis
EE	Ethinylestradiol
EFV	Efavirenz
EMB	Ethambutol
empf.	Empfindlich/empfohlen
ERY	Erythromycin
Erw.	Erwachsene
FG	Frühgeborene
FPV	Fosamprenavir
FTC	Emtricitabin
GFR	Glomeruläre Filtrationsrate
GI	Gastrointestinal
Gluc.	Glucose
h	Stunde
HD	Hämodialyse
Hns-N	Harnstoff-N
HWZ	Halbwertszeit
i.B.	im Blut
IDV	Indinavir
Ind. Stell.	Indikationsstellung
INH	Isoniazid
i.S.	im Serum
i.U.	im Urin
Ind	Indikation
Inh.	Inhalation
ini	initial
Ink	Inkompatibilität
J	Jahre
KI	Kontraindikation
Ki.	Kinder
KOF	Körperoberfläche
Lact	Stillzeit
LI	Leberinsuffizienz
M	Monate
MMF	Mycophenolat-Mofetil
MHK	Minimale Hemmkonz.
MTX	Methotrexat
MVC	Maraviroc
NET	Norethisteron
NG	Neugeborene
NI	Niereninsuffizienz
NVP	Nevirapin
OTC	Apothekenpflichtig
PCM	Paracetamol
PPB	Plasmaproteinbindung
PRC	Pregnancy Risk Category
Pro.	Prophylaxe
PTH	Protionamid
PZA	Pyrazinamid
Q_0	Extrarenale Eliminationsfraktion
RMP	Rifampicin
Rp	Rezeptpflicht
RTV	Ritonavir
Sgl.	Säuglinge
SM	Streptomycin
SQV	Saquinavir
SS	Schwangerschaft
SSRI	Selektive Serotonin-Reuptake-Inhibitoren
Strg.	Störung
SZ	Stillzeit
T20	Enfuvirtid
Tbl.	Tablette
TCA	Trizykl. Antidepressiva
TDF	Tenofovir
TdP	Torsade de pointes
TDM	Therapeutisches Drug monitoring
Ther.	Therapie
TMP	Trimethoprim
TPV	Tipranavir
Trim.	Trimenon
u.U.	unter Umständen
US	Untersuchung
UW	Unerwünschte WI
VPA	Valproinsäure
W	Woche
WI	Wirkung
WW	Wechselwirkungen

Handelsnamen = fett *Wirkstoffe = kursiv*